品读生活 | 优享人生

含章新实用 凤凰含章
phoenix-HanZhang

怀孕坐月子

这样吃才对

于雅婷 刘伟玲 主编

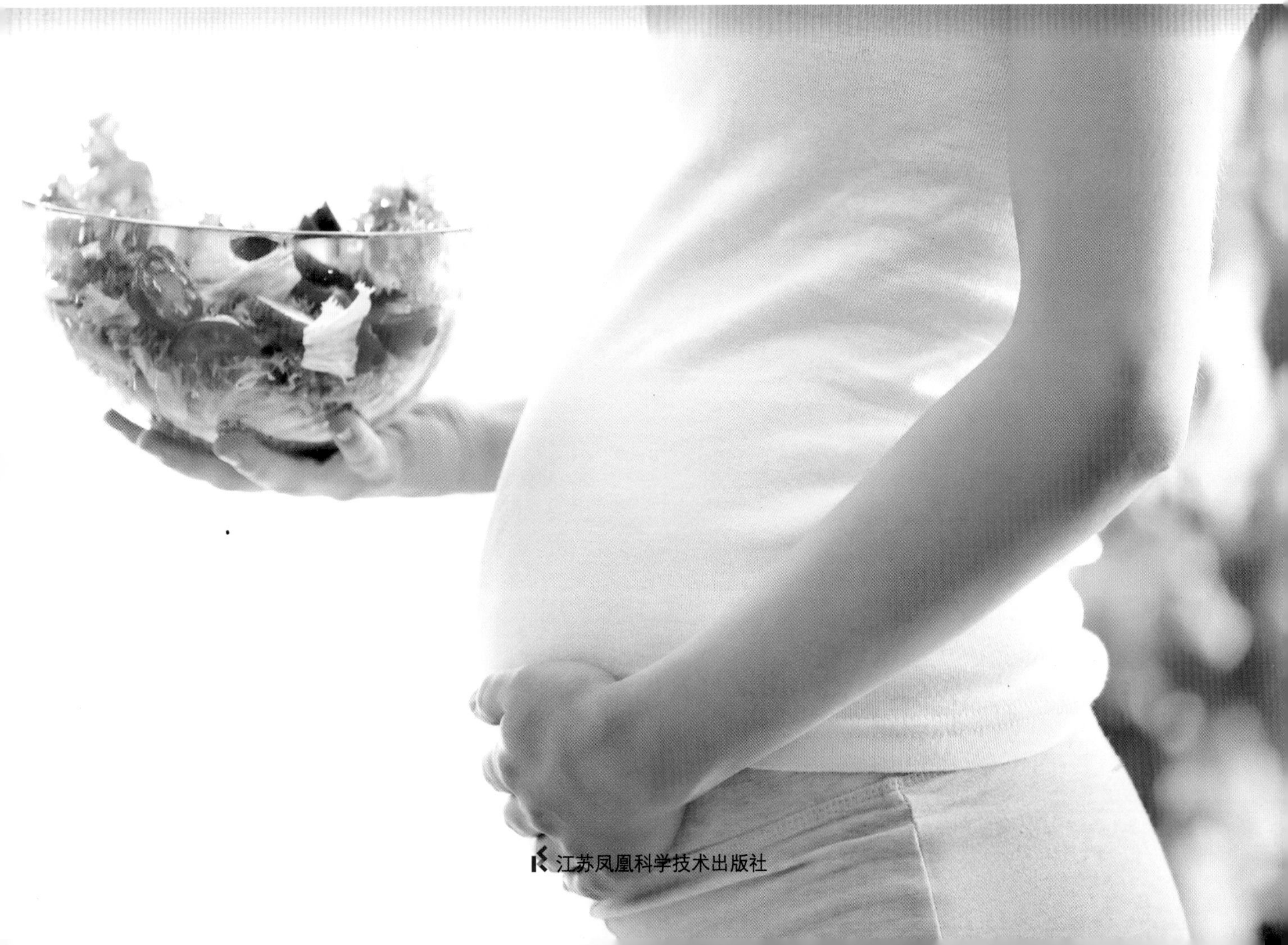

江苏凤凰科学技术出版社

图书在版编目（CIP）数据

怀孕坐月子这样吃才对 / 于雅婷，刘伟玲主编 . --
南京：江苏凤凰科学技术出版社，2019.6
ISBN 978-7-5713-0166-8

Ⅰ . ①怀… Ⅱ . ①于… ②刘… Ⅲ . ①妊娠期—饮食营养学②产妇—饮食营养学 Ⅳ . ① R153.1

中国版本图书馆CIP数据核字(2019)第039215号

怀孕坐月子这样吃才对

主　　编	于雅婷　　刘伟玲
责任编辑	樊　明　　祝　萍
责任监制	曹叶平　　方　晨
出版发行	江苏凤凰科学技术出版社
出版社地址	南京市湖南路 1 号 A 楼，邮编：210009
出版社网址	http://www.pspress.cn
印　　刷	小森印刷（北京）有限公司
开　　本	718mm × 1000mm 1/12
印　　张	20
插　　页	1
版　　次	2019 年 6 月第 1 版
印　　次	2019 年 6 月第 1 次印刷
标准书号	ISBN 978-7-5713-0166-8
定　　价	49.80 元

序　PREFACE

怀孕期间，胎儿生长发育所需的一切营养都要由母体提供。如果母体营养不足或营养过剩，都会影响腹中胎儿的健康。在孩子顺利出生后，处于婴儿时期的宝宝的营养主要来自母乳。所以孕产期和哺乳期妇女的健康水平与营养状况直接决定胎儿和婴儿的生长发育状况。

那么，对孕妇或产妇来说，哪些食物能吃？怎样吃才健康？这些问题对母体和孩子一生的健康都有很大的影响。本书重点针对这些问题，根据孕产妇每个阶段的基本特点，分别列举了健康食谱，让不同孕育阶段的女性都能找到适合自己的营养吃法。

在备孕阶段，我们详细介绍了优质备孕的营养吃法，通过图文并茂的方式，深入浅出地介绍备孕妈妈应补充的食物、营养素以及应改变的坏习惯，让备孕妈妈全方位地了解自己该怎样吃。

在十月怀胎阶段，我们首先根据孕妇在每个阶段的生理特点和胎儿的发育特点，说明当月的饮食方案，列出当月的一日食谱推荐，告知孕妇当月要注意的事项，并配以精美、清晰的图片，即使是烹饪知识并不丰富的孕妇们也能成功制作出符合胎儿发育特点的食物。

与此同时，我们还特别介绍了20种孕期“明星营养素”，如蛋白质、维生素E、DHA、钙、铁等，详细分析了每种营养素的功效、对孕妇的作用，列举了上述营养素含量较高的食物来源，并清晰明了地标出每种营养素的最佳摄取量以及补充该营养素时应注意的事项，还通过详细、吸引人的菜谱图片，让孕妇补充各种营养素时更有针对性和可操作性。

在产褥期阶段，我们贴心地为产妇推荐了产后一个月内的营养餐，重点介绍产妇在产后各周的生理状况、饮食调养原则、护理提示，配备了有助于产妇哺乳或恢复身体的精美菜肴。为了更易操作，我们还设置了产褥期宜吃的主食、汤羹、菜肴、饮品等内容，让每一位产妇都能找到自己喜爱的饮食方式。除此之外，我们还特别推出了：催乳调养方、恢复调养方、顺产饮食方案、剖宫产饮食方案，使有不同需要的产妇通过饮食促进母婴健康。

本书还根据孕产妇常见的病症，提供了安全有效的饮食健康调理方案。

我们殷切希望本书能对备孕妈妈、准妈妈及新手妈妈有所帮助。愿每一位孕产妇都能健康快乐地度过孕产期，都能拥有健康、聪明、活泼又可爱的宝宝。

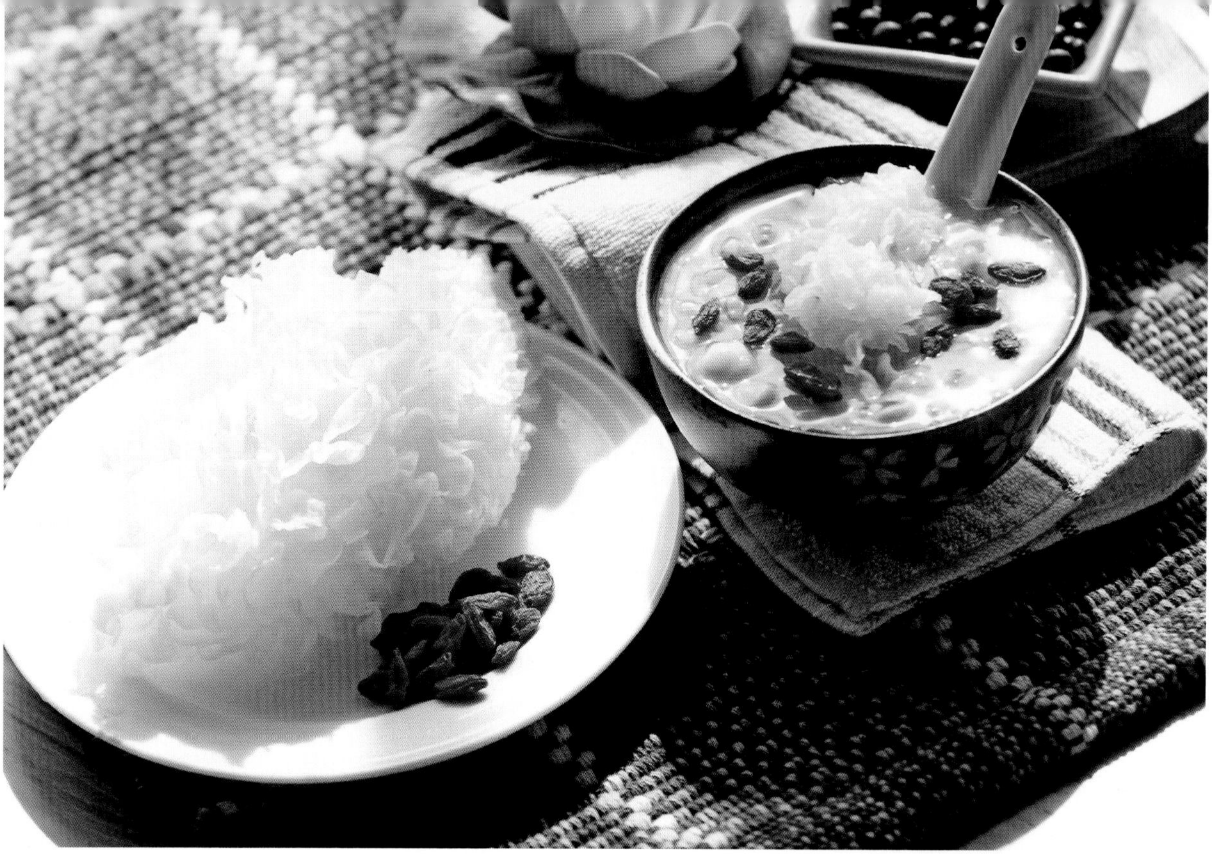

目录　CONTENTS

CHAPTER 01 这样备孕，宝宝健康聪明

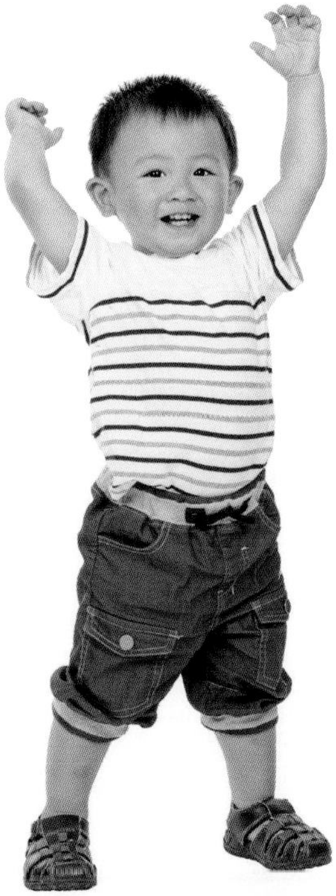

CHAPTER 02

十月怀胎 同步营养全指导

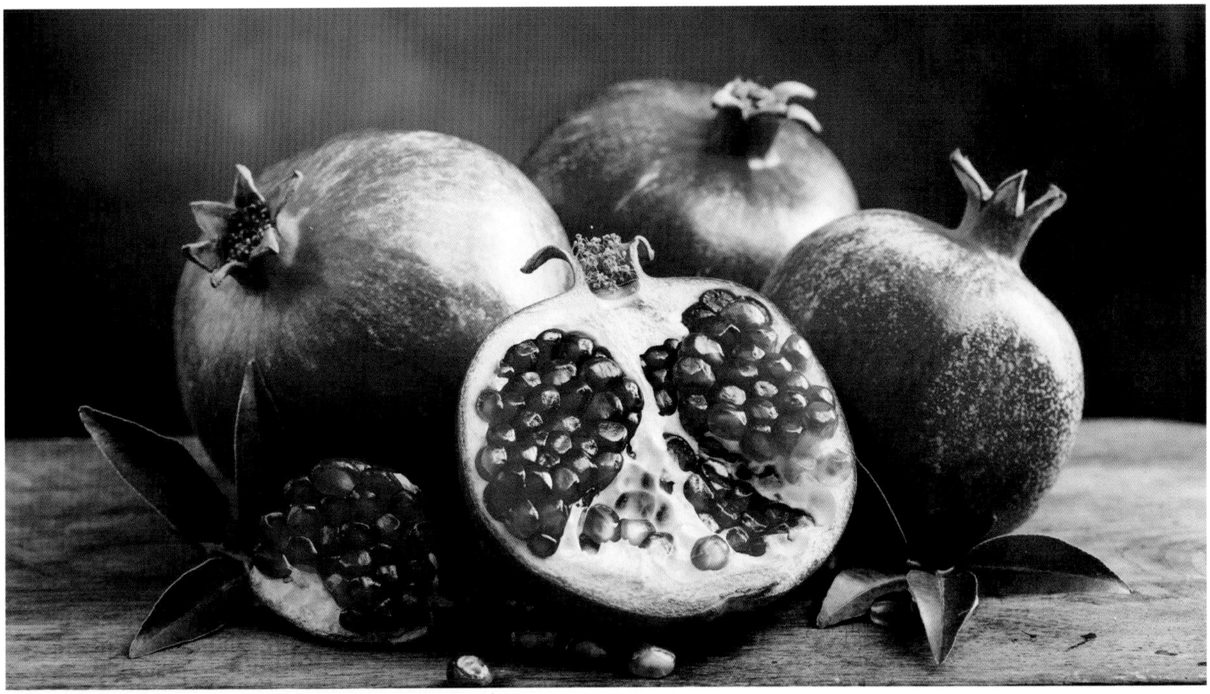

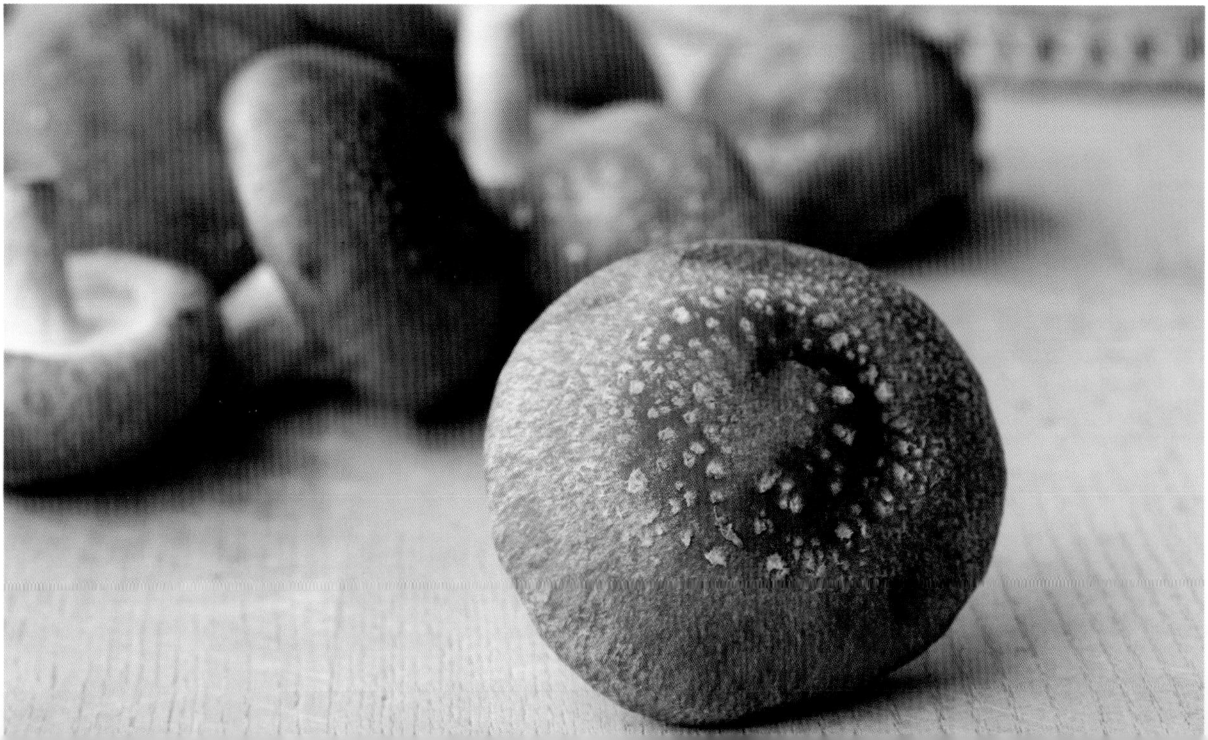

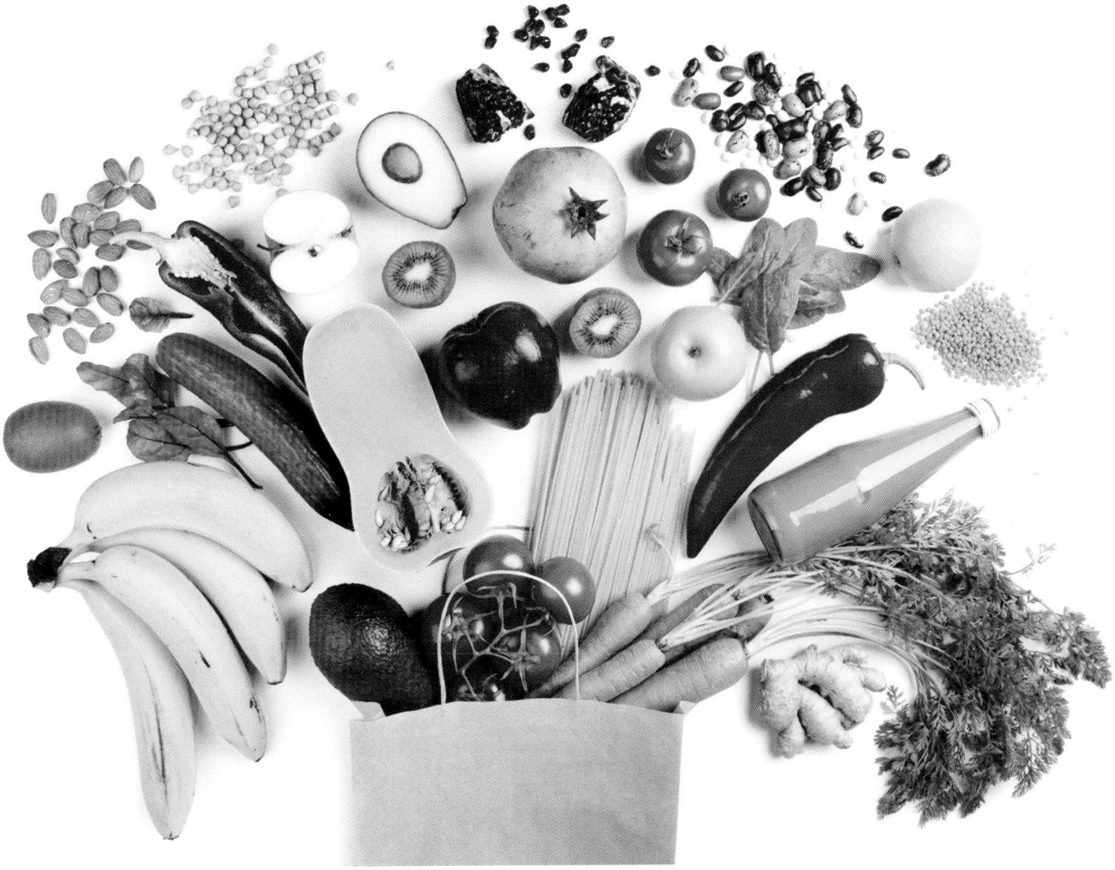

CHAPTER 03 孕妇所需的20种营养素

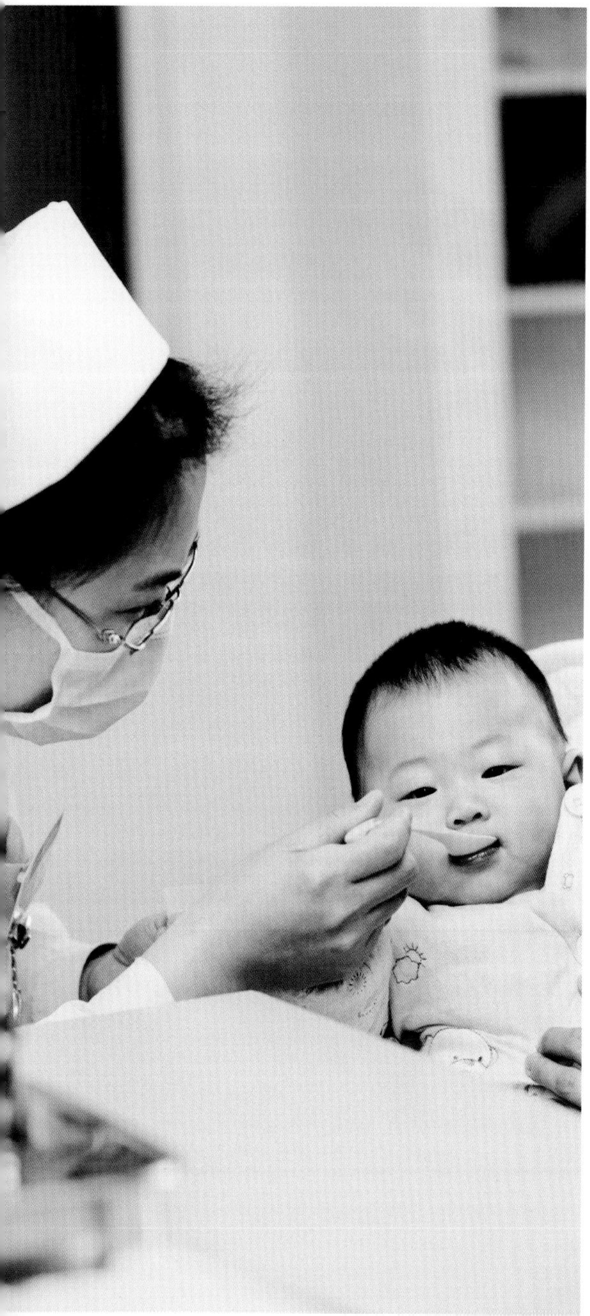

CHAPTER 04 产妇饮食调养全攻略

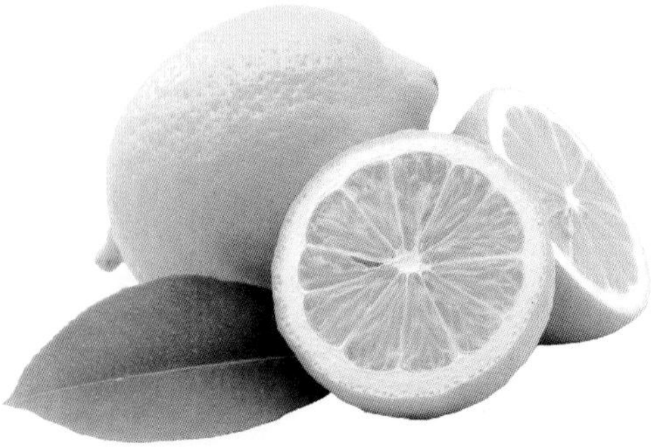

CHAPTER 05

十种孕产期常见病的饮食调理及其护理

附录

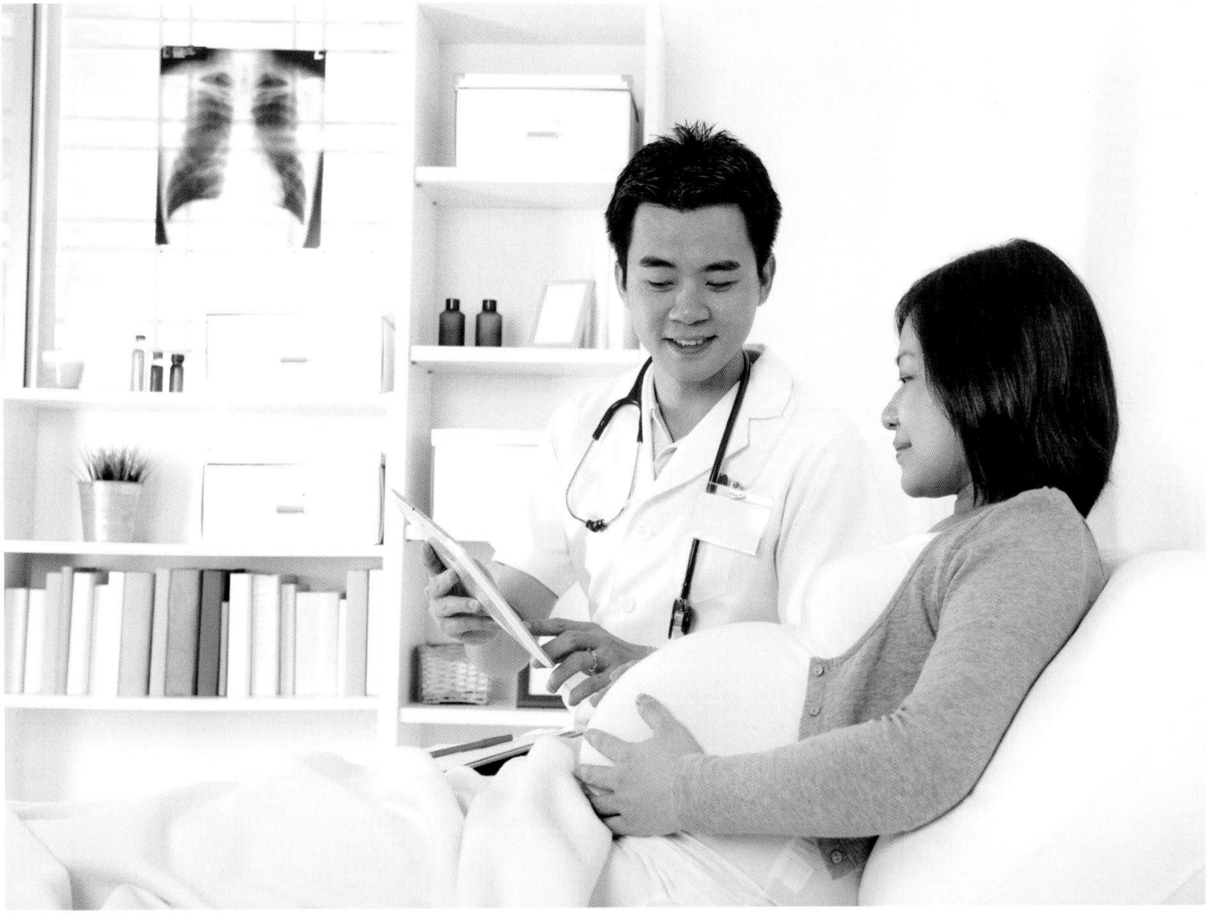

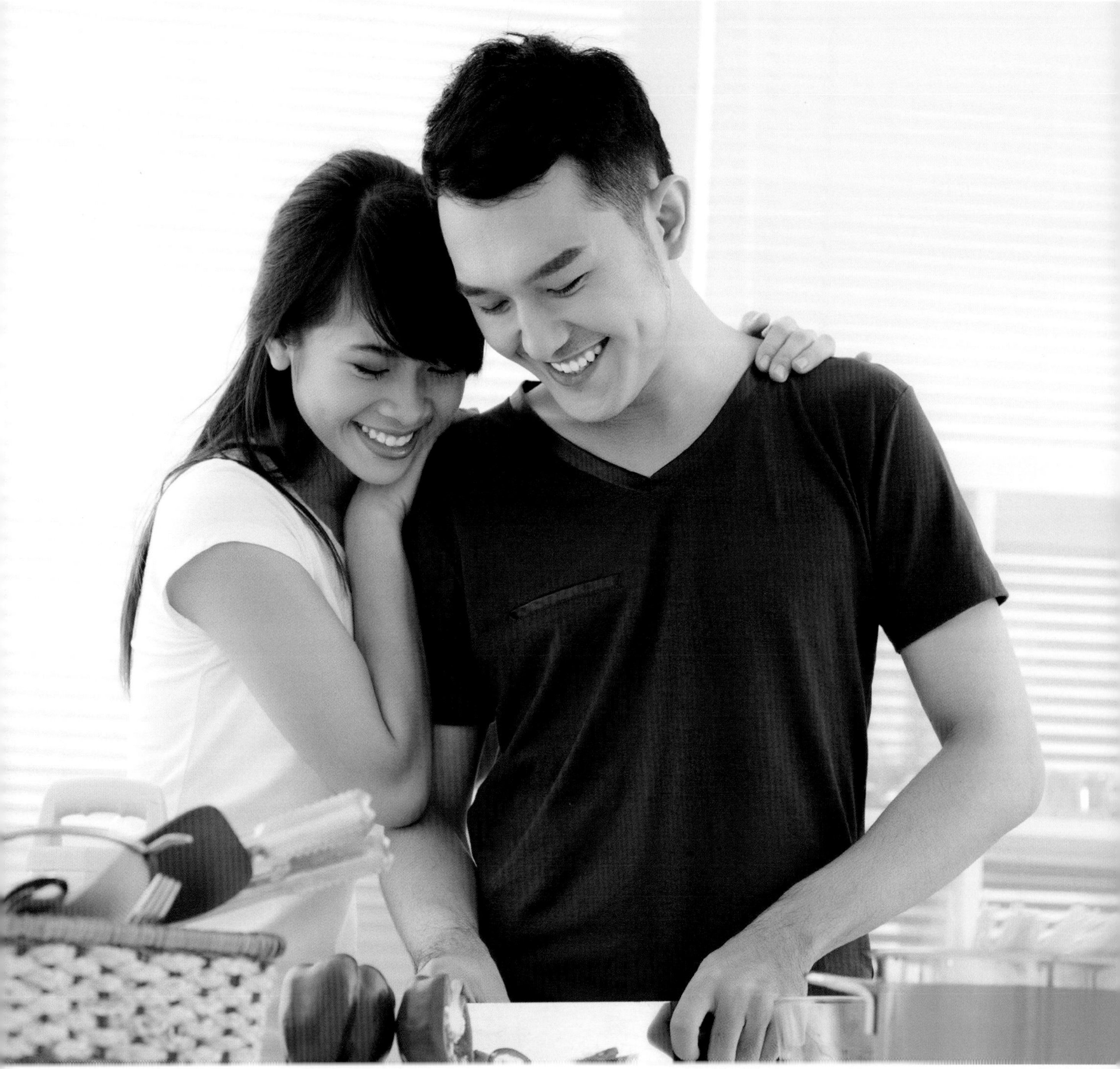

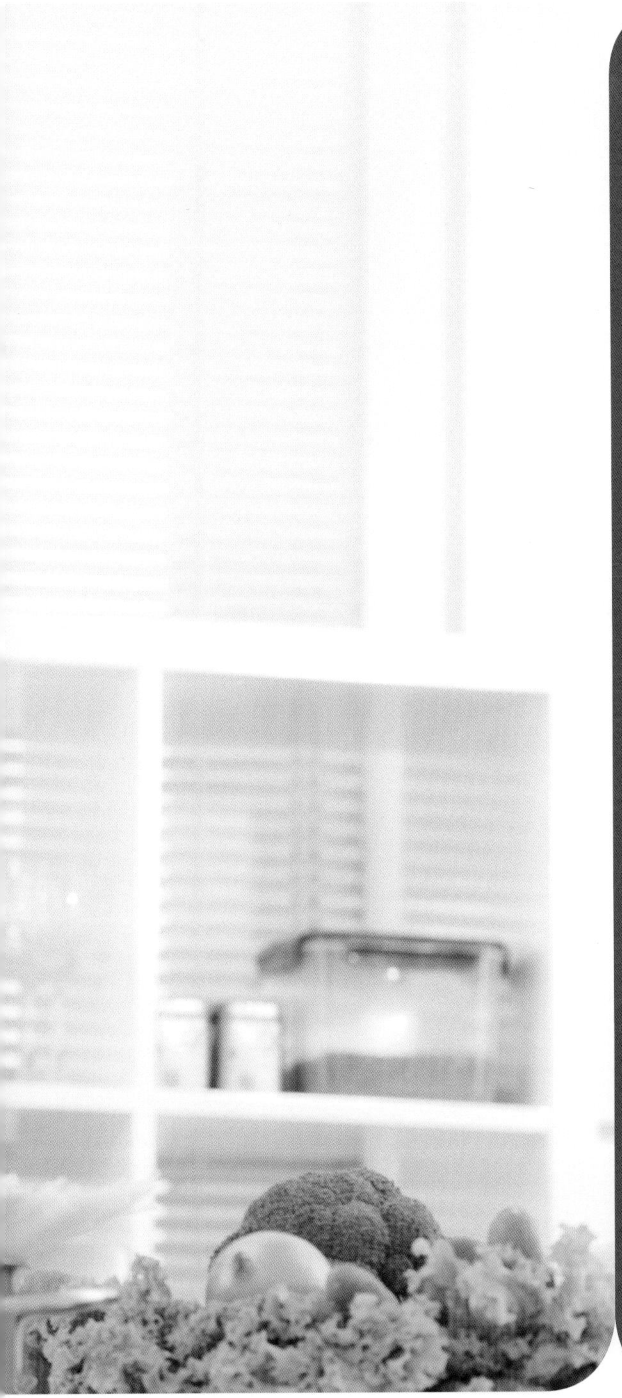

CHAPTER 01

这样备孕，宝宝健康聪明

要想顺利地受孕，打好遗传基础，进行适合个人情况、有计划的孕前准备是必不可少的。就像播种粮食前，先要平整土地、施基肥一样，夫妻双方应该做好各方面的准备，尤其是营养方面的准备。那么，备孕夫妻具体要做什么样的营养准备呢？备孕夫妻应吃什么？不应吃什么？本章将为您一一解答。

提前3个月开始备孕

备孕十分重要，应提前3个月就开始。备孕不当有可能影响孕育优质胎儿，还有可能造成畸形胎儿等严重后果。因此，孕妈妈应该通过全营养辨证施膳进行个性化体质调理。

备孕妈妈的饮食

孕前应有意识地调整饮食结构，使营养尽可能丰富，多注意对蛋白质、脂肪、矿物质、维生素和微量元素的摄取，多吃一些水产品、骨头汤、瘦肉、动物肝脏等。多吃新鲜蔬菜和水果，食用蔬菜的时候要清洗干净，水果要去皮。少吃或不吃腌制、腊制和罐头等加工食品。注意对各种维生素的补充。维生素对性器官的生长发育、受孕以及各种营养的代谢方面都起着至关重要的作用。比如，维生素E就能提高女子的生育能力，预防流产。此外，一定要补充叶酸。

备孕爸爸的饮食

备孕爸爸要多吃具有提高精子质量作用的食物。在饮食方面多吃富含优质蛋白质的食物，如深海鱼虾、大豆、瘦肉、鸡蛋等。合理补充矿物质，多吃贝类的海产品、动物内脏、谷类胚芽、芝麻等；多吃含硒比较丰富的食物，如：海带、紫菜、墨鱼等。多吃水果和蔬菜，因为水果和蔬菜中含有大量男性生殖生理活动必不可少的维生素。比如维生素A和维生素E具有减慢性功能衰退、有助于精子生成、提高精子活性等效果。另外，要注意摄取适量脂肪。

夫妻孕前要进行一次优生咨询

父母的遗传基因对胎儿的生长发育有着很大的影响。如果夫妻二人有家族遗传病史，在准备受孕之前，备孕夫妻最好到医院找专业的医师做一次全面的优生咨询，尤其是优生遗传咨询，确保能够孕育出最健康的宝宝。

尤其有以下情形的备孕夫妻要向医生做好咨询工作，以免自身存在着不利妊娠的状况却不自知，从而给自己和家人都带来伤害。

1.年龄在35岁以上的女性。

2.有做过流产手术，习惯性流产，或有生产过死胎等不良生育史。

3.曾经孕有或生产过先天性畸形的胎儿或痴呆儿。

4.家族直系亲属中出现过染色体变异的，或者有与染色体相关遗传性疾病的患者，比如血友病等。

5.经常接触放射性物质，或者化学毒物。

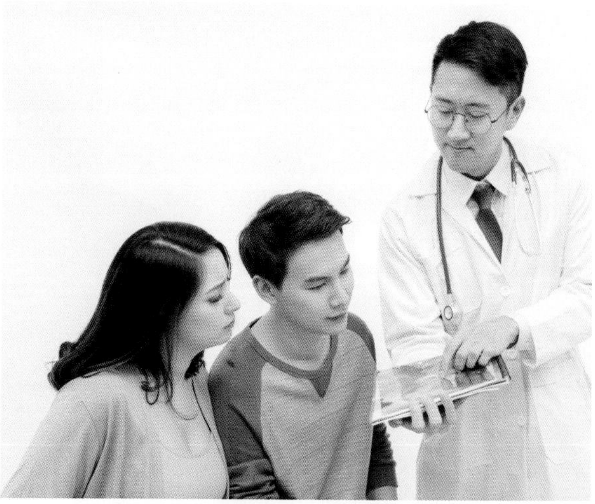

受孕前，备孕夫妻要进行专业的孕前咨询。

补充叶酸

叶酸是促进胎儿神经系统和大脑发育的重要物质。备孕妈妈补充叶酸可以有效防止胎儿神经管的畸形，还可降低胎儿眼、口唇、腭、胃肠道、心血管、骨骼等的畸形率。为了让宝宝健康发育，备孕妈妈应该在受孕前3个月开始补充叶酸，直至妊娠结束。

叶酸是一种B族维生素，是胎儿生长发育中不可缺少的营养素。它对细胞的分裂、生长及核酸、氨基酸、蛋白质的合成起着重要的作用。研究发现，怀孕前3个月开始每天服用400微克的叶酸，新生儿神经管缺陷（NTDs）的发生概率可降低70%。怀孕初期每天服用400微克叶酸，新生儿唇裂的发生概率会大幅度降低。若不注意孕前与孕期叶酸的补充，会影响胎儿大脑和神经管的发育，还有可能造成胎儿的神经管畸形，严重者可致脊柱裂或致无脑畸形儿。

孕前叶酸的摄取方法：首先通过食补来摄取，在膳食中多安排动物肝脏、绿叶蔬菜等叶酸含量比较丰富的食物。在食补的基础上，每天可补充0.4毫克斯利安叶酸增补剂，以弥补食物中叶酸摄入的不足。

备孕夫妻同补叶酸：除了备孕妈妈要补充叶酸外，备孕爸爸补充叶酸也很有必要。如果孕前备孕爸爸缺乏叶酸，容易导致精液浓度降低，精子活力减弱，而且精液中携带的染色体数量容易发生异常。

孕前叶酸的补充有讲究：叶酸性质不稳定，遇热、光易失去活性，若不讲究摄取方法，真正摄入人体的叶酸实在有限。为了避免叶酸的流失，备孕夫妻要尽量吃新鲜蔬菜，因为储藏两三天之后的蔬菜，其叶酸损失高达50%～70%。尽量不要用煲汤的方式烹饪食物，否则食物中的叶酸会损失50%～95%。最好不要吃盐水浸泡过的蔬菜，因其叶酸丢失也较多。如果仍不能保障叶酸的摄取量，必要时可补充叶酸制剂、叶酸片或多种维生素片。

富含叶酸的食物

天然的叶酸主要存在于动植物类食品中，如动物肝脏。另外，酵母、绿叶蔬菜中叶酸的含量也比较多。由于叶酸性质不稳定，所以孕妇每天都要吃富含叶酸的食物。

含叶酸食物类别	食物推荐
蔬菜类	莴笋、菠菜、油菜、口蘑、扁豆、龙须菜、胡萝卜、番茄、小白菜等
水果类	橘子、香蕉、草莓、酸枣、石榴、葡萄、桃、杏、梨、柠檬、山楂、猕猴桃等
动物性食品	动物肝脏、动物肾脏、禽肉及蛋类
坚果类	核桃、松子、杏仁、板栗等
豆类	黄豆、黑豆、绿豆及豆制品等
谷物类	全麦面粉、面包、面条、大米等

让备孕妈妈远离贫血和毒素

在备孕期间，备孕妈妈要先进行体检，查看自己是否贫血，以免怀孕后发现因贫血而影响胎儿的生长发育。除此之外，备孕妈妈还要明确自己体内是否有毒素，需先排毒再怀孕，避免孕后蓄积在体内的毒素影响胎儿发育。

备孕妈妈补血的食补策略

在孕期，很多孕妇会出现贫血现象，所以对于备孕妈妈来说，补血很重要。生活中有很多食物都具有补血的功效，多吃这些食物有助于使人气血充足。

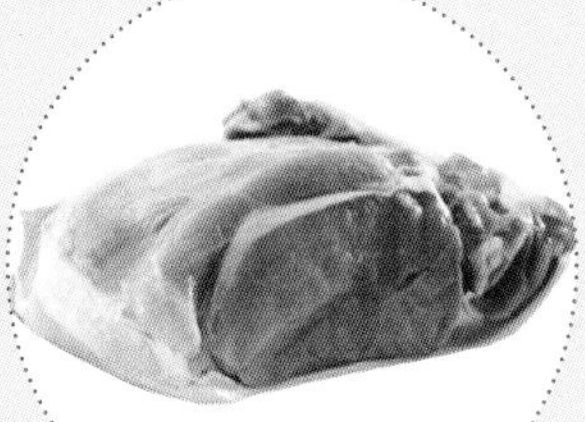

瘦肉

瘦肉中含有丰富的铁和B族维生素。

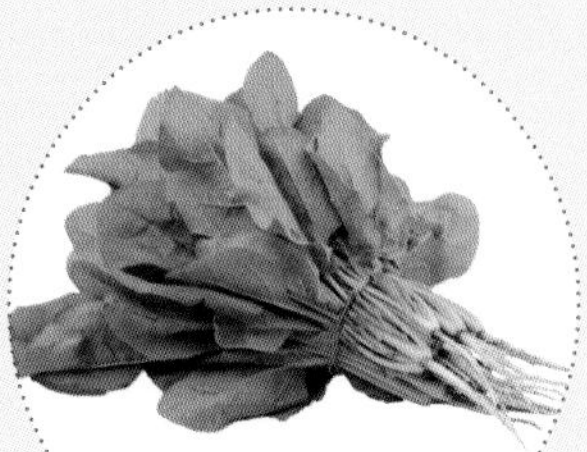

菠菜

菠菜含铁相当丰富，是补血蔬菜中的重要成员。

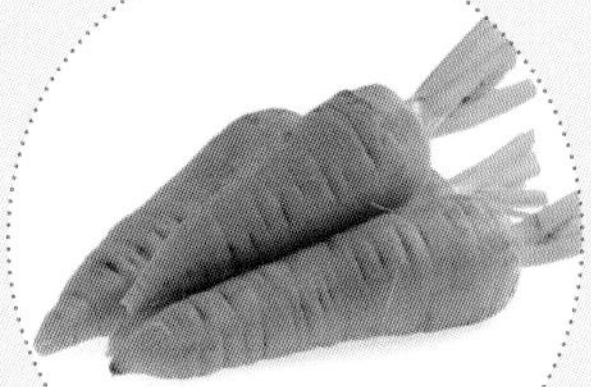

胡萝卜

胡萝卜富含β-胡萝卜素，补血功能极佳。可用胡萝卜煮汤等。

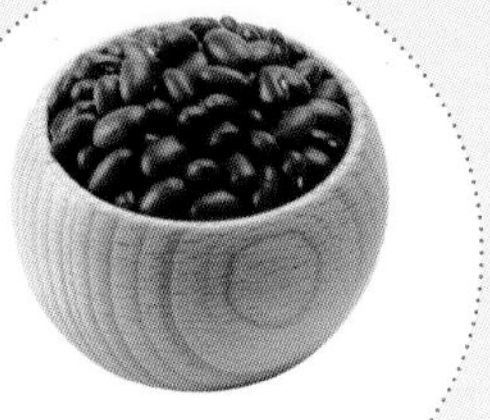

黑豆

黑豆可以乌发生血，吃法也多种多样。孕妇可以食用黑豆煮乌鸡。

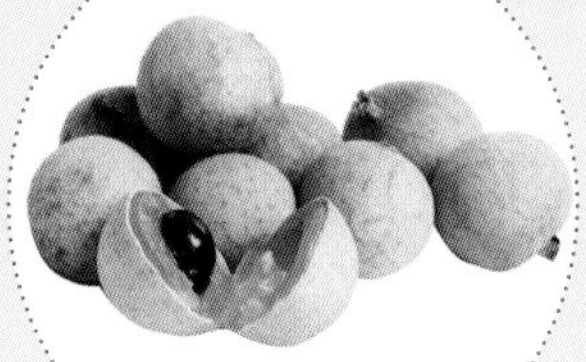

桂圆

桂圆富含铁、维生素A、B族维生素和葡萄糖、蔗糖等，对贫血引起的健忘、心悸、神经衰弱等症具有防治作用。

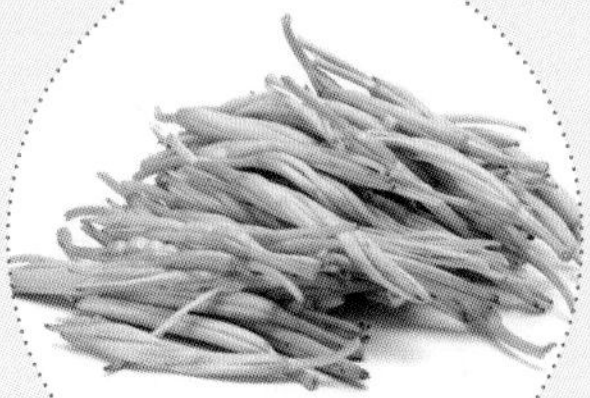

黄花菜

黄花菜含铁量大，还含有维生素A、维生素B_1、维生素C以及蛋白质等，有利尿和健胃的作用。

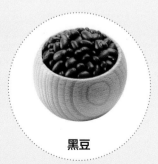

五脏排毒

很多备孕妈妈想在最佳受孕季节孕育一个小宝宝，以为吃得更胖就更健康。其实，大吃大喝很容易造成食物中的毒素在体内积聚，对人体健康造成伤害。而且人体每天都会通过呼吸、皮肤接触等方式从外界摄入有毒物质，毒素在机体内日久天长地蓄积，就会对健康造成危害。所以，孕妈妈在受孕之前，应该先考虑如何把身体里的毒素尽可能地排出体外。

心脏排毒：“吃苦”排毒。首推莲子心，它味苦，可以发散“心火”；虽然有寒性，但不会损伤人体的阳气，所以一向被认为是最好的化解心脏“热毒”的食物。可以用莲子心泡茶，或再加些竹叶或生甘草，能增强莲子心的排毒作用。

肝脏排毒：吃青色的食物。按中医五行理论，青色的食物可以通达肝气，起到很好的疏肝、解郁、缓解情绪的作用，属于帮助肝脏排毒的食物。中医专家推荐青色的橘子或柠檬，将其连皮做成青橘果汁或青柠檬水，直接饮用即可。

脾脏排毒：吃酸有助脾脏排毒。例如乌梅、醋，是化解食物中毒素的最佳食品，可以增强肠胃的消化功能，使食物中的毒素在最短的时间内被排出体外。同时，酸味食物还具有健脾的功效，是很好的抗毒食品。

肺脏排毒：肺脏排毒食品首推百合。百合可提高肺脏的抗毒能力。肺脏向来不喜欢燥气，在“燥”的情况下，容易导致肺脏的毒素积累。口蘑、百合有很好的养肺滋阴的功效，可以帮助肺脏抗击毒素。食用时加工时间不要过长，否则百合中的汁液会减少，防毒效果会大打折扣。

肾脏排毒：肾脏排毒食品首推山药。山药虽然可以同时滋补很多脏器，但最终还是以补肾为主。经常吃山药可以增强肾脏的排毒功能。拔丝山药是一种很好的菜品，能增强补肾抗毒的功效，适合备孕妈妈。

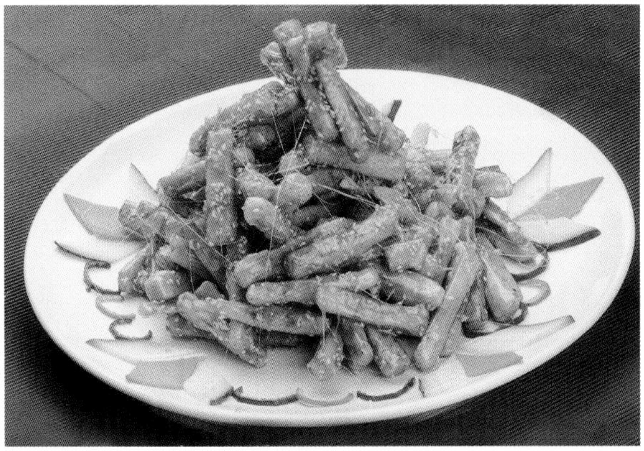

备孕妈妈优选食物

1. 动物血。猪、鸭、鹅、鸡等动物血液中的血红蛋白被人体的胃液分解后，能够与“入侵”人体的烟尘、重金属发生反应，提高淋巴细胞的吞噬功能，同时具有补血作用。

2. 鲜蔬果汁。鲜蔬果汁中含有丰富的生物活性物质，可以阻断亚硝胺对人体的损害，还能改变人体血液的酸碱度，有利于防病排毒。

3. 海藻类。海带、紫菜等含有丰富的胶质，可以促进人体内的放射性物质随大便排出体外，也可以减少放射性疾病的发生。

4. 豆芽。豆芽含有多种维生素，可以清除人体内的致畸物质，促进性激素的生成。

备孕妈妈应补充的营养素

很多女性在得知自己怀孕后，才开始注意饮食的选择和营养的补充。其实，只重视怀孕后的饮食是远远不够的，孕前的饮食营养同样也不可忽视。做好孕前的营养积累，可以让孕妈妈“孕”力十足。现在，就来看看孕前需要补充的营养素有哪些吧！

维生素调节机体代谢

人体对维生素的需求虽然很少，但维生素却是人体代谢必不可少的营养物质，在人体内起着促进生长、代谢、发育的作用。一旦缺乏，就会引发相应的维生素缺乏症，不利于夫妻备孕。有些维生素，如维生素E有“生育酚”之称，还是促进性激素分泌、增强精子活力、提高女子生育能力的必备品。再如叶酸，更是备孕妈妈不可缺少的维生素。

最佳食物来源

种类	食物来源	最佳食材
维生素 A	动物肝脏	猪肝、羊肝
维生素 B_1	谷类食品	小麦、大米
维生素 B_2	动物性食品	牛奶、猪肝、蛋黄、鳝鱼
维生素 B_6	谷物类	米糠、大米
叶酸	新鲜蔬果	莴笋、菠菜、橘子、草莓
	坚果及豆类	核桃、腰果、板栗、豆制品
	动物性食品	猪肝、牛肉、羊肉、蛋黄
维生素 C	新鲜蔬果	樱桃、猕猴桃、番石榴
维生素 D	动物性食品	鸡肝、鸡蛋、大马哈鱼、金枪鱼
维生素 E	植物性食品	猕猴桃、莴笋、山药、核桃、芝麻、花生

矿物质维持正常生理功能

矿物质是维持人体正常生理功能必需的营养素，更是构成机体组织的重要组成部分。如钙是构成骨骼、牙齿的组成部分，缺钙会导致骨骼或牙齿不坚固。铁是血红蛋白的重要组成部分，缺铁会使人体贫血，引发慢性病，甚至造成不孕。因而备孕妈妈不能忽视矿物质的补充。

最佳食物来源

种类	最佳食材	每百克含量
铁	猪肝	23.2毫克
	猪血	8.7毫克
	牛肉	2.8毫克
钙	虾皮	991毫克
	牛奶	676毫克
	酸奶	118毫克
锌	小麦胚粉	23.4毫克
	牡蛎	9.39毫克
碘	海带	113.9毫克
	裙带菜	63.8毫克

蛋白质是生命的物质基础

蛋白质是生命活动的物质基础，与生命活动密切相关；人体的每一个细胞（包括卵细胞）的组成部分都离不开蛋白质，缺乏蛋白质会营养不良。男子缺乏蛋白质，还会引起精子质量下降、精子活力降低，不利于备孕。

最佳食物来源		
食物来源	最佳食材	每百克含量
奶类	牛奶	3克
畜肉类	牛肉	17.8克
	猪肉	14.6克
禽肉类	鹌鹑肉	21.76克
	鸡肉	18.5克
	鸭肉	18.28克
蛋类	鹌鹑蛋	12.8克
	鸡蛋	12.56克
水产品类	青鱼	20.1克
	虾	18.6克
豆类	黄豆	36.49克
	黑豆	21.6克
坚果类	芝麻	19.1克
	核桃	15.23克

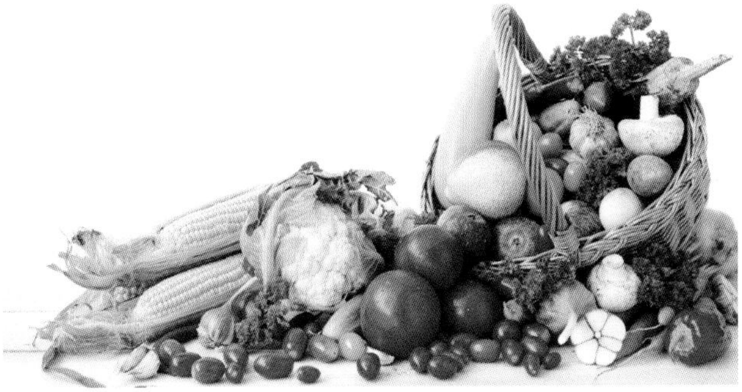

膳食纤维维护消化系统健康

膳食纤维的重要性虽然不及蛋白质、维生素、矿物质，但对备孕妈妈来说，也是一种不可缺少的营养素。膳食纤维在保持消化系统的健康上扮演着重要的角色，可以帮助清洁消化壁和增强消化功能，预防肠胃病。备孕妈妈摄取营养物质能力的强弱，可以说直接取决于膳食纤维。因此，为了增强孕前营养，膳食纤维也是备孕者必须补充的营养素。

最佳食物来源		
食物来源	最佳食材	每百克含量
五谷	黑豆	0.0152克
薯类	甘薯	1克
笋类	竹笋	1.8克
菌类	香菇	0.0033克
坚果类	杏仁	0.0122克
水果类	柿子	1.4克

孕前应改正不良饮食习惯

备孕妈妈在怀孕前的一些饮食习惯可能会影响胎儿的健康发育和生长，所以备孕妈妈一定要改正自己的不良饮食习惯，以免因为自己的疏忽而造成不可估量的后果。

不宜吃火锅、烧烤类食物

火锅和烧烤类食物大多为肉类，肉类中的弓形虫、细菌往往不是短时间的加热能够消灭的，备孕妈妈感染了弓形虫后可能会造成流产、早产、死胎等现象。但是吃一些蔬菜是可以的，只要注意不要选择具有刺激性的火锅底料和作料即可。

除了火锅、烧烤类食物，备孕妈妈还需要远离含有咖啡因的饮料和食品，比如茶叶、巧克力、碳酸型饮料等。该类食品食用过量容易出现头痛、恶心、呕吐等中毒症状，增加妊娠并发症的发生率。

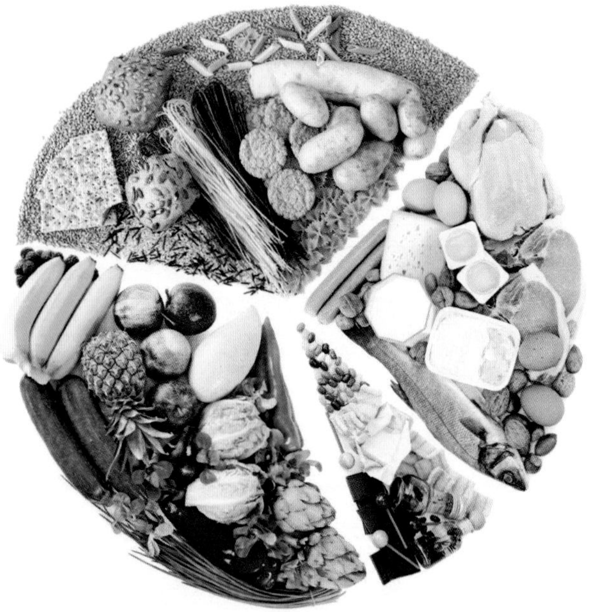

少吃刺激性食物

有的备孕妈妈偏爱吃辛辣刺激性食物，而辛辣物质会随着母体的血液循环进入胎儿体内，给胎儿带来不利的影响。刺激性太强的食物很容易消耗肠道的水分，使肠胃的分泌液减少，造成肠道干燥，打乱正常的消化功能，导致肠胃不适、消化不良、便秘等。本来随着胎儿的生长，孕妇的消化功能就会受到影响，如果还保持着食用刺激性食物的习惯，不仅会加重孕妇消化不良的症状，还会影响胎儿的营养供给。所以，孕妇应该在准备受孕前的3~6个月就停止食用刺激性食物。

不宜偏食

有的备孕妈妈会特别偏爱吃某一种食物，这属于偏食，不利于优生优育。胎儿所有的营养都需要母体来提供，只有母体营养充分，胎儿才能正常生长发育。有些备孕妈妈平时就有偏食、挑食的习惯，营养摄入不均衡；其怀孕之后，妊娠反应较重，进食更少，更加缺乏营养。母体连自身的营养需要都不能保证，更不用说满足胎儿生长发育的需要了，严重时还会导致早产，使胎儿的机体功能低下，或者发育受限、畸形，甚至流产或胎死宫内。有些胎儿即使足月生产，体重也较同龄儿轻，长大后易患高血压、冠心病等疾病。

不宜全吃素食

有些备孕妈妈担心身体发胖，平时多以素食为主，不吃荤食，怀孕后加上妊娠反应，就更不想吃荤食了，结果形成了全吃素食的习惯。其实，荤食大多含有一定量的牛磺酸，加上人体自身能合成少量的牛磺酸，因此饮食正常的人一般不会缺乏牛磺酸。孕妇对牛磺酸的需求量比平时要多，本身合成牛磺酸的能力又有限，如果全吃素食，久而久之，必然造成牛磺酸的缺乏。如果孕妇缺乏牛磺酸，胎儿出生后易患视网膜退化症，个别甚至会失明。因此，从外界摄取一定数量的牛磺酸十分必要。

忌酒

酒中含有的酒精是最常见的致畸剂，会引起胎儿脑部结构发育异常，从而引发胎儿智力低下、性格异常等症状。酒精对孕妇的伤害是根据时间和饮酒量来计算的。在孕早期，即使是少量的饮酒也会造成极大的危害，因为此时是胎儿发育和各器官形成的重要时期。酒精对胎儿的大脑发育伤害极大，还有可能导致胎儿的心脏有缺陷、手足残疾或者智力低下。如果在怀孕期间孕妇一直有酒精的摄入，那么就会很容易造成胎儿中枢神经系统功能失调和面部多发畸形综合征。

少吃罐头食品

罐头食品既美味又方便，但是如果孕妇长期吃罐头食品，对自身和胎儿的健康有很大的影响。罐头食品在生产时加入了很多人工色素、香精、甜味剂等添加剂，如果是肉类的罐头，其中还有硝酸盐和亚硝酸盐等添加剂。亚硝酸盐能与蛋白质分解后所产生的胺类结合成具有强烈致癌作用的亚硝胺。此外，为延长保存期，罐头食品在制作过程中要加入防腐剂，经常食用对肝、肾均有损害，更有致胎儿畸形的危险。

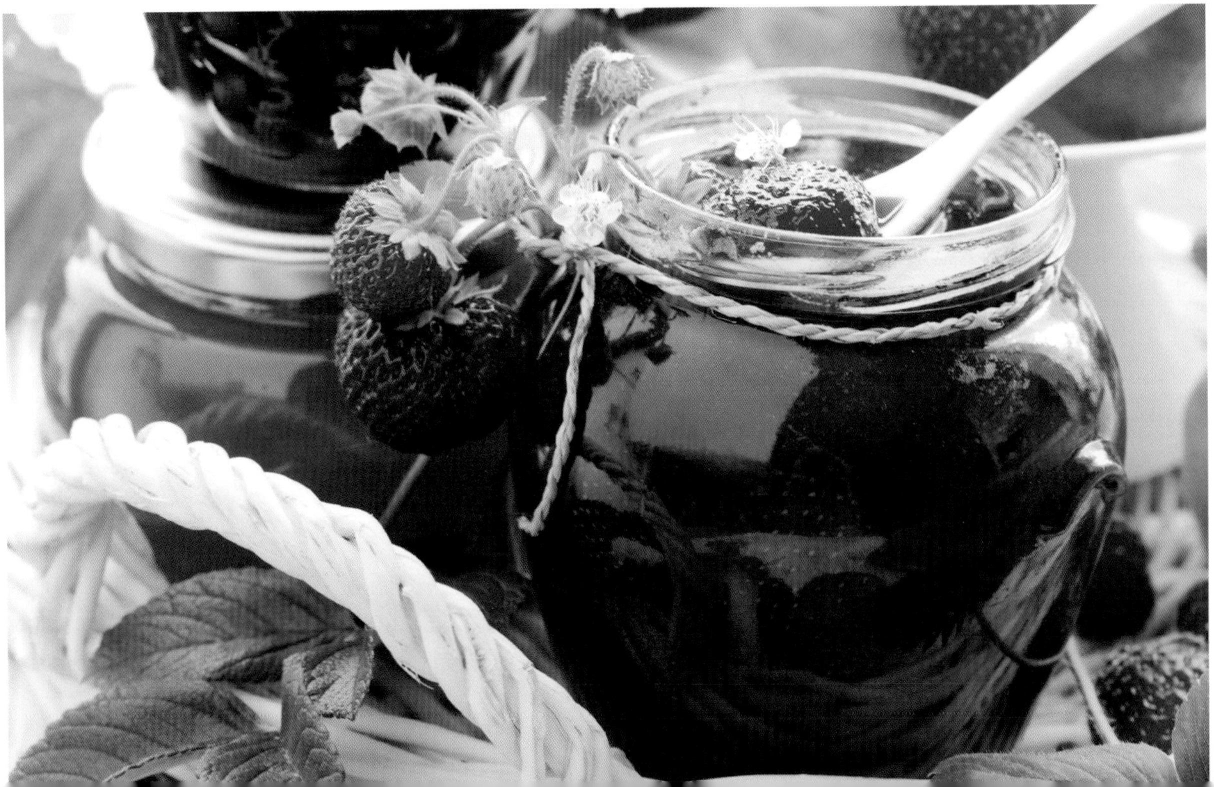

孕前营养主食、保健菜肴

主食是最重要的食物，人的机体一天所需要的能量补充、脏器组织的自我修复和调节，都需要通过主食的摄入来完成。菜肴因食材搭配多样化，所以包含的营养素种类相对较多，如各种矿物质、维生素、优质蛋白等，它们具备主食所不具备的营养功能。备孕妈妈要学会合理搭配。

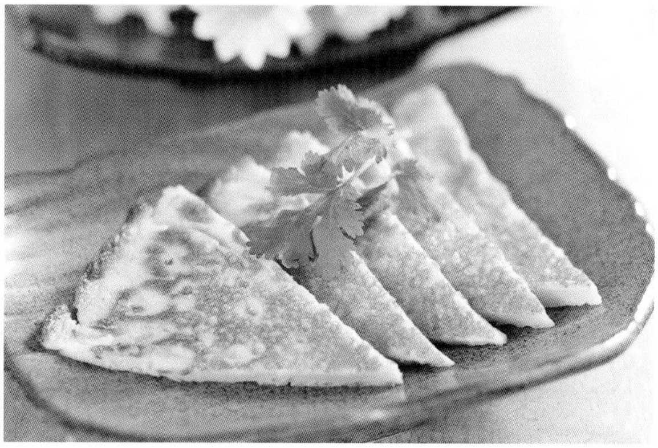

香蕉薄饼

主料
香蕉1根，面粉300克，鸡蛋1个。

配料
盐、葱花各4克，味精1克，食用油适量。

做法
❶ 把鸡蛋打匀，放入捣成泥的香蕉，加水、面粉调成糊。
❷ 再放些葱花、盐、味精搅匀。
❸ 锅烧热，放少许食用油，倒入适量面糊，摊薄，煎至两面金黄。

功效解读
香蕉不仅能提供丰富的营养，还能缓解紧张情绪，特别适合备孕妈妈和孕早期的女性食用。

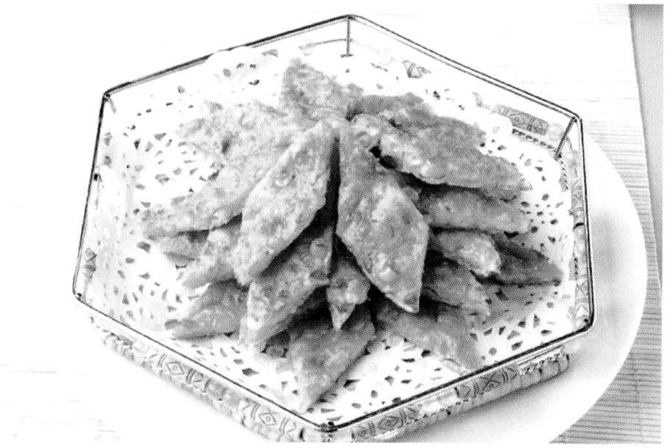

玉米饼

主料
玉米面粉100克，小麦面粉、玉米仁各50克，胡萝卜30克，鸡蛋1个。

配料
盐2小匙，食用油适量。

做法
❶ 将玉米面粉、小麦面粉、水倒入盆中，拌成稀面糊。
❷ 将胡萝卜洗净，切成丁，和玉米仁一起倒入盆中；打入鸡蛋，撒盐，拌匀。
❸ 油锅烧热，将拌好的面糊倒入，煎熟后即可食用。

功效解读
益脾和胃，润肤养颜，补充备孕妈妈所需的多种营养素。

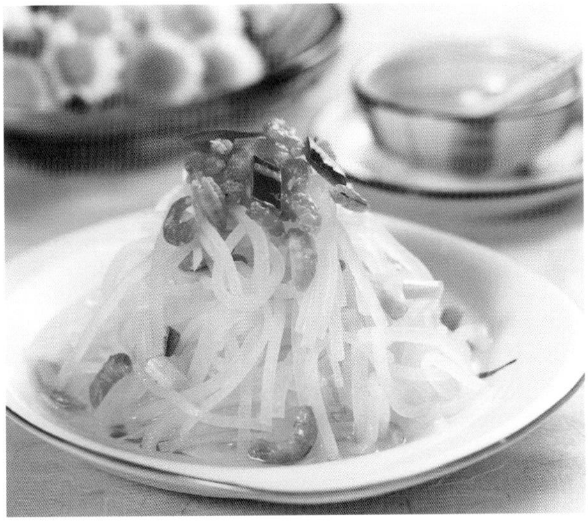

虾米白萝卜丝

主料
虾米50克，红椒1个，白萝卜350克。

配料
生姜1块，料酒10毫升，盐3克，鸡精2克，食用油适量。

做法
1. 将虾米泡涨；将白萝卜洗净，切成丝；将生姜洗净切成丝；将红椒洗净，切成小片，待用。
2. 炒锅置火上，加水烧开；下入白萝卜丝焯水，用漏勺捞起，沥干水分。
3. 炒锅上火，加入食用油，爆姜丝；下入白萝卜丝、红椒片、虾米翻炒；放入调味料，炒匀出锅后装盘即可。

功效解读
虾米中富含的钙可以满足人体对钙的需要，是备孕妈妈补钙的佳品。

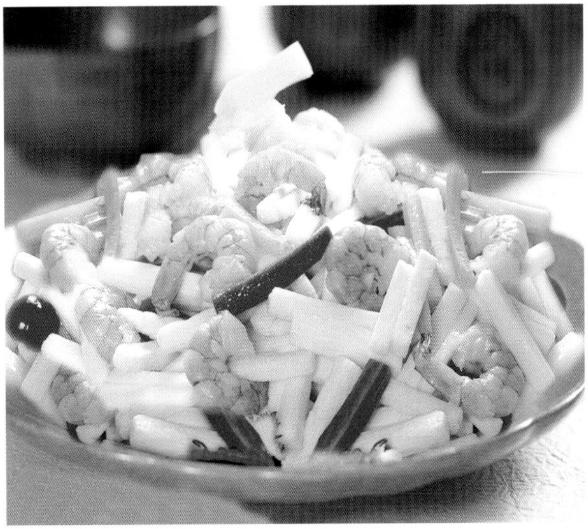

山药炒虾仁

主料
山药300克，虾仁200克，芹菜80克，胡萝卜100克。

配料
盐3克，鸡精2克，食用油适量。

做法
1. 将山药、胡萝卜均去皮，清洗干净，切成条状；将虾仁清洗干净，备用；将芹菜清洗干净，切成段。
2. 锅中放入水烧开，分别将山药、胡萝卜焯水后，捞出沥干，备用。
3. 锅下油烧热，放入虾仁滑炒片刻，再放入山药、芹菜、胡萝卜一起炒；加盐、鸡精调味，炒熟后装盘即可。

功效解读
将山药与虾仁、芹菜、胡萝卜搭配在一起，不仅口味诱人，还能为备孕妈妈提供丰富的营养。

孕前营养汤、保健粥

保健汤主要是为了使备孕妈妈获得一般菜肴做法中不易吸收的物质。如豆腐和鱼中的有效成分，就需要通过长时间的高温熬煮才能高效析出。保健粥综合了保健主食和保健汤的双重功效，既能补充能量，又能使机体以较快的方式吸收营养素，适合每天食用。

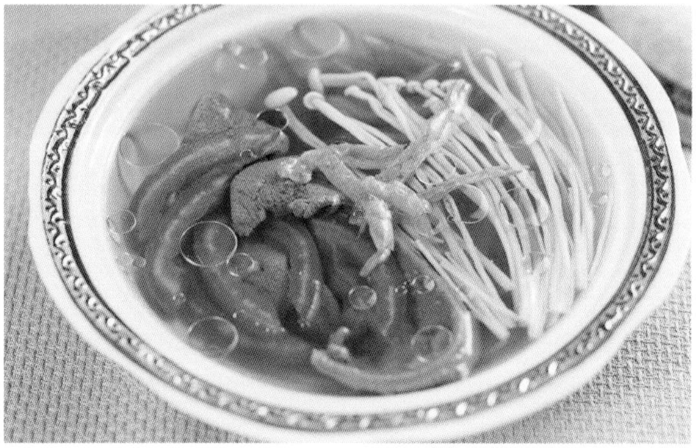

番茄猪肝汤

主料

番茄、鸡蛋各1个，猪肝150克，金针菇50克。

配料

盐3克，酱油5毫升，味精3克，食用油适量。

做法

1. 将猪肝洗净，切成片，放入沸水中汆去血水；将番茄放入沸水中稍烫，去皮，切成块；将金针菇洗净；将鸡蛋打散。
2. 锅中加油烧热，加入适量清水；下入猪肝、金针菇、番茄，和调味料一起煮10分钟，淋入蛋液，搅匀。

功效解读

猪肝有助于补血及预防缺铁性贫血。

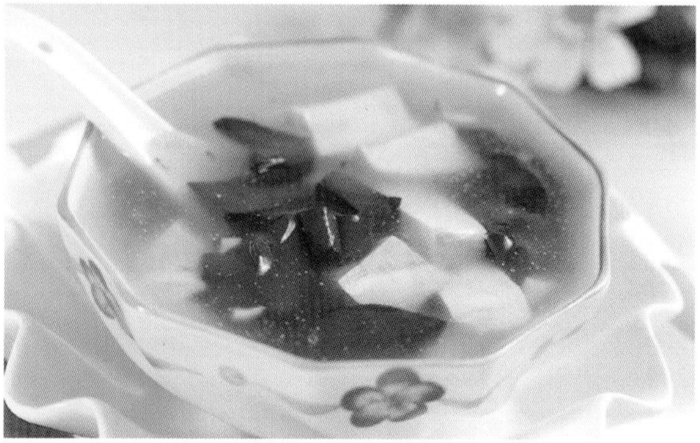

红白豆腐

主料

豆腐、猪血各150克，甜红椒片适量。

配料

姜片、盐、葱花、食用油各适量。

做法

1. 将豆腐、猪血洗净，切成块。
2. 锅中加水烧开，下入猪血、豆腐，汆水焯烫后捞出。
3. 将葱花、姜片、甜红椒片下入油锅中爆香，再下入猪血、豆腐稍炒片刻，最后加入适量清水，焖熟后用盐调味即可。

功效解读

本品不仅能帮助备孕妈妈排毒、预防缺铁性贫血，还能有效补充孕产妇容易缺失的铁元素。

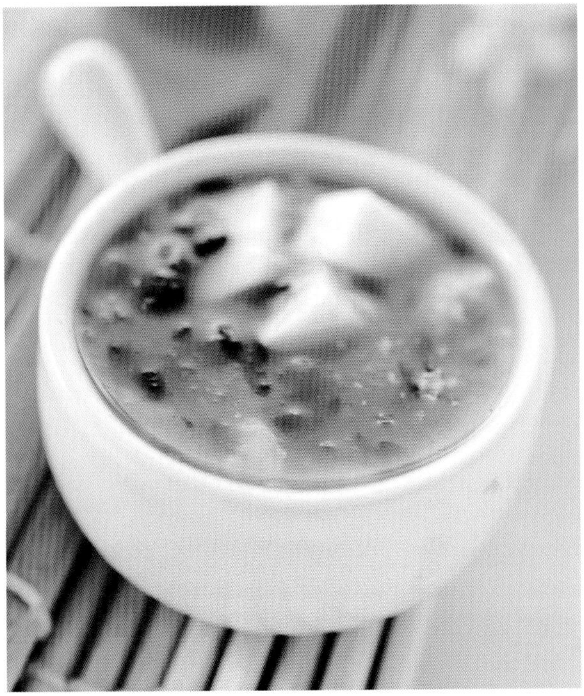

山药黑米粥

主料

黑米100克，山药50克，红枣、莲子各20克。

做法

1. 将黑米用水洗净；将莲子洗净，入水浸泡30分钟左右。
2. 把山药冲洗干净，削去外皮，切成小块;将红枣洗净，去核。
3. 锅中加适量水，将黑米、莲子倒入；先用大火煮沸，再换小火煮至粥黏稠；最后加入山药和红枣，用中火煮15分钟即成。

功效解读

本品可健脾益肺、暖肝明目，增强身体的抵抗力。

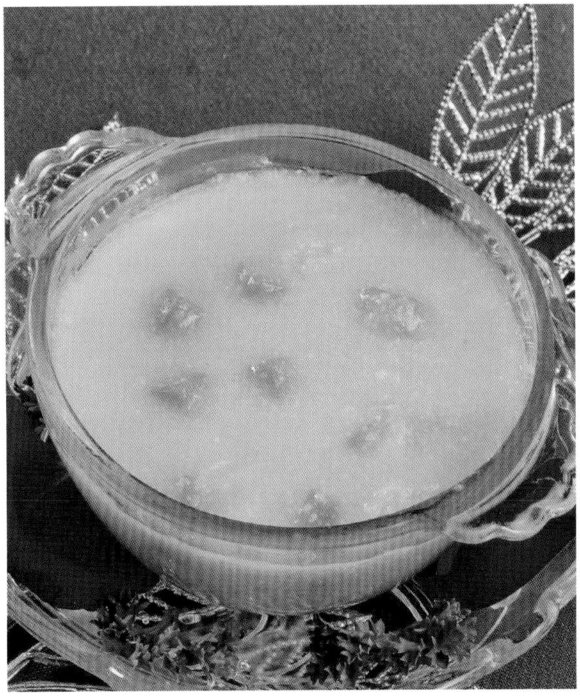

南瓜桂圆小米粥

主料

小米100克，糯米30克，南瓜200克，桂圆干15粒。

做法

1. 将小米、糯米分别清洗干净，放到水中浸泡20分钟左右；将桂圆干放到温水中泡软。
2. 将南瓜皮削去，洗净，放到碗中隔水蒸熟后碾成泥。
3. 锅中倒入水，放入小米、糯米，煮至黏稠；放入南瓜泥、桂圆干，用小火焖煮 20分钟即可。

功效解读

本品可补脾益胃、滋阴养血，常食用可调理脾胃功能。

改善生育功能的食谱

人的卵巢中有30~50万个初始滤泡，每一个初始滤泡中都可以孕育出一个卵子。在初始滤泡孕育卵子的过程中，要先让滤泡有充分的发育机会。这就要从滋肾养肝、调理冲任着手。

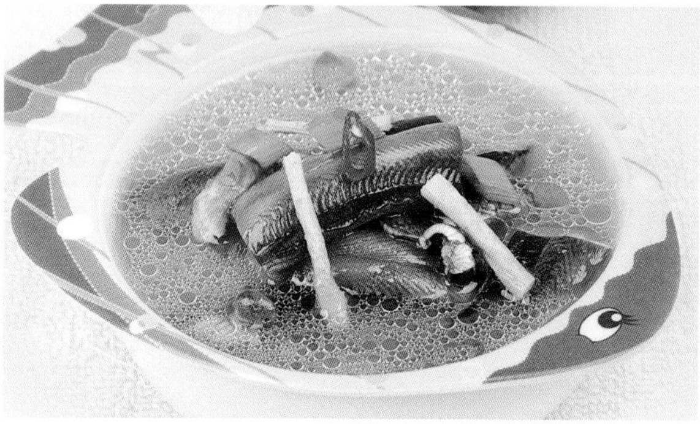

党参鳝鱼汤

主料

鳝鱼175克，党参3克。

配料

食用油20毫升，盐3克，味精2克，葱段、姜末各3克，香油4毫升。

做法

❶ 将鳝鱼洗净，切成段；将党参洗净。

❷ 锅上火，倒入水烧沸，下入鳝段汆水，至鳝段没有血色时捞起，冲净。

❸ 净锅上火，倒入食用油，将葱段、姜末、党参炒香，再下入鳝段煸炒；倒入水，调入盐、味精，煲至熟，最后淋入香油即可。

功效解读

这道汤有滋阴补血、健脾补气、强健筋骨的作用。

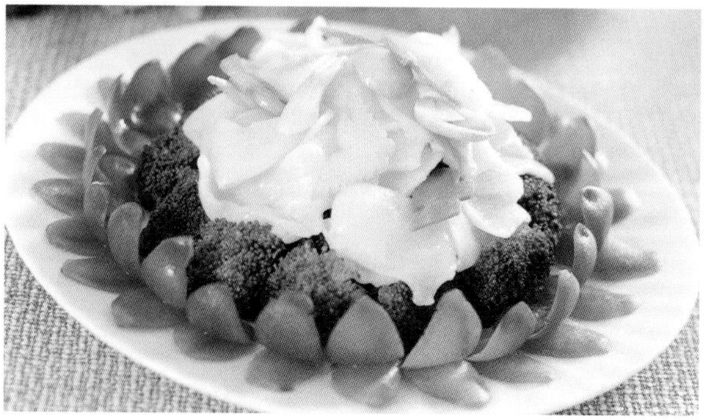

富贵墨鱼片

主料

墨鱼片150克，番茄片、西蓝花各250克，笋片5克。

配料

姜5克，葱花、盐、味精、香油各少许。

做法

❶ 将墨鱼片改刀，待用。

❷ 净锅放入水烧开，下入西蓝花汆熟，和番茄片一起排在碟上。

❸ 把墨鱼片和笋片加调料炒好，放在西蓝花上即可。

功效解读

此菜可养血滋阴、健胃理气；营养丰富，又可保健康，是备孕爸爸和备孕妈妈的良好选择。

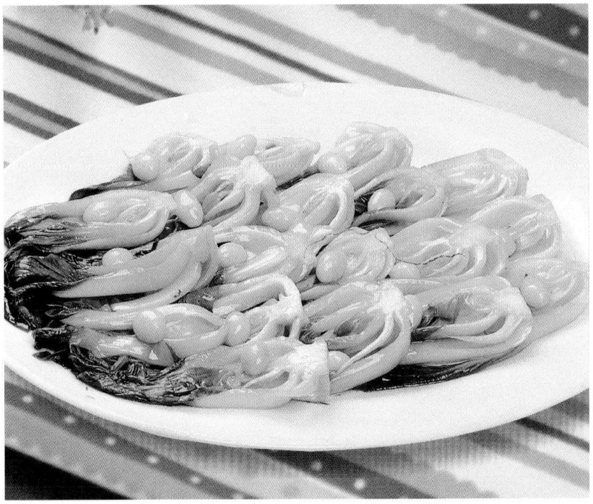

白果炒油菜

主料

小油菜400克，白果100克。

配料

盐3克，鸡精1克，水淀粉、食用油各适量。

做法

1. 将小油菜清洗干净，对半剖开；将白果清洗干净，放入沸水锅中汆水；捞起沥干，备用。
2. 炒锅注油烧热，放入小油菜略炒，再加入白果翻炒。
3. 加少量水烧开；待水烧干时，加盐和鸡精调味；最后用水淀粉勾芡即可。

功效解读

这道菜脆软清爽，可改善备孕妈妈的胃口。油菜和白果营养丰富，是健康食物，能增强身体免疫力，改善大脑功能，提高记忆力，可将备孕妈妈的身体调整至最佳状态。

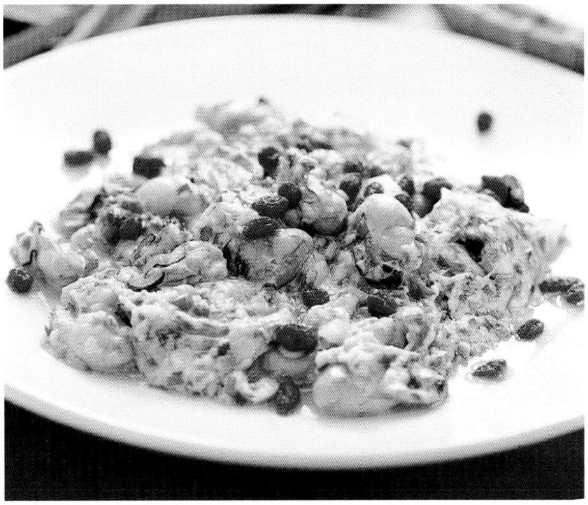

山药韭菜煎鲜蚝

主料

山药100克，韭菜150克，鲜蚝300克，枸杞子5克。

配料

盐3克，地瓜粉1大匙，食用油适量。

做法

1. 将鲜蚝清洗干净，去杂质，沥干。
2. 将山药去皮，洗净后磨成泥；将韭菜挑弃朽叶，洗净后切细；将枸杞子泡软，沥干。
3. 将地瓜粉加适量水拌匀，后加入鲜蚝和山药泥、韭菜末、枸杞子，并加盐调味。
4. 平底锅加热，放入适量油，倒入鲜蚝等混好的材料，最后煎熟即可。

功效解读

韭菜有补肾的作用；鲜蚝的含锌量为食物之冠；鲜蚝中还含有海洋生物特有的多种活性物质以及多种氨基酸，有助孕的作用。

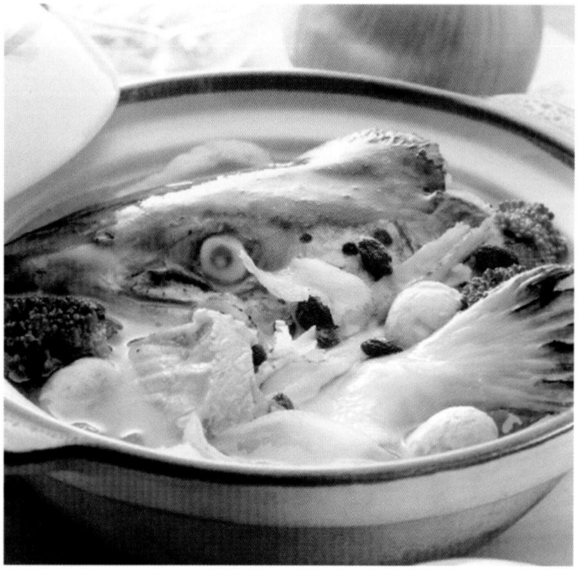

天麻鱼头汤

主料

三文鱼头1个，天麻、当归各10克，西蓝花150克，口蘑3朵。

配料

盐3克，枸杞子6克。

做法

❶ 将鱼头去鳞、腮，清洗干净；将西蓝花撕去梗上的硬皮，洗净，切朵。

❷ 将天麻、当归、枸杞子洗净，加入5碗水，将其熬至约剩4碗水；放入鱼头，煮至将熟，加入西蓝花和口蘑煮熟，最后加盐调味后即可食用。

功效解读

此汤有益气养肝、强筋骨、活血行气之效，是备孕妈妈滋养身体的佳选。

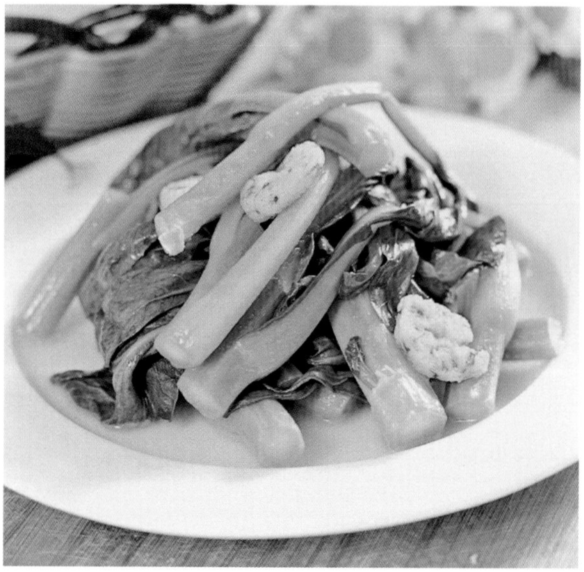

油菜炒虾仁

主料

虾仁30克，油菜100克。

配料

盐、食用油各少许。

做法

❶ 将油菜清洗干净后切成段，用沸水焯一下，备用。

❷ 将虾仁清洗干净，除去虾线；用水浸泡片刻，下油锅翻炒。

❸ 再下入油菜，加盐后炒熟即可。

功效解读

油菜富含钙、铁、维生素C和胡萝卜素，有明目、促进血液循环的功效；虾仁富含蛋白质、矿物质和微量元素，且易于消化，备孕爸爸、备孕妈妈都适合食用。

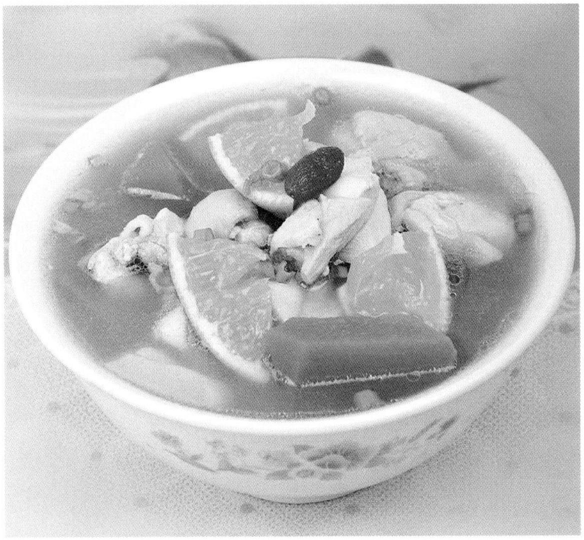

橙子当归鸡煲

主料

橙子、南瓜各100克，鸡肉175克，当归、枸杞子各6克。

配料

葱花适量，盐、白糖各3克。

做法

❶ 将橙子、南瓜清洗干净，切成块；将鸡肉斩成块后汆水；将当归、枸杞子清洗干净，备用。

❷ 煲锅上火后倒入水，调入盐、白糖；下入橙子、南瓜、鸡肉、当归、枸杞子煲至熟，最后撒上葱花即可。

功效解读

橙子是富含维生素C的天然抗氧化剂，具有强烈的抗氧化功能，与温中益气的鸡肉、增强机体免疫力的南瓜以及有补血活血作用的当归一同煲出的汤，不仅有助于补血养气，还可以提高免疫力。

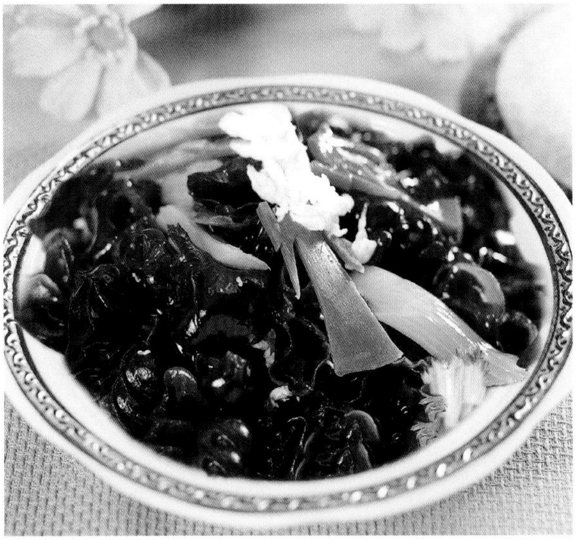

芙蓉木耳

主料

水发黑木耳250克，鸡蛋4个，胡萝卜片、芹菜段各适量。

配料

盐、味精、食用油各适量。

做法

❶ 从鸡蛋中取出蛋清打散，用油滑散。

❷ 将黑木耳清洗干净，与胡萝卜片、芹菜段一起焯水，捞出，备用。

❸ 锅留底油，下入以上食材，加入调味料后炒匀即可。

功效解读

黑木耳营养价值较高，味道鲜美；蛋白质含量甚高，有补血活血的作用，是一种营养颇丰的食品，还可帮助备孕妈妈排毒。同时，黑木耳含有抗肿瘤的活性物质，能增强机体免疫力，经常食用可防癌、抗癌。

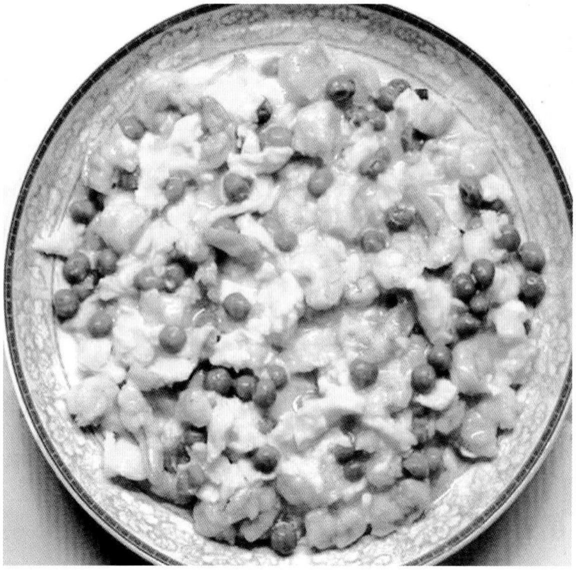

三色炒蛋

主料

青豆、虾仁各200克，鸡蛋4个。

配料

白糖、盐、食用油各适量。

做法

❶ 将虾仁洗净，沥干，切碎；将青豆清洗干净，入沸水焯至断生，捞出后沥干；将鸡蛋打散，备用。

❷ 油锅烧热，下入虾仁和青豆，同炒至熟；下入鸡蛋液炒匀，再加白糖、盐调味，最后炒匀即可。

功效解读

虾的钙含量很高，备孕时可适量多吃虾，为胎儿的骨骼生长与脑部发育提供必要的营养素。

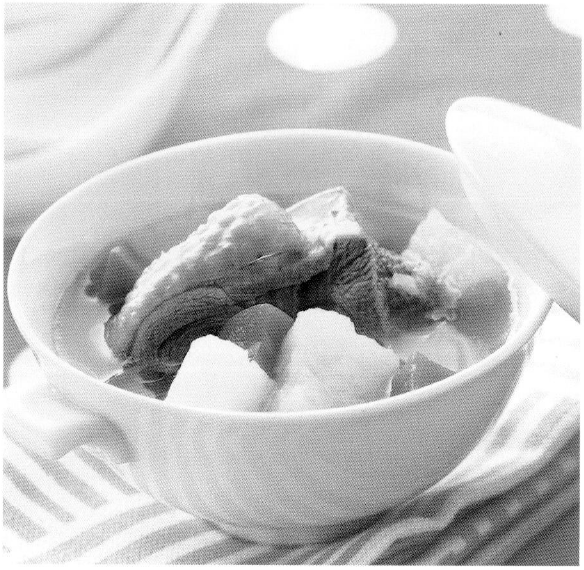

山药萝卜鸡汤

主料

山药250克，胡萝卜1根，鸡腿1只。

配料

盐3克。

做法

❶ 将山药削皮，洗净，切块；将胡萝卜削皮，洗净，切块；将鸡腿剁成块，放入沸水中汆烫，捞起后冲洗干净。

❷ 将鸡腿肉、胡萝卜下入锅中，加适量水，用大火煮开，转小火炖15分钟。

❸ 下入山药后用大火煮沸，改用小火续煮10分钟，最后加盐调味即可。

功效解读

山药可健脾养胃、降低血糖，非常适合体胖的备孕妈妈食用。

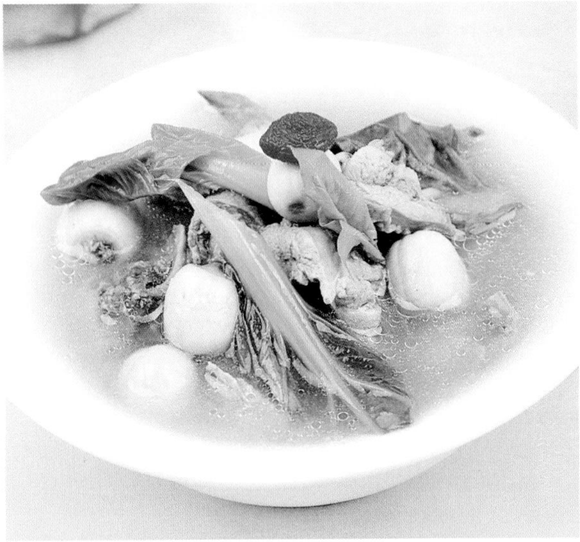

莲子鹌鹑煲

主料
鹌鹑400克，莲子100克，油菜叶30克。

配料
盐、味精、高汤、香油各适量。

做法
1. 将鹌鹑处理干净、斩成块后汆水；将莲子清洗干净、泡好；将油菜叶清洗干净，撕成小片，备用。
2. 炒锅上火后倒入高汤，下入鹌鹑、莲子，调入盐、味精；用小火煲至熟时，下入油菜叶；最后淋入香油即可。

功效解读

鹌鹑有“动物人参”之称，有健脑、保护血管、抗过敏、提高记忆力、补肾壮骨等作用，与莲子一同炖汤醇香可口，可谓备孕妈妈清润平和的优选汤饮。

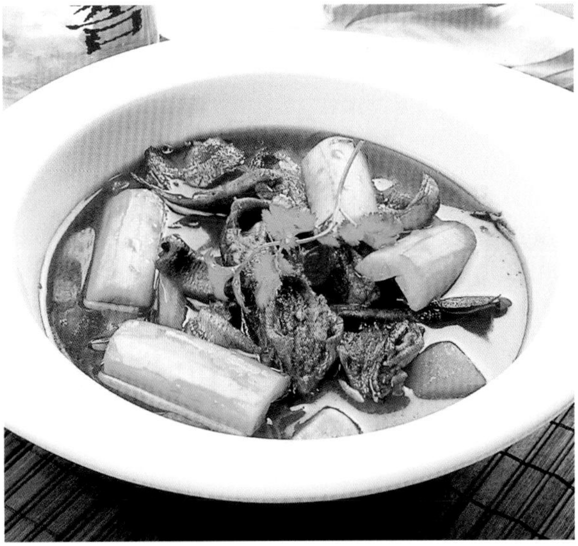

老黄瓜煮泥鳅

主料
泥鳅400克，老黄瓜100克。

配料
盐3克，醋10毫升，酱油15毫升，香菜少许，食用油适量。

做法
1. 将泥鳅处理干净，切成段；将老黄瓜清洗干净，去皮，切段；将香菜清洗干净。
2. 锅内注油烧热，放入泥鳅，翻炒至变色；注入适量水，并放入黄瓜焖煮。
3. 煮至熟后，加入盐、醋、酱油调味，最后撒上香菜即可。

功效解读

泥鳅有补中益气、养肾生精的功效；老黄瓜则含有丰富的维生素E，可起到美容养颜的作用，还能有效地促进机体的新陈代谢，适合备孕妈妈食用。

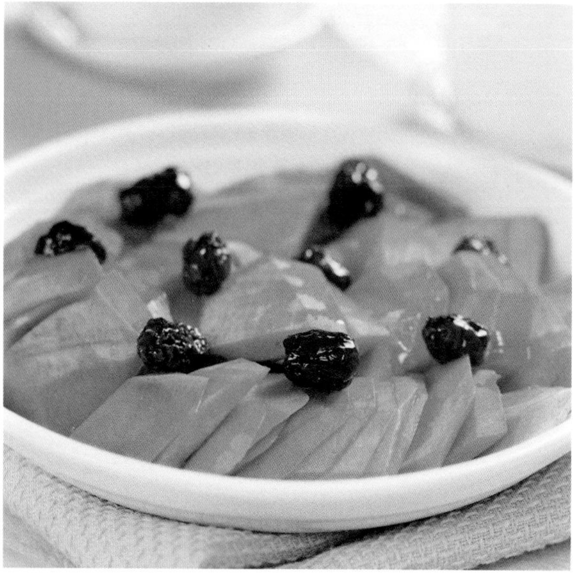

红枣蒸南瓜

主料

南瓜500克，红枣8颗。

配料

白糖适量。

做法

1. 将南瓜削去硬皮，去瓤后洗净，切成厚薄均匀的片；将红枣洗净。
2. 将南瓜片装入盘中，加入白糖拌匀；摆上红枣，放入蒸锅蒸约30分钟，至南瓜熟烂后即可食用。

功效解读

南瓜性温，有补中益气的功效；红枣性温，营养丰富，有健脾补血的功效。二者同食可温补子宫，适合备孕妈妈食用。

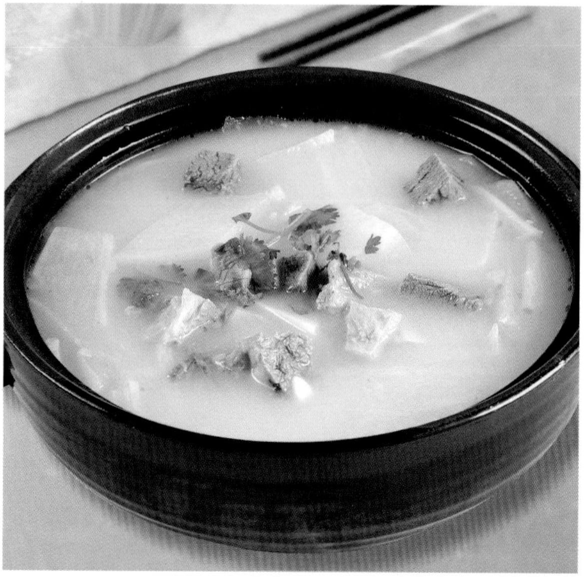

白萝卜炖牛肉

主料

白萝卜200克，牛肉300克。

配料

盐4克，香菜段3克。

做法

1. 将白萝卜清洗干净，去皮，切成块；将牛肉清洗干净，切成块，汆水后沥干。
2. 锅中倒入水，下入牛肉和白萝卜煮开，后转小火熬半个小时。
3. 加盐调好味，撒上香菜段即可。

功效解读

这道美食的温补效果明显，可以补血益气、健脾养胃，对气血亏损、头晕乏力、腹胀积食、食欲不振、营养不良等症有一定的防治作用。

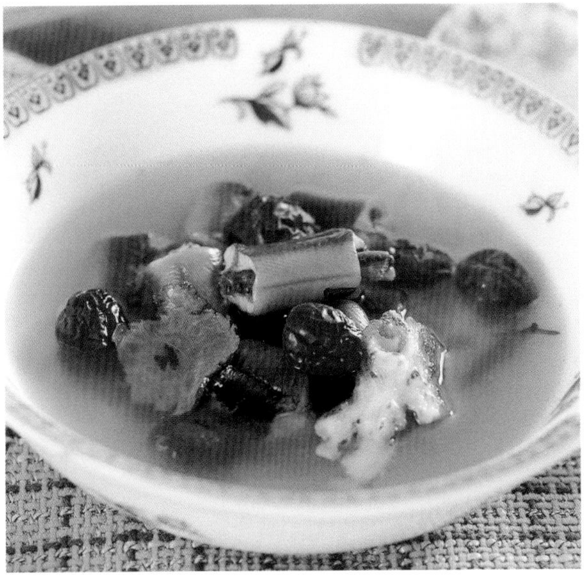

川芎当归黄鳝汤

主料

川芎10克，当归12克，桂枝5克，红枣5颗，黄鳝200克。

配料

盐适量。

做法

❶ 将川芎、当归、桂枝洗净；红枣洗净，浸软，去核。

❷ 将黄鳝剖开，去除内脏，洗净，入开水锅内稍煮；捞起后过冷水，刮去黏液，切长段。

❸ 将全部材料放入砂煲内，加适量清水；用大火煮沸后，改小火煲2小时，加盐调味即可。

功效解读

黄鳝性温，入肝、脾、肾经，具有补气养血、祛风湿、强筋骨、壮阳等功效，有温补肾阳的作用；常食可行气开郁、祛风通络，适合备孕妈妈食用。

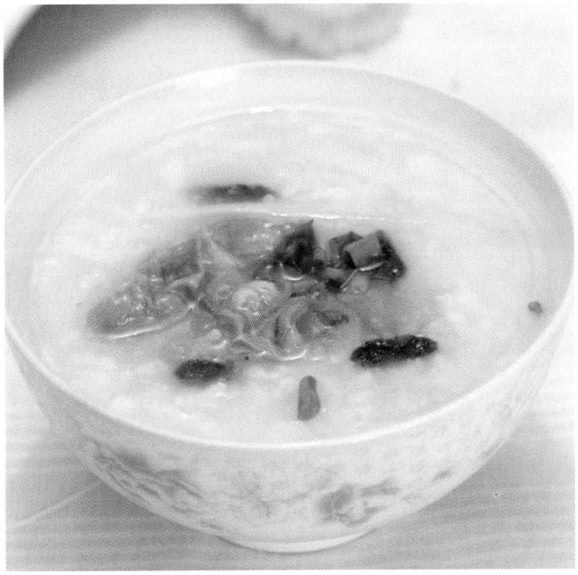

羊肉枸杞姜粥

主料

枸杞子、生姜各30克，羊肉100克，大米80克。

配料

盐3克，葱花少许。

做法

❶ 将大米淘洗干净，泡半个小时；将羊肉洗净，切成片；将生姜洗净，去皮，切成丝；将枸杞子洗净。

❷ 将大米放入锅中，加水，以大火煮沸；下入羊肉、枸杞子、姜丝，转中火熬煮至米粒软散。

❸ 用小火熬至粥浓稠，加入盐调味，最后撒上葱花即可。

功效解读

羊肉可以补虚劳，祛寒，温补气血；枸杞子滋阴补肾；生姜为温热之品；三者同食有助于温补子宫，适合备孕妈妈食用。

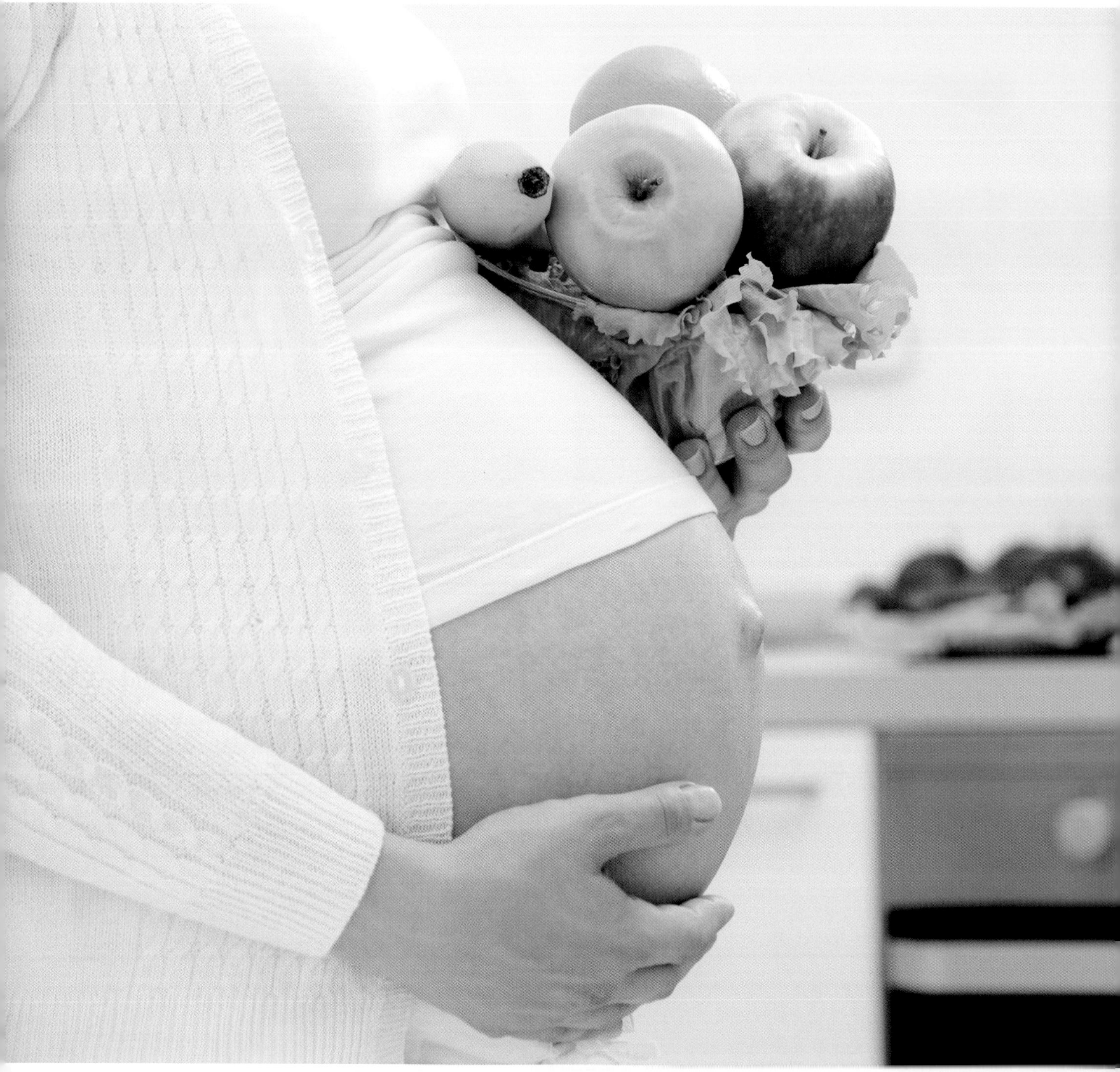

CHAPTER 02

十月怀胎 同步营养全指导

常言道：母子连心。对孕妇来说，母子一脉相通，血肉相连，“连心”又“连身”，胎儿的生长发育情况直接取决于孕妇对营养物质的摄取和吸收情况。由于在不同的妊娠阶段，孕妇的生理情况不同，胎儿的发育情况也不尽相同，所以母婴对营养物质的需求也呈现阶段性特征。本章紧紧围绕怀孕各个阶段的母婴生理特点，开展有针对性的饮食营养全指导。

孕1月，照常进食就可以了

在怀孕的第1个月，孕妇通常还觉察不出来，只要按照正常的饮食习惯进食就行了，保证营养丰富全面、结构合理。食物中应该包括蛋白质、维生素、矿物质、膳食纤维等人体所必需的营养素。

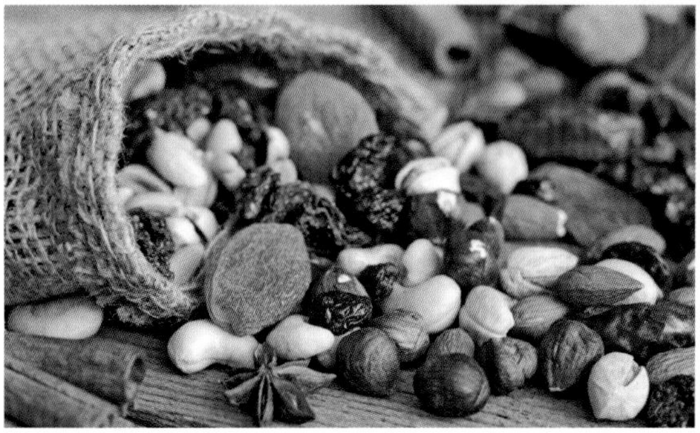

多吃坚果有助于胎儿脑部发育。

胎儿发育

孕1月，胎儿长0～0.2厘米，胎儿的五官尚未形成，但嘴和下巴的雏形已经能看到了。胎儿的身体分两大部分，大的部分为头部，有长长的尾巴，很像小海马。但手脚因为太小，肉眼还看不清楚。胎儿的大脑发育已经开始，受精卵不断分裂，一部分形成大脑，另一部分则形成神经组织。

孕妇的身体变化

孕妇的体形和怀孕前差不多，体形和体重基本没有变化。子宫壁会变得柔软、增厚，但大小、形态还看不出有什么变化。卵巢开始分泌黄体激素，乳房稍变硬，乳头颜色变深，并且变得很敏感，稍微触碰就会引起痛感，但也有的孕妇会感觉不到。排卵后孕妇的基础体温稍高，可持续3周以上。由于体内激素分泌失衡，比较敏感的孕妇会出现早孕症状。

本月饮食方案

孕1月正处于胎儿脑部和神经系统迅速分化的时期，孕妇需要补充B族维生素，同时要保证营养均衡，补充必要的矿物质。孕妇还要适当地补充脂肪酸，以促进胎儿的脑部发育。

一日食谱推荐

餐次	用餐时间	饮食推荐
早餐	7～8点	牛奶、粥、汤配全麦面包、包子等主食，还要有鸡蛋、蔬菜等
加餐	10点左右	酸奶配苹果，牛奶配两片麦麸饼干，或者果汁配消化饼
午餐	12～13点	搭配营养全面的菜加上100克米饭
加餐	15点左右	吃些瓜子、花生、腰果、开心果等坚果类食物
晚餐	18～19点	容易消化的粥类和蔬菜

要善于识别“假孕”

多年没有身孕或者是求子心切的育龄女性在闭经时出现的乳房胀痛、恶心、呕吐等早孕症状，经检查后却发现没有怀孕，称作“假孕”。“假孕”与精神因素有关，求子心切的女性要善于调整自己的心态。

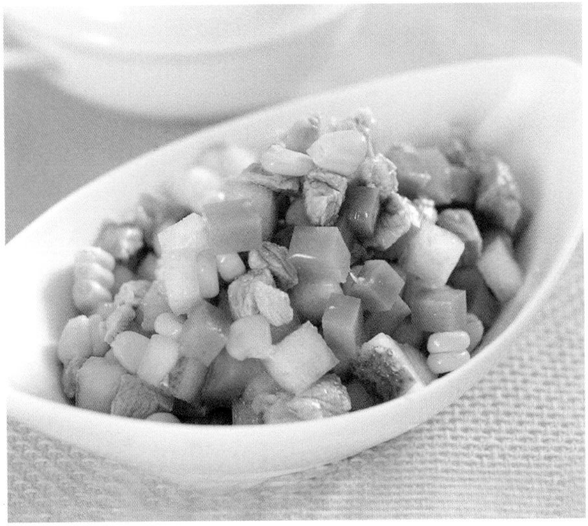

梨子肉丁

主料
梨1个，胡萝卜半根，玉米粒50克，猪瘦肉200克。

配料
豉油、白糖、水淀粉、蚝油、盐、柠檬汁各适量。

做法
1. 将梨清洗干净，削皮，去核后切成小块；将胡萝卜清洗干净，去皮，切成小块。
2. 将猪瘦肉清洗干净，切成小块，加入豉油、白糖、淀粉、盐、蚝油腌匀，下锅滑油，捞出后待用。
3. 锅烧热，将瘦肉炒至半熟，加入梨、胡萝卜、玉米粒略炒；下入白糖、盐、柠檬汁，用水淀粉炒匀炒熟后即成。

功效解读
这道菜清新爽脆，十分诱人，可以很好地促进孕妇的食欲。此菜有促进机体正常生长、增强免疫功能的作用。

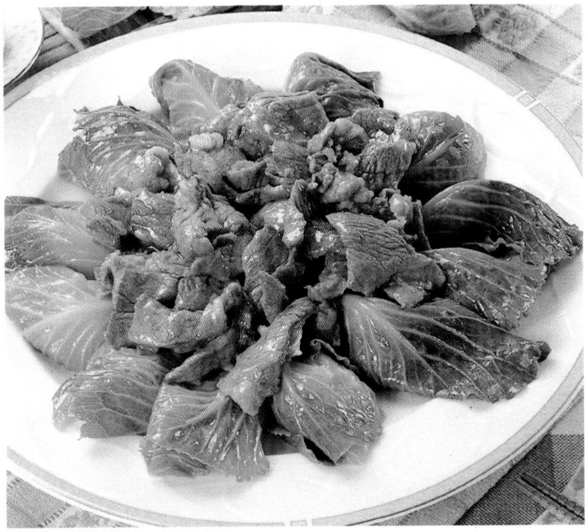

卷心菜炒肉片

主料
五花肉150克，卷心菜200克。

配料
盐、蒜末、白糖、酱油、淀粉、食用油各适量。

做法
1. 将五花肉清洗干净，切成片，用盐、白糖、酱油、淀粉腌5分钟；将卷心菜摘下叶片，清洗干净，撕成小块。
2. 锅下油烧热，爆香蒜末；放入卷心菜，炒至叶片稍软；加入盐，炒匀，盛起。
3. 另起油锅，放入五花肉片翻炒片刻；放入炒过的卷心菜，炒匀后盛出即可。

功效解读
卷心菜的营养价值与大白菜相差无几。将卷心菜与富含蛋白质的五花肉同炒，卷心菜不仅吸收了肉汁，味道变得更香、更美味了，而且营养也更加全面。

孕2月，不要勉强自己吃喝

孕2月，多数孕妇开始出现早孕反应，食欲不佳。很多孕妇担心影响胎儿，勉强地大吃大喝，其实没有必要。此时胎儿小，生长慢，孕妇只要摄入充足的叶酸、蛋白质、钙就行了，不要勉强自己吃喝。

胎儿发育

胎儿的眼睛、嘴巴、耳朵出现轮廓，鼻子隆起，人脸的模样已经基本形成。胎儿的骨骼仍处于软体状态，5周时，具有萌芽状态的手、脚和尾巴。7周时，头、身体、手脚开始有区别，尾巴逐渐缩短。8周时，用肉眼也可分辨出头、身体和手足。脑、脊髓、眼、听觉、心脏等器官初具形态。

孕妇身体变化

孕妇正在失去腰部曲线，经产妇会更早被看出已怀孕。随着孕周的增加，孕妇的子宫壁变得很软，宫颈变厚，以保护子宫。乳房变得又大又软，乳晕有小结节凸出，触碰时还可能觉得疼痛。大多数孕妇会出现恶心、孕吐、乳房胀痛、疲劳及尿频等症状。孕妇对气味越来越敏感，容易晨吐。情绪多变，易焦虑不安。

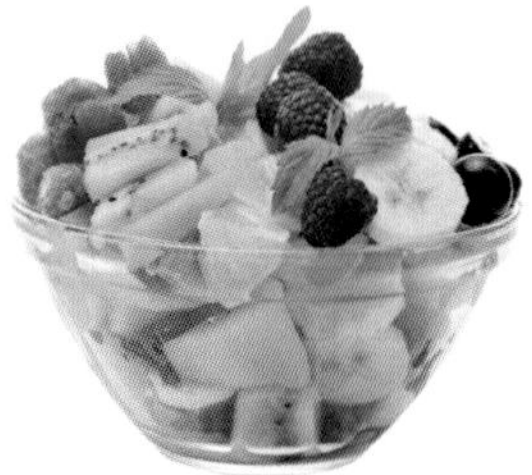

水果口感好，适合缓解孕早期孕吐。

本月饮食方案

孕2月是胎儿脑部开始发育的时期，豆制品是典型的健脑食品，孕妇此时宜补充豆制品。

孕2月的孕妇要常吃水果，既可补充营养物质，又可促进食欲，缓解孕吐。

孕2月的孕妇还要适当食用坚果，如核桃、板栗、瓜子、榛子、南瓜子等。

一日食谱推荐

餐次	用餐时间	饮食推荐
早餐	7~8点	大米粥或小米粥1碗，1个煮鸡蛋，1个包子，蔬菜适量
加餐	10点左右	大米粥或小米粥1碗，1个煮鸡蛋，1个包子，蔬菜适量
午餐	12~13点	面食或米饭，加上荤素营养搭配得当的菜肴
加餐	15点左右	1个橘子（或其他水果），1个全麦面包或适量苏打饼干
晚餐	18~19点	米饭或粥，配合营养可口的素菜，再加上鱼汤、排骨汤或鸡汤

孕2月不要接受X光检查

怀孕6~8周的孕妇，哪怕只接受一定剂量的X射线辐射，胚胎基因的结构就有可能发生变化，造成胎儿畸形或者死亡。孕早期的孕妇如果因为迫不得已的原因必须做X光检查，则尽量做胸部X射线透视，不要进行下腹部医学影像的检查。

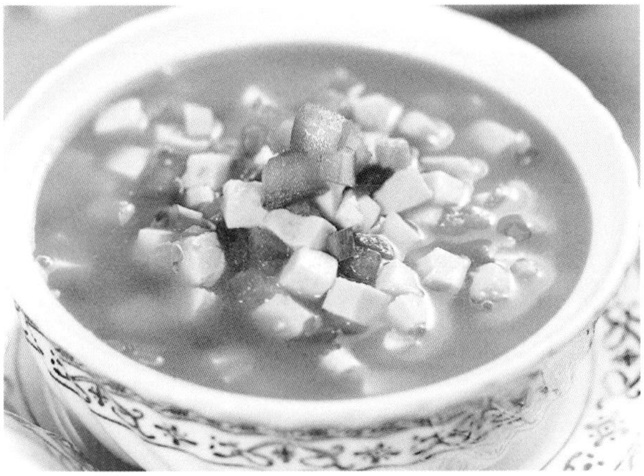

番茄豆腐汤

主料

番茄250克，豆腐2块。

配料

盐3克，淀粉15克，香油5毫升，熟菜油150毫升，葱花25克，味精适量。

做法

1. 将豆腐洗净，切成丁；将番茄洗净，放入沸水中烫后去皮，切成丁；豆腐入碗，加番茄丁、少许盐、味精、淀粉及少许葱花一起拌匀。
2. 炒锅置中火上，下熟菜油，烧至六成热，倒入拌好的豆腐、番茄，翻炒至熟。
3. 约炒5分钟后，加水稍煮，撒上剩余的葱花；调入盐，淋上香油即可。

功效解读

番茄中富含的胡萝卜素能促进胎儿骨骼生长，预防佝偻病。同时，番茄还有调整胃肠功能的作用。

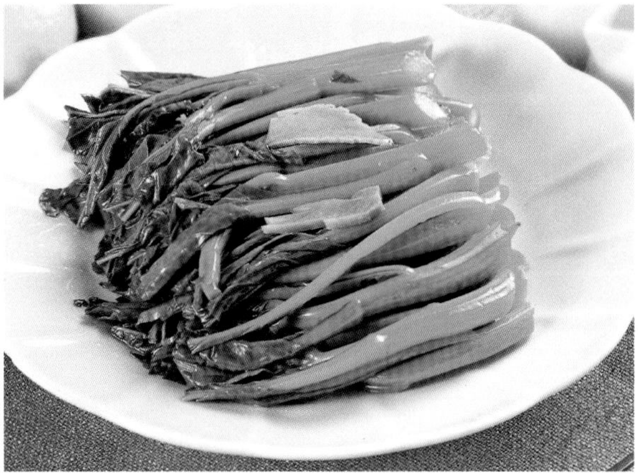

清炒芥蓝

主料

芥蓝400克，胡萝卜30克。

配料

盐3克，鸡精1克，食用油适量。

做法

1. 将芥蓝清洗干净，沥干水分，待用；将胡萝卜清洗干净，切成片。
2. 锅注油烧热，放入芥蓝快速翻炒，再加入胡萝卜片，一起炒至熟。
3. 加盐和鸡精调味，最后装盘即可。

功效解读

芥蓝中含有有机碱，这使它带有一定的苦味，能刺激人的味觉神经，增进食欲，还可加快胃肠蠕动，有助消化。芥蓝还含有大量膳食纤维，能防止便秘。清炒芥蓝鲜嫩清脆，能激发孕妇的食欲，非常适合出现妊娠呕吐、食欲不振的孕早期孕妇食用。

孕3月，吃好才能防孕吐

孕3月对胎儿的生长发育来说特别重要，孕妇为了保证摄入必要的营养，应尽量让自己吃好。可以选择自己喜欢的食物，最重要的是补充奶类、蛋类、豆类、坚果类食物来保证蛋白质的摄入。

胎儿发育

孕3月，胎长3～10厘米。胎儿的头仍占整个身体长度的一半左右，尾巴完全消失；眼睛及手指、脚趾清晰可辨。左右腿还可交替做屈伸动作，双手能伸向脸部。肋骨、皮下血管、心脏、肝脏、胃肠更加发达。胎儿已有输尿管，可排出一点尿。骨骼和关节尚在发育中。

孕妇身体变化

孕妇明显感觉到腰变粗了，臀部也变宽了；孕妇的子宫随胎儿的生长逐渐增大，胎儿已经充满了整个子宫。增大的子宫开始压迫位于前方及后方的膀胱和直肠，让孕妇有尿频、尿不净的感觉。子宫压迫直肠，出现便秘或腹泻。阴道的分泌物比平时略增多。乳房进一步胀大，乳晕和乳头颜色变黑。受孕激素的影响，孕妇的情绪波动会很大，常会因一点小事而大动肝火。

本月饮食方案

孕3月必须要保证脂肪酸、钙和磷的足量摄入，维生素和叶酸是需要特别注意摄入的。同时，要保证摄取优质的蛋白质、碳水化合物、各种维生素和矿物质。第11周时，孕妇可以在医生的建议下固定补充钙和铁。

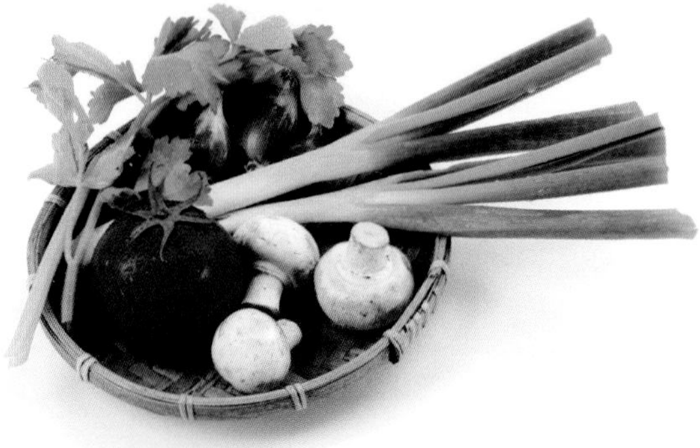

孕三月，孕妇要多吃新鲜蔬菜。

餐次	用餐时间	饮食推荐
早餐	7～8点	花卷、鸡蛋各1个，米粥1碗，配合适当的蔬菜或咸菜
加餐	10点左右	1杯牛奶，全麦面包或者麦麸饼干2块，加上1个苹果
午餐	12～13点	荤素搭配、营养全面的菜肴，加上1碗米饭
加餐	15点左右	易消化的饼干，加上1杯果汁
晚餐	18～19点	以易消化和营养丰富的汤和粥为主，配合蔬菜食用

孕3月的孕妇着装要宽松

此时孕妇的腰和臀部逐渐变宽，孕妇在着装上首先要以宽松舒适为第一原则，穿得太紧会使腹部受到压迫，影响胎盘供血。怀孕期间，孕妇的脚部和腿部容易浮肿，过紧的裤子穿在身上，会加重孕妇浮肿的症状。

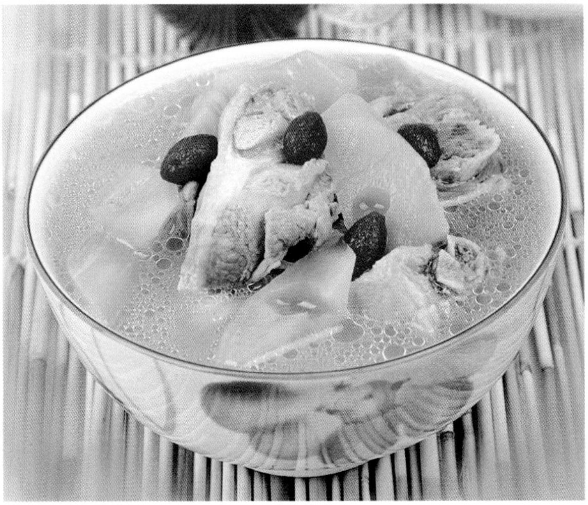

老鸭莴笋枸杞煲

主料

莴笋250克，老鸭400克，枸杞子10克。

配料

盐少许，葱、姜、蒜各2克。

做法

1. 将莴笋去皮，清洗干净，切成块；将老鸭处理干净，斩成块，汆水；将枸杞子清洗干净，备用。
2. 煲锅上火，倒入水，调入盐、葱、姜、蒜；下入莴笋、老鸭、枸杞子，煲至熟即可。

功效解读

鸭肉脂肪含量高而不腻，富含蛋白质、铁、钾等多种营养素，有祛病健身之效。孕妇食用后能增强免疫力，有利于孕期保健。莴笋含丰富的叶酸，有流产史和贫血倾向的孕妇可多吃。

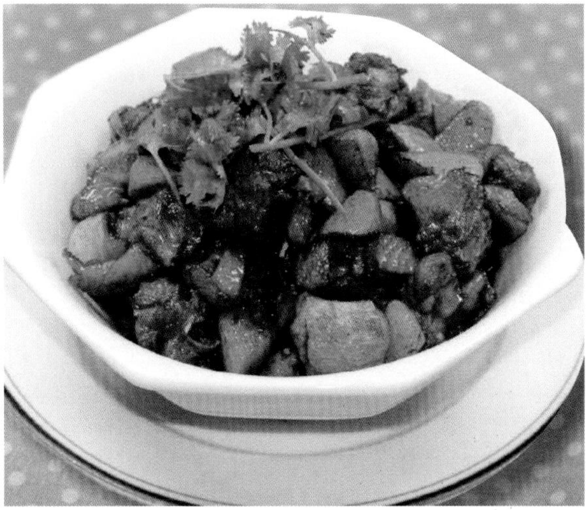

生姜泡仔鸡

主料

鸡肉400克，生姜50克，香菜少许。

配料

盐3克，味精 1 克，老抽10毫升，食用油适量。

做法

1. 将鸡肉清洗干净，切成块；将生姜清洗干净，切成块；将香菜清洗干净，切成段。
2. 油锅烧热，下入姜块炒香；入鸡肉翻炒，至其变色时注水焖煮至八成熟。
3. 最后加入盐、老抽，煮至熟，再加入味精调味，撒上香菜即可。

功效解读

这道菜可帮助孕妇缓解孕吐，补充营养。生姜中分离出来的姜烯、姜酮的混合物有明显的止呕吐作用。鸡肉中富含蛋白质的种类多，而且消化率高，很容易被人体吸收利用，有增强体质的作用。

孕4月，少吃多餐不挑食

孕4月，早孕反应消失，孕妇心情愉悦。此时孕妇应知道，自己吃的食物不仅要满足本身所需，还要满足处于生长发育期的胎儿的需求。因而孕妇应比以往摄入更多、更丰富的营养。

胎儿发育

孕4月，胎儿的头部逐渐形成，头发开始生长；脸部轮廓与外形逐渐形成，耳廓开始伸展，下颌骨、鼻梁骨、面颊骨逐步形成；胎儿的肌肉与骨骼进一步发育，手和脚可以稍稍进行活动。胎儿的听觉器官基本发育完善，并能对声音的刺激产生反应。由于胎儿的力气很小，胎动时，孕妇会感觉像喝了饮料后胃肠蠕动一样，不能清楚地感知。

孕妇身体变化

食欲逐渐增强，先前下降的体重逐渐回升并增加。肚子渐渐隆起，很容易被看出已怀孕。乳房继续变大，乳头周围变黑，乳晕清晰可见，乳头能挤出初乳一样的乳汁。排尿间隔的时间变短、次数增多。阴道白色、稀薄、无异味的分泌物增多。早孕反应消失。

本月饮食方案

每天吃1个鸡蛋，喝1杯牛奶或1～2杯豆浆，多食用搭配得当的荤菜和素菜，有利于胎儿大脑的健康发育。必要时，孕妇应多吃富含铁的食物，以防止发生贫血。除了增加这些营养，孕妇还应多吃主食，合理搭配米饭、面食，以及各种杂粮。

一日食谱推荐

餐次	用餐时间	饮食推荐
早餐	7～8点	1碗热汤面，1个煮鸡蛋，100克馒头，咸菜或蔬菜要适量
加餐	10点左右	1个苹果，1杯牛奶，2片麦麸饼干
午餐	12～13点	主食多以米饭为主，荤菜与素菜搭配得当。如瘦肉炒芹菜、凉拌番茄、猪蹄香菇炖豆腐等
加餐	15点左右	2片消化饼，1杯橘汁
晚餐	18～19点	主食可以面食为主，菜类要注重营养结合。如鸡蛋炒莴笋、烧豆腐、虾皮炒冬瓜、猪肝粥等

孕4月要进行第一次产前检查

孕妇第1次产检最迟不要晚于孕4月，一般在怀孕第12周左右进行。孕妇初次进行产前检查具有十分重要的意义。通过第1次产前检查，医生能够较早地全面掌握孕妇的情况，以便于查出是否存在不利于妊娠与分娩的因素。

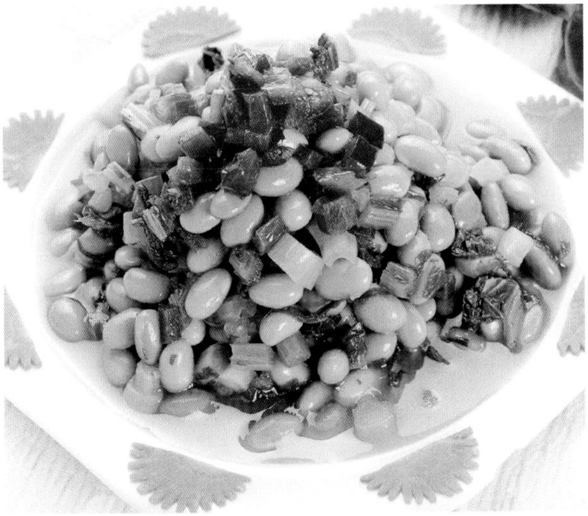

芥菜毛豆

主料

芥菜100克，毛豆300克，甜红椒少许。

配料

香油10毫升，盐3克，白醋5毫升，味精2克。

做法

1. 将芥菜择洗干净，过沸水后切成末；将甜红椒洗净，去蒂、籽，切成丁。
2. 将毛豆掰开，择洗干净，放入沸水中煮熟，捞出后装盘。
3. 盘中加入甜红椒、芥菜末，调入香油、白醋、盐、味精，和毛豆拌匀后即可食用。

功效解读

芥菜有解毒消肿之功效，能抗感染和预防疾病的发生。毛豆中的卵磷脂是胎儿大脑发育不可缺少的营养素之一。

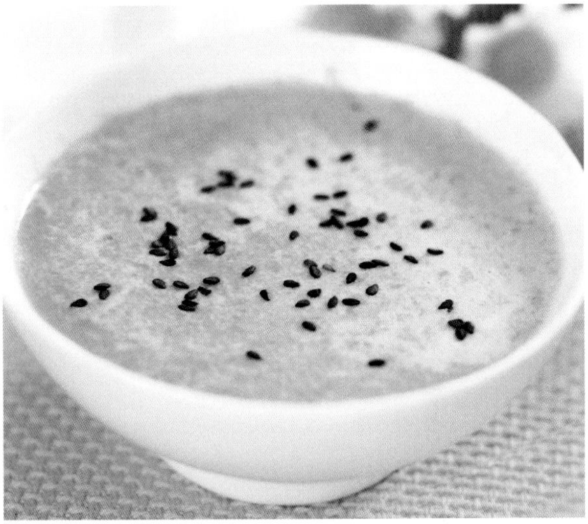

芝麻豌豆羹

主料

豌豆200克，黑芝麻30克。

配料

白糖适量。

做法

1. 将豌豆清洗干净，泡2小时，磨成浆。
2. 将黑芝麻炒香，稍稍研碎后备用。
3. 将豌豆浆放入锅中熬煮，加入黑芝麻，煮至浓稠；加入白糖，搅拌均匀即可。

功效解读

这道羹除了可以给孕妇补充钙、促进胎儿骨骼的发育，还有润肠通便、健胃益阴的作用，能够缓解孕妇因肺燥而导致的便结症状。豌豆含较多的铜、铬等微量元素，孕妇食用可以促进胎儿的身体以及大脑发育。黑芝麻可预防贫血、活化脑细胞，可促进胎儿的大脑发育。

孕5月，营养补充正当时

孕5月，胎儿进入了发育黄金期，孕妇需要补充一些特殊的营养素，如能够促进胎儿大脑、眼睛以及神经细胞发育的脂肪酸，构成大脑皮层神经膜的主要成分DHA，以及优质蛋白等。此时营养补充正当时。

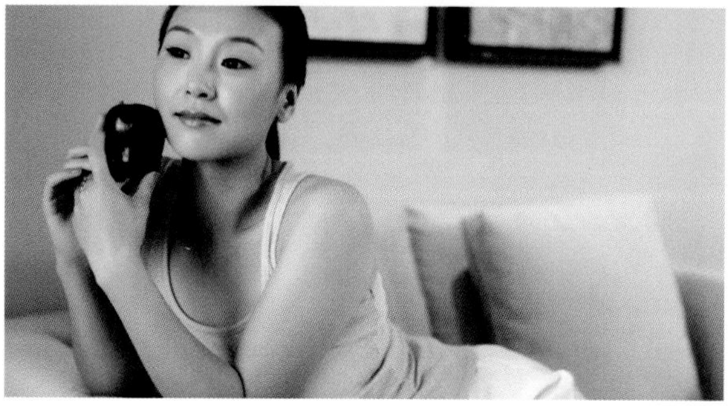

每天吃一个苹果，有助于促进孕妇的食欲。

胎儿发育

胎长为18～25厘米。胎重为160～300克。头部占身体的1/3，头发和眉毛发育完全；耳朵入口已张开。手指和脚趾的指甲开始生长，并呈隆起状。骨骼和肌肉渐渐结实，听觉器官已经形成，生殖器明显可见，感觉器官已逐步扩展。胎动位置在肚脐周围，胎动反应不强烈，使孕妇有胀气、肠胃蠕动或者“鱼儿游泳”的感觉。

孕妇身体变化

体重增加2～5千克。子宫底的高度位于耻骨联合上缘的15～18厘米。妊娠20周后，子宫底每周会升高1厘米。乳房膨胀加剧，能挤出透明、黏稠的微白色液体。子宫对膀胱的刺激减缓，尿频现象大致消失。腹部明显隆起。早孕反应完全消失，孕妇身心舒畅。

本月饮食方案

孕妇应多吃一些富含蛋白质、不饱和脂肪酸的食物。蛋白质含量丰富的食物包括：肉、蛋、牛奶、豆制品、鱼虾，还有核桃、鱼头、虾、鹌鹑、鸭、黄花菜、芝麻、香菇等。此外，还应吃一些有助于预防感染和消肿的食物，如冬瓜、赤豆等。

一日食谱推荐

餐次	用餐时间	饮食推荐
早餐	7～8点	乌鸡糯米葱白粥1碗，豆包1个，煮鸡蛋1个
加餐	10点左右	酸奶1杯，核桃2个
午餐	12～13点	（午餐食谱重在荤素搭配）如蒜蓉空心菜，番茄烧牛肉，鱼头豆腐汤，米饭150克
加餐	15点左右	牛奶1杯，腰果7个
晚餐	18～19点	香菇油菜，糖醋排骨，面条1碗

孕5月，孕妇开始补钙

从怀孕第5个月开始，胎儿开始成比例地增大，骨骼发育较快，对钙元素的需求大增。孕妇除了要多吃牛奶、虾米、大豆、芝麻等富含钙的食物外，还要在食补的同时增加钙剂的摄入，每天应保证1 000毫克钙的摄入量。

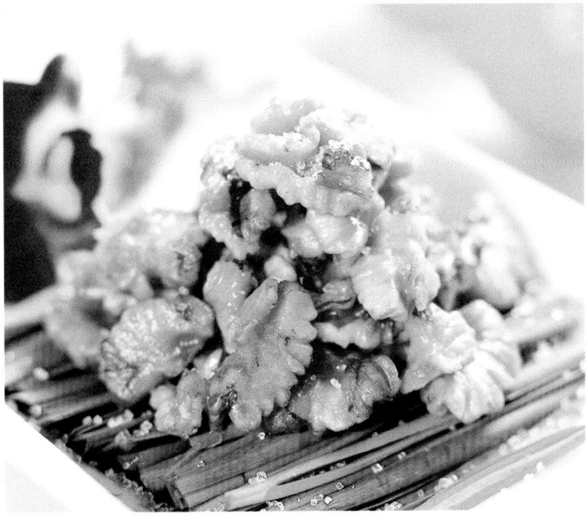

核桃仁拌韭菜

主料

核桃仁300克，韭菜150克。

配料

白糖10克，白醋3毫升，盐5克，香油8毫升，食用油适量。

做法

1. 将韭菜清洗干净，焯熟，切成段。
2. 锅内放入油，待油烧至五成热，下入核桃仁，炸成浅黄色后捞出。
3. 将韭菜与白糖、白醋、盐、香油拌匀，最后和核桃仁一起装盘即成。

功效解读

这道菜有润肠通便、健脑强身之功效。核桃仁中含有丰富的磷脂和不饱和脂肪酸，孕妇经常食用，可以获得足够的亚麻酸和亚油酸。这些脂肪酸不仅可以补充孕妇身体所需的营养，还能促进胎儿的大脑发育。

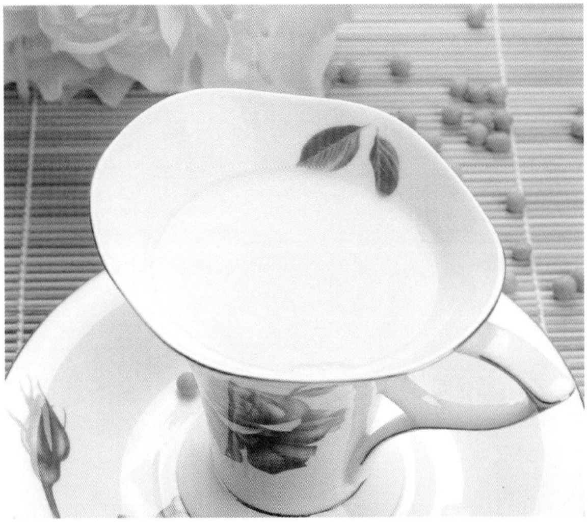

黄豆豆浆

主料

黄豆75克。

配料

白糖适量。

做法

1. 将黄豆加水浸泡6～16个小时，然后洗净，备用。
2. 将泡好的黄豆装入豆浆机中，加适量清水，搅打成豆浆，煮熟。
3. 将煮好的豆浆过滤，加入白糖调匀。

功效解读

黄豆富含的优质蛋白质，是植物中唯一类似动物蛋白质的完全蛋白质；并且大豆蛋白不含胆固醇，可降低人体血清中的胆固醇含量。大豆蛋白中所含的人体必需的八种氨基酸配比均衡，非常适合人体需要。因此，孕妇每天需喝一杯豆浆。

孕6月，要吃饱，更要吃好

孕6月，由于胎儿的快速发育和孕妇的消耗增加，孕妇在注意营养均衡的情况下，还要特别注意增加维生素和铁的摄入，并重点补充蛋白质、铁元素、钙元素，适当补充糖。日常既要吃饱，又要吃好。

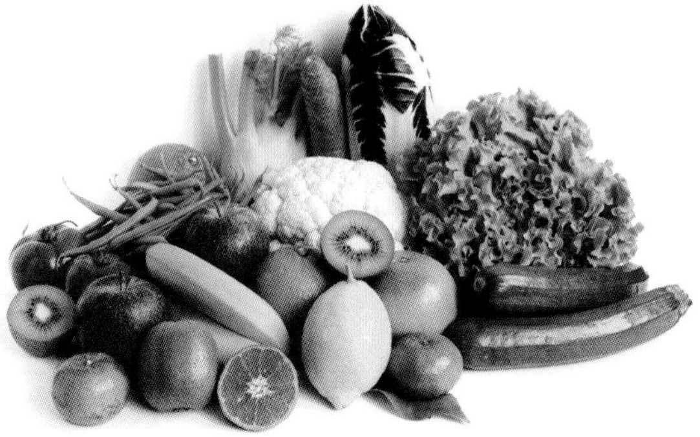

饮食多样化有助于摄取多种营养素。

胎儿发育

胎长25～28厘米。胎儿的眉毛和眼睑已清晰可见，恒牙牙胚开始发育，指甲和趾甲开始生长。胎儿的听力系统基本发育完成，能够听见声音了。肺中的血管已经形成，呼吸系统正在建立中。当子宫收缩或受到压迫时，胎儿就会十分用力地踢子宫壁；当胎儿情绪不佳的时候也会频繁胎动。

孕妇身体变化

孕妇的体形呈现为孕妇特有的状态，腰部明显变得粗壮，身体重心前移。孕妇对此变化可能会有不适感，容易倾倒，坐下或站起的时候会感到吃力，腰部和背部也变得特别容易疲劳。乳房受到挤压时会有一些黄色稀薄的乳汁流出。孕妇可能会因为身体变得笨拙而产生烦躁的情绪以及对家人的依赖心理。

本月饮食方案

孕6月，胎儿的嗅觉渐渐成熟。孕妇的饮食不仅关系到胎儿的正常发育，还会对胎儿出生后的体质和智力发育产生影响。所以，此时孕妇的饮食原则要多样化，多吃营养价值高、易消化吸收的食物。

一日食谱推荐

餐次	用餐时间	饮食推荐
早餐	7～8点	牛奶1杯，面包100克，煎蛋1个
加餐	10点左右	酸奶1杯，橘子1个
午餐	12～13点	西芹炒百合，红枣鲤鱼，家常豆腐，养血安胎汤，米饭150克
加餐	15点左右	番茄1个，豆浆1杯
晚餐	18～19点	酸辣黄瓜，珊瑚白菜，鲫鱼丝瓜汤，面条1碗

孕6月，孕妇要预防腿抽筋

妊娠中期易发生腿抽筋，特别是孕6和7月，孕妇在孕中期要特别注意补钙。钙是胎儿骨骼发育所必需的元素，孕中期后孕妇对钙的需求量增多。若母体血钙的含量不足，人体肌肉神经的兴奋性就会增加，容易出现肌肉抽筋。

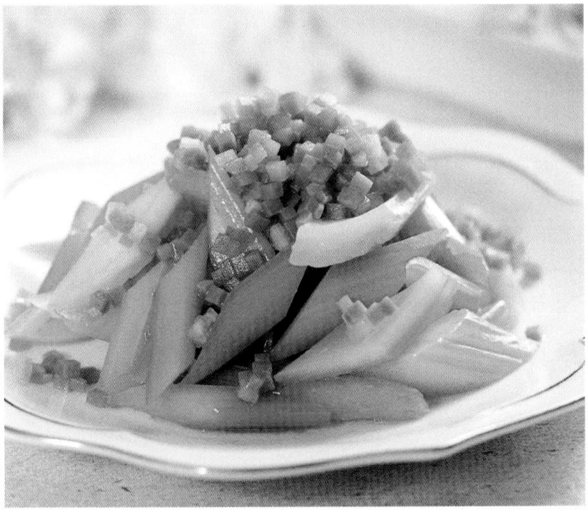

芹菜炒胡萝卜粒

主料

芹菜250克，胡萝卜150克。

配料

香油10毫升，盐3克，鸡精1克，食用油适量。

做法

1. 将芹菜清洗干净，切成菱形块，放入沸水锅中焯水；将胡萝卜清洗干净，切成丁。
2. 锅注油烧热，放入芹菜爆炒；再加入胡萝卜丁，一起炒至熟。
3. 调入香油、盐和鸡精调味，炒匀即可。

功效解读

芹菜含有挥发性芳香油，因而具有特殊的香味，能增进孕妇的食欲。孕妇对铁的需求很大，若供给不足，极易导致缺铁性贫血，对孕妇和胎儿都十分不利。芹菜还富含膳食纤维，能促进肠道蠕动，防治孕妇便秘；同时，芹菜还可以预防孕妇患妊娠高血压。

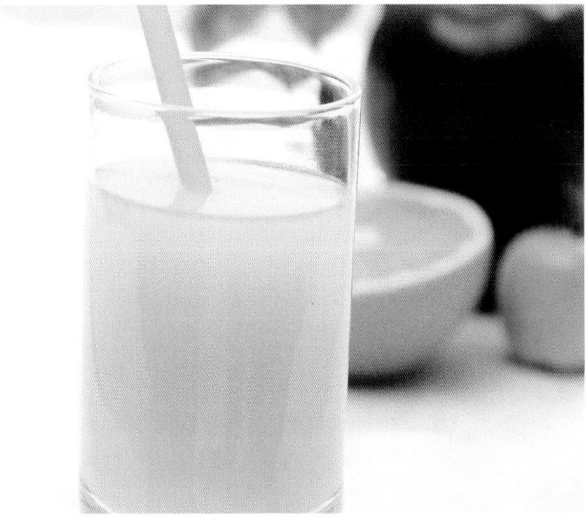

柠檬汁

主料

柠檬2个。

配料

蜂蜜30毫升，凉开水60毫升。

做法

1. 将柠檬清洗干净，对半切开后榨成汁。
2. 将柠檬汁及蜂蜜、凉开水倒入有盖的大杯中。
3. 盖紧盖子，摇动10～20下，再倒入小杯中即可。

功效解读

柠檬汁是新鲜柠檬经榨后得到的汁液，酸味极浓，伴有淡淡的苦涩和清香味道。柠檬汁可作为孕妇常喝的饮品，有良好的安胎止呕、增强免疫力、延缓衰老的作用。此外，柠檬中的柠檬酸能促进钙的被吸收，可大大提高孕妇对钙的吸收率。

孕7月，膳食多样化

孕7月，孕妇需要更全面的营养，确保饮食多样化。要在谷物主食的基础上，注意对蛋白质、脂肪、维生素、矿物质、碳水化合物等营养素的摄入，做到粗细搭配、有荤有素、营养均衡。

胎儿发育

孕7月，胎长28~38厘米。胎儿的五官已经比较清晰了，脸上布满了皱纹，仿佛一个小老头。胎儿的四肢已经发育得非常灵活，可以在羊水中自由地游动，会产生比较频繁而明显的胎动。胎儿的大脑皮层已经非常发达，可以分辨声音，也会表达出对声音的喜恶。视网膜已经成型，可以感受到光线了。但此时的胎位还不能确定。

孕妇身体变化

孕妇已经完全呈现出了标准孕妇体形，肚子、乳房开始出现妊娠纹。随着胎盘的增大、胎儿生长以及羊水增多，孕妇的体重迅速增加，大约每周可以增加500克。孕妇会出现一些身体上的不适，如眼睛怕光、发干、发涩、呼吸困难、急促等。孕妇需注意适当地休息，不要过度劳累，也可用眼药水来消除眼部疲劳。

本月饮食方案

孕7月，孕妇即将进入孕晚期阶段，胎儿的发育非常迅速。因此，此时孕妇的饮食要特别注意营养全面丰富。另外，孕7月是胎儿皮肤和生殖器发育的重要时期，孕妇应当多吃一些富含蛋白质和钙的食品，忌食过油、过甜或过咸的食物。

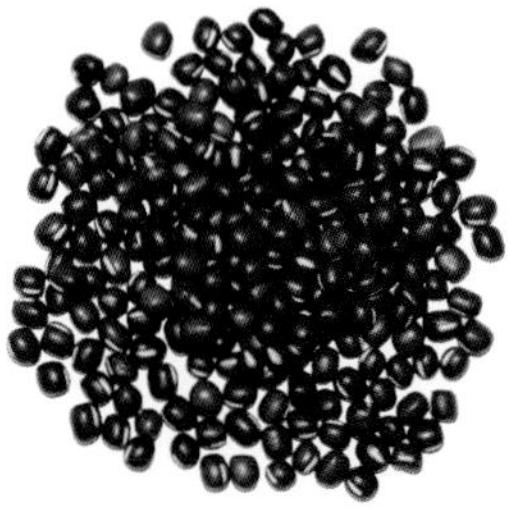

孕7月要多吃赤小豆等利水的食物。

一日食谱推荐

餐次	用餐时间	饮食推荐
早餐	7~8点	米粥1碗，肉包子、煮鸡蛋各1个
加餐	10点左右	坚果若干，牛奶1杯
午餐	12~13点	荤素搭配，营养全面，最好有汤类，如排骨汤或鱼汤等，米饭1碗
加餐	15点左右	水果2个，果汁或者酸奶1杯
晚餐	18~19点	馒头或者花卷1个，花生粥1碗，再搭配蔬菜和鱼类

孕7月，要开始预防水肿

孕28周以后，子宫已经大到一定程度，容易压迫孕妇腹股沟处的大静脉；静脉回流不好的话，孕妇很容易出现下肢水肿。随着月份的增加，孕妇的水肿现象也会越来越严重。从孕7月开始，孕妇要开始着手预防水肿。

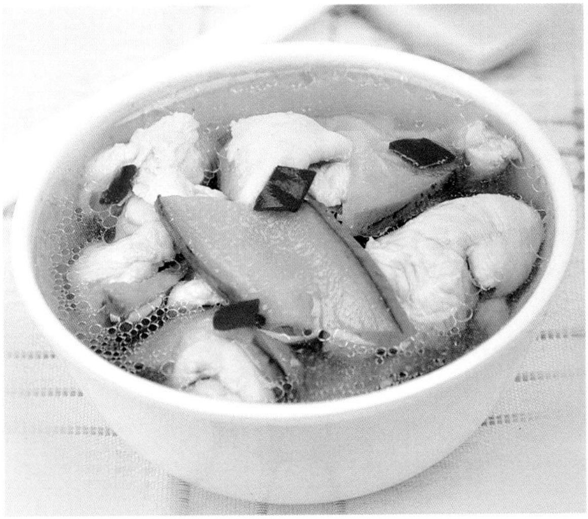

鸡肉丝瓜汤

主料

鸡脯肉200克，丝瓜175克，红甜椒块适量。

配料

清汤适量，盐2克。

做法

1. 将鸡脯肉清洗干净，切成片；将丝瓜清洗干净，切成片，备用。
2. 汤锅上火，倒入清汤，下入鸡脯肉、丝瓜，调入盐，煮至熟，最后撒入红甜椒块即可。

功效解读

此汤中含有的营养素较多。丝瓜含有构成骨骼的钙、维持身体机能的磷，可帮助调节人体的钙磷比例，甚至还具有淡化色斑的功效，是不可多得的天然美容剂。同时，丝瓜还有抗病毒、抗过敏的特殊作用，对提高孕妇的抵抗力有显著作用。鸡脯肉中蛋白质含量较高，且易被人体吸收利用，有强壮身体的作用。

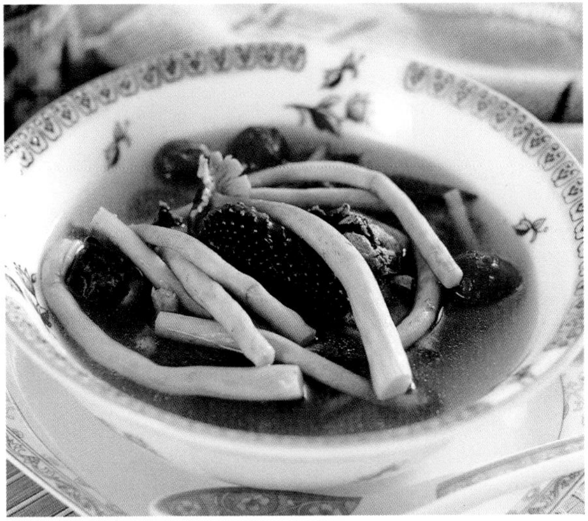

茶树菇枣鸡汤

主料

乌鸡300克，茶树菇150克，红枣10颗。

配料

姜2片，盐适量。

做法

1. 将乌鸡处理好，清洗干净，剖成两半后放入开水中汆烫3分钟，捞出，备用。
2. 将茶树菇浸泡10分钟，清洗干净；将红枣去核，将姜清洗干净。
3. 将以上所有材料放入煲中，倒入2 000毫升清水煮沸；用中火煲2个小时，再加盐调味即可。

功效解读

此汤是一道营养又补血的美食。乌鸡补益肝肾，滋阴补血，清热补虚。茶树菇中的氨基酸含量较多，能益气和胃、消除水肿。

孕8月，保证热量供给

孕8月，子宫已经被撑得几乎占据了大半个腹部；孕妇的胃受到的压力更大，常常会有吃不饱的感觉。因此，此时孕妇要多吃一些富含优质蛋白质以及不饱和脂肪酸的食物，以保证热量的供给。

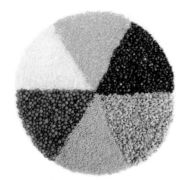

五谷杂粮富含碳水化合物及维生素，可以保证能量供给。

胎儿发育

本月胎儿的眼睛已经可以很好地闭合，会眨眼睛，也会分辨和跟踪光源。胎儿的听觉神经系统发育，身体和四肢基本成形。肺已经接近成熟，有了呼吸能力。胃肠功能也基本发育完全，可以分泌消化液了。本月胎儿不会在子宫里游来游去了，胎动幅度减小，胎位基本固定。

孕妇身体变化

孕8月末，孕妇会感到轻微不规律的无痛子宫收缩；孕妇的皮肤会变得越来越差，妊娠纹加重。乳房高高隆起，乳晕也会在激素的作用下颜色越来越深。孕妇的身体变得愈加沉重，不愿意活动；胃口也会变差，情绪易低落、易发怒。

本月饮食方案

本月孕妇应当遵守“少吃多餐”的原则，增加每天进餐的次数，重视加餐。本月胎儿会开始在肝脏和皮下储存糖原和脂肪，孕妇要适当补充一些葡萄糖，以保证胎儿的生长以及自身体内糖原的储存。由于胎儿的眼睛、大脑、血液和神经系统发育得比较迅速，故孕妇要多吃含有不饱和脂肪酸的食物。

一日食谱推荐

餐次	用餐时间	饮食推荐
早餐	7～8点	豆浆200毫升，全麦面包50克，煮鸡蛋1个
加餐	10点左右	水果1～2个
午餐	12～13点	韭菜炒肉，排骨豆腐汤，米饭1碗
加餐	15点左右	坚果若干，牛奶1杯
晚餐	18～19点	馒头1个或者米饭1碗，冬瓜汤，虾米炒苦瓜，清蒸鱼

孕8月，开始增加零食和夜餐

进入孕晚期，孕妇所需的营养更多。但子宫的增大也使孕妇胃部承受的压力增大，每餐的进食量反而会减少。为了补充必需的营养，此时孕妇要增加进餐的次数，适当增加一些零食和夜餐的摄入，如牛奶、饼干、干果等。

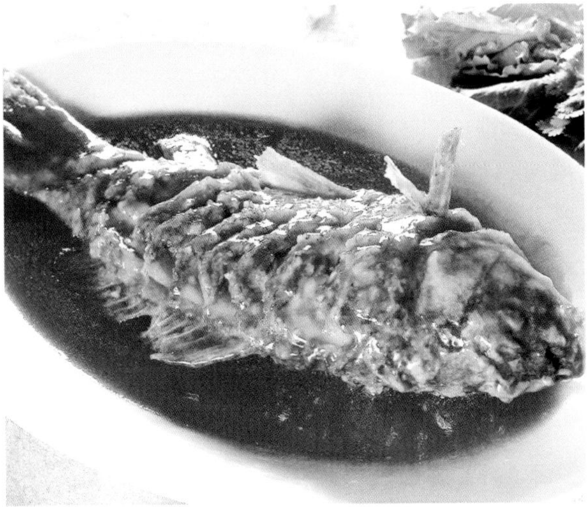

糖醋鲤鱼

主料

鲤鱼1条。

配料

盐5克，料酒、番茄汁各适量，白糖20克，醋80毫升，食用油适量。

做法

1. 将鲤鱼洗净，放入锅中炸至两面金黄，捞出。
2. 锅内留油，加入水，放入白糖、醋、番茄汁、盐、料酒，再用大火熬成汁。
3. 把鲤鱼放入锅中，待汤汁熬成浓稠状后出锅即可。

功效解读

鲤鱼富含优质蛋白以及钙、磷、铁和B族维生素。鱼肉的脂肪主要是不饱和脂肪酸，有促进大脑发育的作用。这道菜色泽红润、鱼肉细嫩、咸香鲜美，具有化湿益脾的滋补功效，可为孕妇提供大量的营养物质；还具有利水化痰的功效，也有利于胎儿的大脑发育。

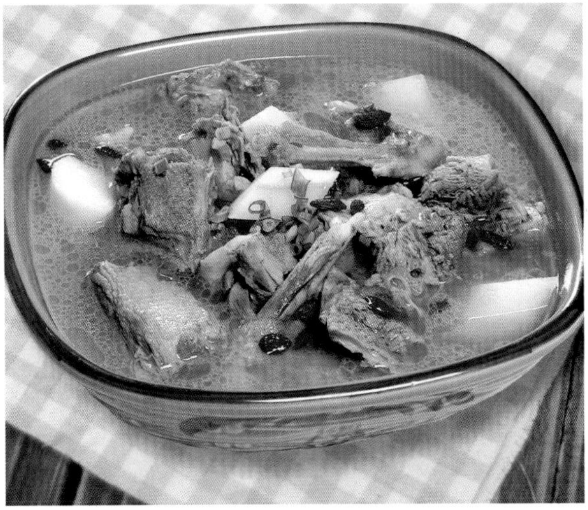

冬瓜山药炖河鸭

主料

鸭1只，山药100克，冬瓜10克。

配料

枸杞子25克，葱、姜各5克，料酒15毫升，盐3克。

做法

1. 将净鸭清洗干净，剁成块，汆水后沥干；将山药、冬瓜均去皮，清洗干净后切成块；将葱清洗干净后切碎；将枸杞子清洗干净；将姜清洗干净，切成片。
2. 锅内加水烧热，倒入鸭肉块、山药、枸杞子、冬瓜、姜、料酒煮至鸭肉熟。
3. 放入盐调味，盛盘，最后撒上葱花即可。

功效解读

冬瓜、山药和鸭肉块同煮，荤素搭配，可起到营养互补的效果，又能提高孕妇的免疫力，预防妊娠高血压。

孕9月，控制好体重

孕9月，孕妇的胃部依旧会有很强的挤压感，每餐的进食量依旧不多。孕妇要科学搭配饮食，既要保证营养充分，又要有计划地控制饮食，预防胎儿体重过重。

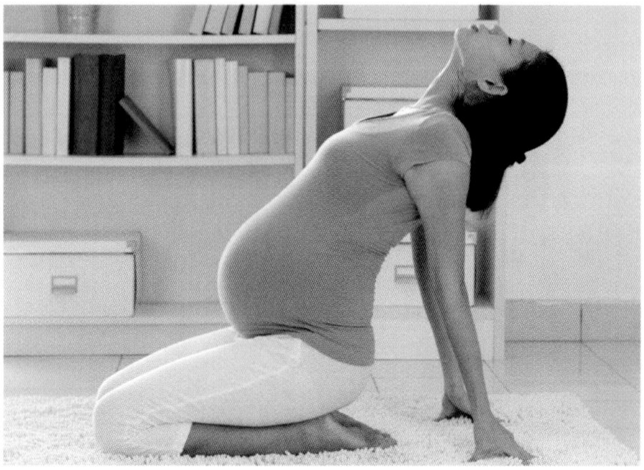

孕9月，孕妇要多做一些有助于分娩的运动。

胎儿发育

胎长46~50厘米。听力发育充分，可对外界的声音表现出喜恶。胎儿的皮下脂肪发育比较完善，皮肤呈淡红色，皱纹减少。9月末，从孕妇肚皮上的凸起状可以清楚判断出胎儿手肘、脚丫、头部所在的位置。胎儿的人体系统发育基本成熟。从第34周开始，胎儿头朝下，头部进入骨盆，胎位开始固定。胎儿开始为出生做好准备。

孕妇身体变化

本月，孕妇的子宫差不多升到心口窝处。多数孕妇的手、脚、腿、胳膊、脸都会出现水肿现象，孕妇的胃口会变差，吃一点就会觉得很饱。孕妇还会出现很多无效宫缩，随着妊娠的深入，宫缩频率会越来越高。临近生产，有些孕妇会因为担心而产生恐惧和紧张的情绪，会患得患失、烦躁不安。

本月饮食方案

本月孕妇要多吃富含钙的食物，如小鱼、芝麻酱、海带、紫菜、牛奶、豆制品、奶制品、虾米等；多吃富含维生素B_1的食物，如全麦、花生、猪肉、牛奶、动物肝脏、小米以及新鲜蔬菜；多吃富含维生素K的食物，如菜花、莴笋等。

一日食谱推荐

餐次	用餐时间	饮食推荐
早餐	7~8点	豆浆1杯，煮鸡蛋1个，包子2个
加餐	10点左右	牛奶1杯，坚果若干
午餐	12~13点	米饭1碗，与蔬菜、肉类、鱼类搭配，可以再增加1份排骨汤
加餐	15点左右	水果2个
晚餐	18~19点	红枣粥1碗，搭配蔬菜、肉类、鱼类

孕9月，要控制盐的摄入

孕9月，孕妇必须控制盐的摄入量，每天盐的摄入量应当不多于6克；少吃或不吃盐腌渍的食品，比如咸菜、咸鱼、咸肉、咸蛋、酱菜等，避免水钠潴留体内，导致水肿和血压升高。

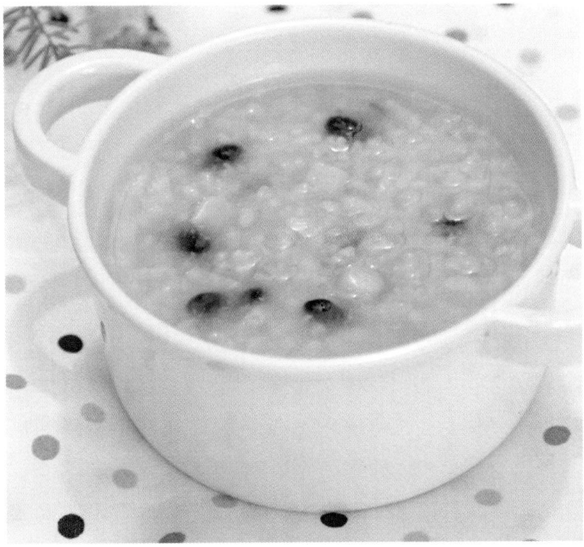

黑豆玉米粥

主料

黑豆、玉米粒各30克，大米70克。

配料

白糖3克。

做法

❶ 将大米、黑豆均泡发并清洗干净；将玉米粒清洗干净。

❷ 锅置火上，倒入清水；放入大米、黑豆，煮至水开。

❸ 加入玉米粒，同煮至浓稠状，调入白糖，搅拌均匀即可。

功效解读

黑豆中含有丰富的维生素A、叶酸，有补肾强身、活血利水、解毒、活血润肤的功效，特别适合肾虚体弱的孕妇。孕妇常食用黑豆，对肾虚体弱、腰痛膝软、身面浮肿、风湿痹病、关节不利、痈肿疮毒等症有良好的防治作用。玉米富含维生素，有利于胎儿的智力发育。

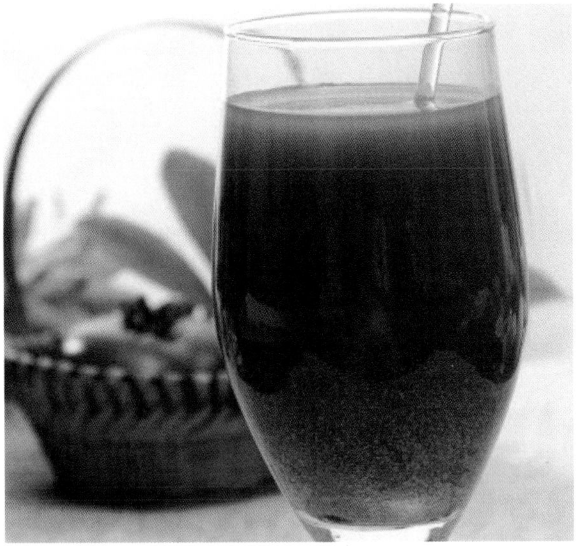

葡萄汁

主料

葡萄1串，葡萄柚半个。

配料

白糖适量。

做法

❶ 将葡萄柚去皮后切成适当大小的块；将葡萄清洗干净，去籽。

❷ 将切好的葡萄柚及葡萄放入榨汁机中一起搅打成汁。

❸ 用滤网把汁滤出，调入白糖后即可饮用。

功效解读

此葡萄汁中富含维生素C，可有效促进铁的吸收；葡萄汁还含有大量的天然糖、维生素、微量元素和有机酸，能促进孕妇机体的新陈代谢。葡萄柚富含果胶。果胶是一种可溶性纤维，可以溶解胆固醇，对孕妇的水肿有一定的食疗作用。

孕10月，正常摄取营养

孕10月，孕妇进入饮食营养的冲刺阶段，既要满足胎儿生长和自身所需的营养，还要为分娩储备足够的能量。此时要多吃体积小、营养价值高的食物，减少碳水化合物的摄入。

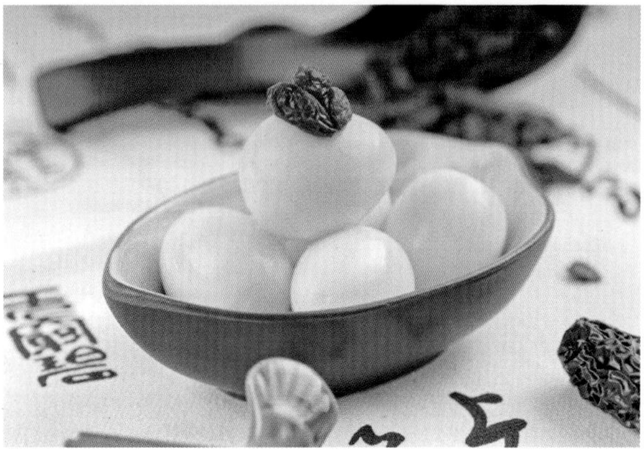

鸡蛋体积小，营养价值高，尤适合孕晚期的孕妇食用。

胎儿发育

胎长约为51厘米，头发有3~4厘米长。胎儿手脚的肌肉发育完善，骨骼变硬；人体系统发育成熟，身体各部分的器官发育完成，肺部器官的发育已渐趋完善。胎动次数减少，胎儿随时准备出生。

孕妇身体变化

本月孕妇的体重达到最高峰。从乳房中溢出的乳汁增多。孕妇容易尿频、尿急，并产生排尿不干净的感觉。便秘现象尤为明显。阴道分泌物会持续增多。因为胎儿下降，准备入盆，子宫对脏腑的挤压会减轻，孕妇的呼吸较为轻松。此时孕妇会出现不规则的阵痛、浮肿以及静脉曲张等情况，可能会为未知的分娩感到紧张。

本月饮食方案

日常饮食中，孕妇不要再吃体积大且营养价值低的食物，如红薯、土豆等。应多吃体积小而营养丰富的食物，如动物性食物、富含脂肪和糖的食物等。这些食物能为孕妇贮存更多的体力，为分娩提供充沛的精力。孕妇还应补充各种维生素和钙、铁等，特别是富含维生素B_1的鱼类食物。

一日食谱推荐

餐次	用餐时间	饮食推荐
早餐	7~8点	1杯豆浆，1个煮鸡蛋，1碗面条
加餐	10点左右	1杯牛奶，几枚开心果
午餐	12~13点	猪心柏子仁，香菜炒牛肉，排骨海带汤，100克米饭
加餐	15点左右	1杯酸奶，100克钙奶饼干
晚餐	18~19点	百合炒肉，红烧海参，口蘑炒鸡片，红枣枸杞粥

孕10月，不宜再进行抚摸胎教

抚摸胎教是一种有助于胎儿发育的胎教方式。然而，到了孕10月，这种胎教方式就不宜再进行了。此时胎儿随时可能出生，抚摸会刺激胎儿，使其烦躁不安，有可能发生早产。可选择其他相对舒缓的胎教方式。

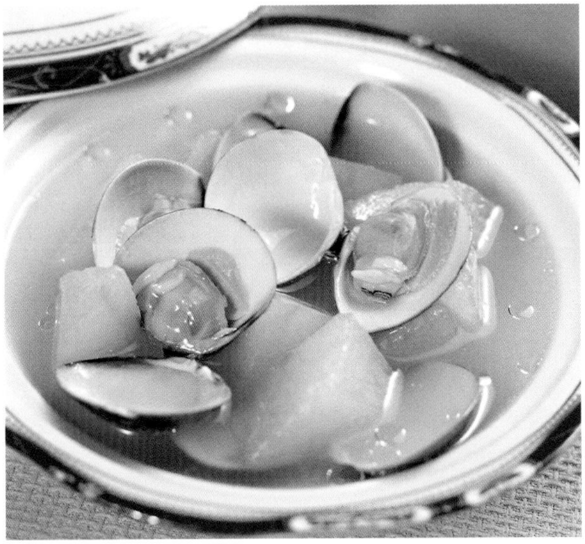

冬瓜蛤蜊汤

主料

蛤蜊250克，冬瓜50克。

配料

盐5克，料酒5毫升，香油少许，姜片10克。

做法

1. 将冬瓜洗净，去皮，切成丁。
2. 将蛤蜊洗净，用淡盐水浸泡1小时，捞出后沥水。
3. 在锅中放入冬瓜、蛤蜊、姜片及料酒、香油，用大火煮至蛤蜊开壳后关火，最后捞出浮沫即可。

功效解读

蛤蜊中含有丰富的钙、铁、锌元素，可以减轻孕妇腿抽筋、贫血等孕期不良反应。冬瓜利尿，是孕妇消除水肿的佳品。冬瓜也含有多种维生素和人体所必需的微量元素，可调节人体的代谢平衡，为胎儿补充所需的营养。

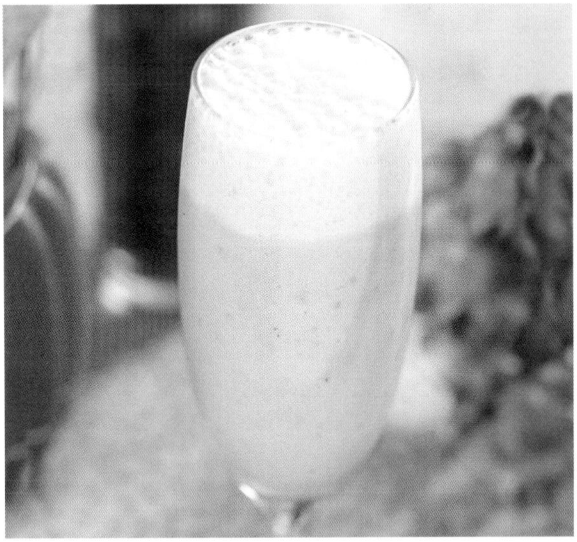

杨桃牛奶香蕉蜜

主料

杨桃1个，牛奶200毫升，柠檬半个，香蕉1根。

配料

冰糖少许。

做法

1. 将杨桃清洗干净，切成块；将香蕉去皮，切成块；将柠檬切成片。
2. 将杨桃、香蕉、柠檬、牛奶放入果汁机中，搅打均匀后盛出。
3. 果汁中加入少许冰糖调味即可。

功效解读

本品有助于舒缓孕妇临产前的紧张和焦虑情绪。香蕉含有血清素，它可以刺激人的大脑神经系统，有利于平缓孕妇的心态。牛奶含有大量具有镇静安神作用的物质，可减轻紧张、暴躁和焦虑的情绪，起到镇静安神的作用。

适合孕期的64种食物

番茄

性味：性凉，味甘、酸
归经：归肺、肝、胃经
主打营养素：番茄红素、苹果酸、柠檬酸
热量：85千焦/100克

番茄特有的番茄红素有保护血管内壁的作用，可预防妊娠高血压；它所含的苹果酸和柠檬酸，有助于增强孕妇的食欲，改善其早孕反应。

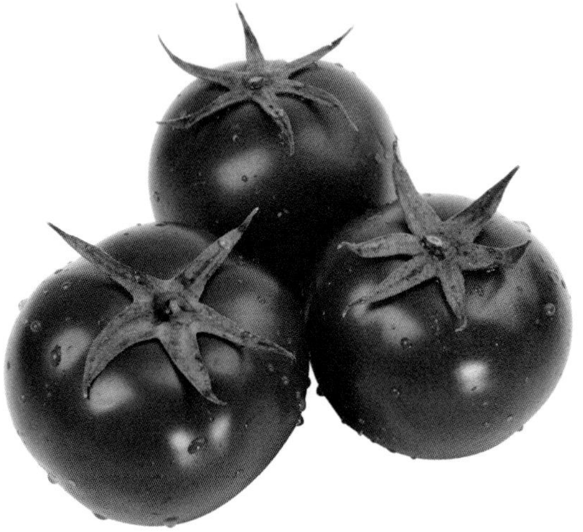

食疗功效

番茄具有增进食欲、减少胃胀食积的功效，可以预防妊娠高血压，尤适合食欲不振的孕妇食用。

选购保存

要选择颜色粉红，而且蒂的部位一定要圆润的番茄。保存时可以将番茄放入食品袋中，扎紧袋口，放在阴凉通风处。

特别提示 青色的番茄不宜食用。

这样搭配最健康

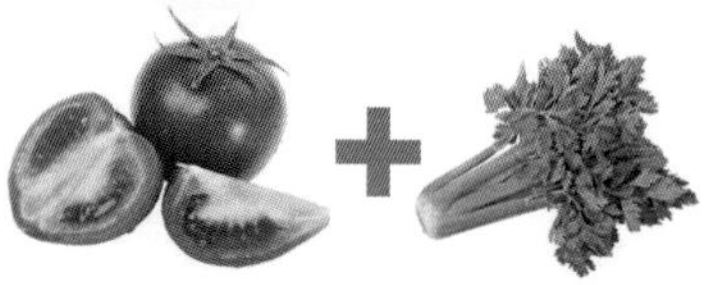

番茄 + 芹菜

可降压、健胃，缓解早孕反应。

番茄炒鸡蛋

主料

番茄500克，鸡蛋2个。

配料

白糖10克，盐适量，水淀粉5克，食用油适量。

做法

1. 将番茄清洗干净，去蒂，切成块；将鸡蛋打入碗内，加入少许盐，搅匀。
2. 炒锅放油，将蛋液炒成散块，盛出。
3. 炒锅中再放些油，油烧热后，放入番茄翻炒几下，再放入炒好的鸡蛋搅炒均匀；加入白糖、盐，再翻炒几下，用水淀粉勾芡即成。

功效解读

本品对胎儿神经系统的发育有利，有健脑的功效。

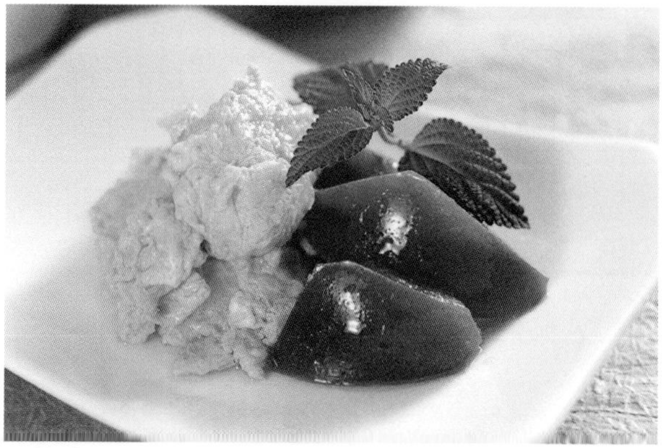

猪肉

性味：性温，味甘、咸

归经：归脾、胃、肾经

主打营养素：维生素B_1、锌、蛋白质

热量：1653千焦/100克

猪肉富含维生素B_1和锌，经常适量食用可促进胎儿的大脑发育；猪肉中还富含蛋白质，可维持机体正常代谢，尤适合孕早期的孕妇食用。

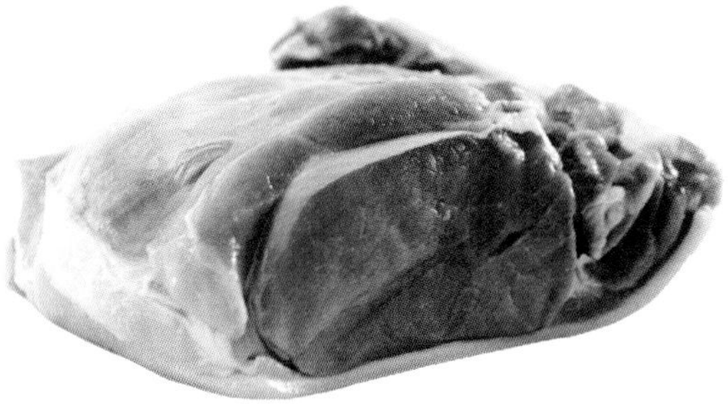

食疗功效

猪肉具有滋阴润燥、补虚养血的功效，对消渴羸瘦、热病伤津、便秘、燥咳等病症有食疗作用。孕妇食用有滋补养身的作用。

孕期营养

猪肉营养丰富，有补虚养血、增强免疫力等作用。不过猪肉不宜过食，肥猪肉尤其如此。

特别提示 宜选购有光泽、红色均匀，用手指压后凹陷部分能立即恢复的猪肉。

营养成分（每100克含量）

营养素	含量	营养素	含量
蛋白质	13.2克	脂肪	37克
维生素A	18微克	烟酸	3.5毫克
维生素E	0.35毫克	钾	204毫克
钠	59.4毫克	钙	6毫克
锌	2.06毫克	铁	1.6毫克

松子焖酥肉

主料

五花肉300克，新鲜油菜150克，松子10粒。

配料

盐3克，白糖10克，食用油、酱油、醋、料酒各适量。

做法

1. 将五花肉清洗干净；将油菜清洗干净，备用。
2. 将油菜焯熟，捞出沥干后摆盘。
3. 将白糖入油锅烧化，再加盐、酱油、醋、料酒做成味汁，放入五花肉裹匀；加适量清水，焖煮至熟，盛在油菜上，用松子点缀即可。

功效解读

这道菜不仅营养丰富，香味袭人，而且有滋养脏腑、润滑肌肤、补中益气的作用，特别适合孕妇食用。

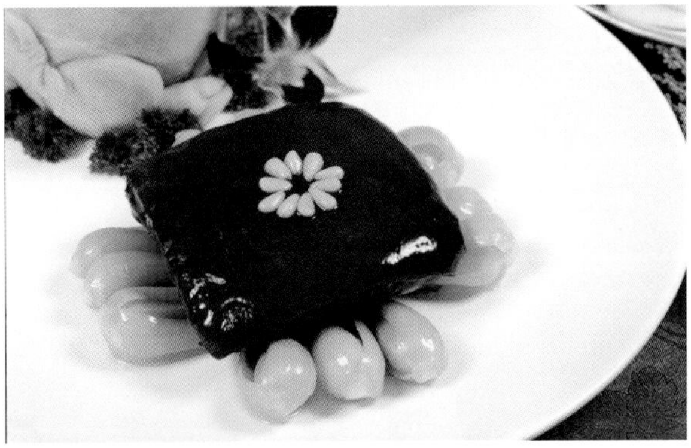

卷心菜

性味：性平，味甘

归经：归脾、胃经

主打营养素：叶酸、维生素C、维生素E、B族维生素

热量：92千焦/100克

卷心菜富含叶酸，叶酸是胎儿神经发育的关键营养素。卷心菜还富含多种维生素，有调节新陈代谢的作用，对保证胚胎器官的形成和发育有重要作用。

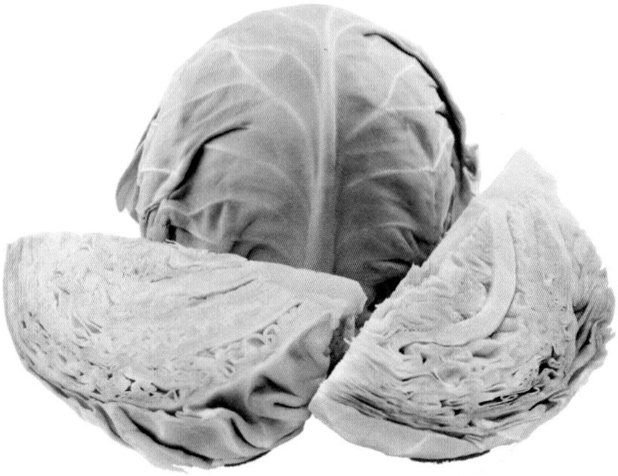

食疗功效

卷心菜有增强食欲、促进消化、预防便秘的功效，对睡眠不佳、失眠多梦、关节屈伸不利或患胃脘疼痛等病症的患者有效，特别适合孕妇食用。

选购保存

选购卷心菜以结球紧实，修整良好，无老帮、焦边、侧芽萌发，无病虫害损伤者为佳。卷心菜可置于阴凉通风处保存2周左右。

特别提示 秋冬时期的卷心菜最适合孕妇食用。

这样搭配最健康

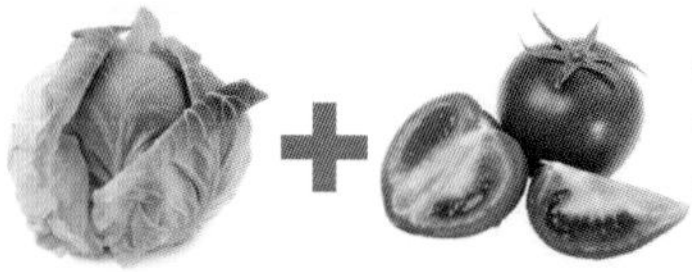

卷心菜＋番茄

可益气生津，清热祛火，预防便秘。

芝麻炒卷心菜

主料

黑芝麻10克，卷心菜嫩芯500克。

配料

盐、食用油各适量。

做法

1. 将黑芝麻清洗干净，放入锅内用小火慢炒，当炒至芝麻散发出香味时盛出，晾凉，备用；将卷心菜嫩芯清洗干净，切成小片，备用。
2. 炒锅上火，倒入食用油烧热，投入卷心菜，炒1分钟后加盐；用大火炒至卷心菜熟透发软后起锅装盘，撒上芝麻，拌匀。

功效解读

卷心菜富含叶酸，还含有大量人体必需的营养素，如氨基酸、胡萝卜素等，其维生素C的含量尤其多，能提高人体的免疫力。

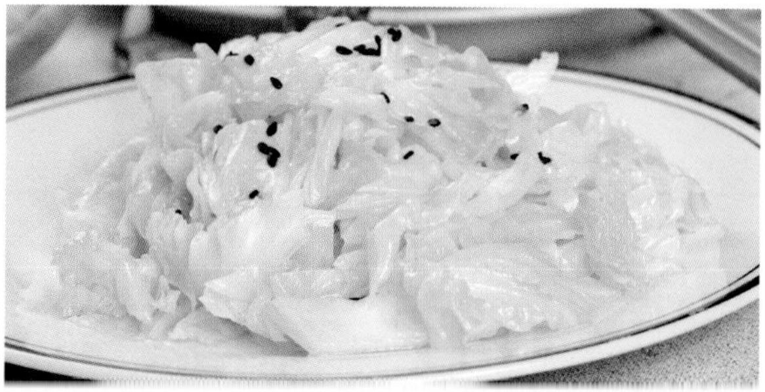

芥蓝

性味：性温， 味甘、咸

归经：归脾、胃、肾经

主打营养素：维生素B_1、锌、蛋白质

热量：79千焦/100克

芥蓝含有可溶性膳食纤维，可润肠通便；芥蓝中的维生素A和镁元素还能保证胎儿皮肤、胃肠道和肺部的健康，适合孕早期、中期的孕妇食用。

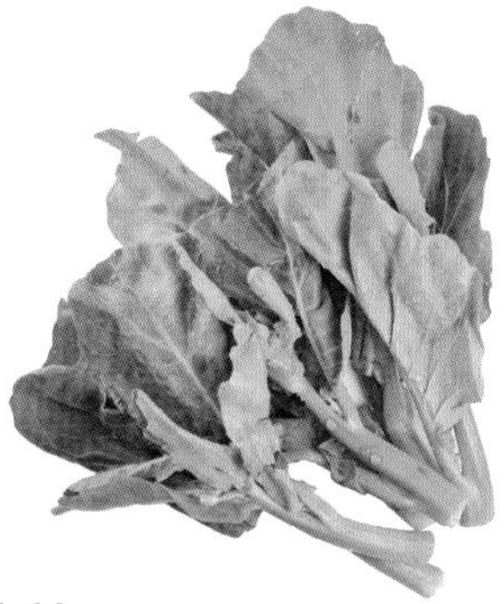

食疗功效

芥蓝具有利尿化痰、解毒祛风、清心明目、降低胆固醇、预防心脏病的作用。芥蓝中含有大量膳食纤维，能防止便秘。非常适合食欲不振、便秘、高胆固醇血症患者以及孕妇食用。

孕期营养

芥蓝含淀粉多，口感不如菜心，但很爽脆。

特别提示 芥蓝不宜保存太久，建议购买了新鲜的芥蓝后尽快食用。

营养成分（每100克含量）

营养素	含量	营养素	含量
蛋白质	2.8克	膳食纤维	1.6克
维生素 A	575微克	维生素 B_1	0.02毫克
维生素 B_2	0.09毫克	维生素 C	76毫克
钙	128毫克	镁	18毫克
锌	1.3毫克	铁	2毫克

芥蓝炒核桃

主料

芥蓝350克，核桃仁200克。

配料

盐3克，鸡精1克，食用油适量。

做法

1. 将芥蓝清洗干净，切成段；将核桃仁清洗干净，放入沸水锅中汆水，捞出沥干后待用。
2. 锅注油烧热，下入芥蓝爆炒；再倒入核桃仁，一起翻炒片刻。
3. 最后调入盐和鸡精调味，装盘即可。

功效解读

核桃富含蛋白质及人体必需的不饱和脂肪酸，这些成分皆为大脑组织细胞代谢的重要物质，能滋养脑细胞、增强脑功能。

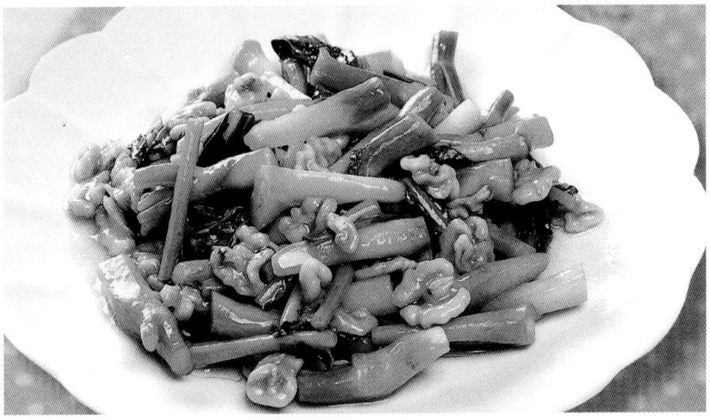

西蓝花

性味：性凉，味甘

归经：归肾、脾、胃经

主打营养素：维生素E、维生素K

热量：138千焦/100克

西蓝花口感鲜嫩，色泽淡绿，如同碧玉一般；制作菜肴可凉可热，可荤可素；多吃西蓝花还有清肝热、利小便、防止便秘、预防癌症之功效。

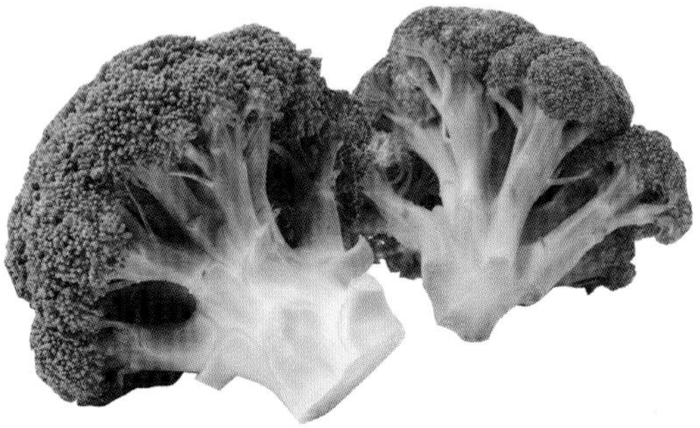

食疗功效

西蓝花能够阻止胆固醇氧化，防止血小板凝结成块，可预防妊娠心脏病。适合口干舌燥、食欲不振、大便干结者或孕妇滋补食用。

选购保存

选购西蓝花时以花球大、紧实、色泽好、花茎脆嫩、花芽尚未开放的为佳，而花芽黄化、花茎过老的西蓝花则品质不佳。

特别提示 西蓝花适合孕早期的孕妇食用。

这样搭配最健康

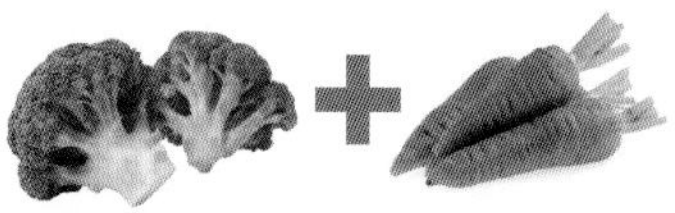

西蓝花＋胡萝卜

健脾胃，预防消化系统疾病。

素拌西蓝花

主料

西蓝花60克，胡萝卜、香菇各15克。

配料

盐少许。

做法

1. 将西蓝花清洗干净，切成朵；将胡萝卜清洗干净，切成片；将香菇清洗干净，切成片。
2. 将适量的水烧开后，把胡萝卜放入锅中焯熟，再把西蓝花和香菇放入开水中烫一下。
3. 将所有材料捞出后，加入盐拌匀即可。

功效解读

这道菜富含维生素A、维生素C等营养成分，非常适合孕妇及产妇食用。

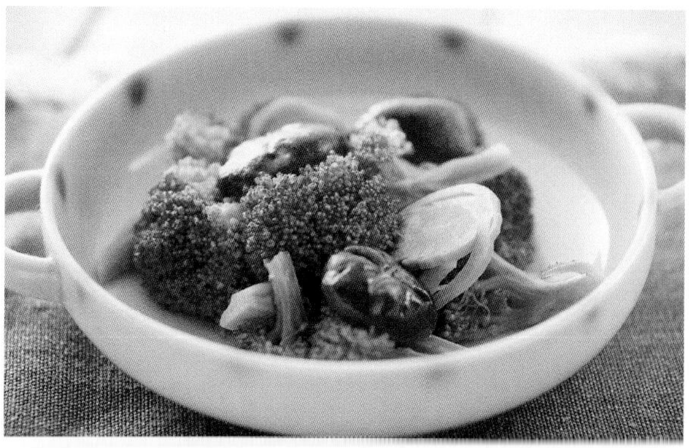

莲藕

性味：性凉，味辛、甘

归经：归肺、胃经

主打营养素：蛋白质、维生素C、碳水化合物、维生素B_6

热量：293千焦/100克

莲藕中含有丰富的淀粉、蛋白质、维生素C及碳水化合物，能为孕妇提供热量，并能预防孕妇妊娠期的牙龈出血，有助于胎儿的健康发育。

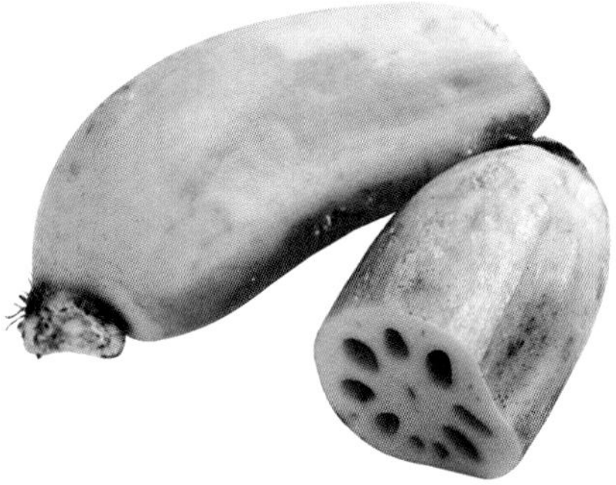

食疗功效

莲藕有滋阴养血的功效，可补五脏之虚、强壮筋骨、补血养血。生食能清热润肺、凉血行淤，熟食可健脾开胃、止泄固精。对淤血、吐血、衄血、尿血、便血的患者及孕妇、白血病患者极为适宜。

孕期营养

熟藕有养胃滋阴、健脾益气的功效，是一种很好的食补佳品。藕粉有养血止血、调中开胃之功效。因此，孕妇在整个孕期都可以适量食用莲藕。

营养成分（每100克含量）

营养素	含量	营养素	含量
蛋白质	1.9克	脂肪	0.2克
碳水化合物	15.2克	膳食纤维	1.2克
维生素 B_2	0.03毫克	维生素 C	44毫克
维生素 E	0.73毫克	镁	19毫克
锌	0.23毫克	铁	1.4毫克

莲藕排骨汤

主料

莲藕350克，猪排骨250克。

配料

盐3克，高汤适量，鸡精2克。

做法

1. 将莲藕洗净，切成块；将猪排骨清洗干净，斩成块。
2. 将猪排骨放入沸水中汆透。
3. 在瓦罐中加入高汤、莲藕、猪排骨、盐、鸡精，用锡纸封口，放入煨缸，用木炭煨制4小时即可。

功效解读

这道汤味道鲜美，能增强脾胃的吸收能力；且含有丰富的钙，可维护骨骼健康；有滋阴润燥、益精补血的功效。

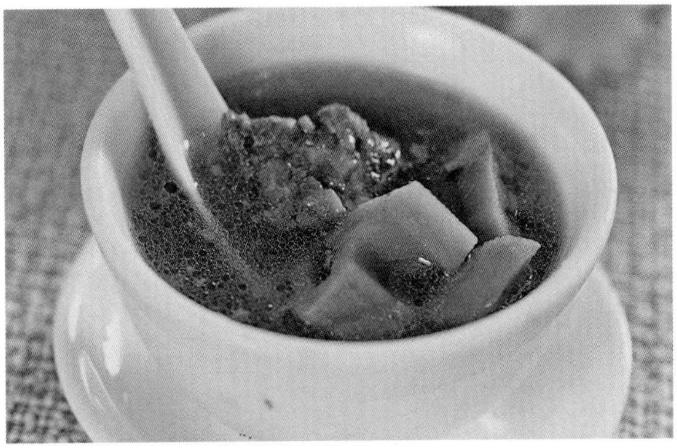

生姜

性味：性微温，味辛

归经：归脾、胃、肺经

主打营养素：挥发油、姜烯、姜酮的混合物

热量：172千焦/100克

生姜富含挥发油，能增强胃液的分泌和胃壁的蠕动，可促进消化。姜中分离出来的姜烯、姜酮的混合物均有明显的止呕吐作用，尤其适合孕早期的孕妇食用。

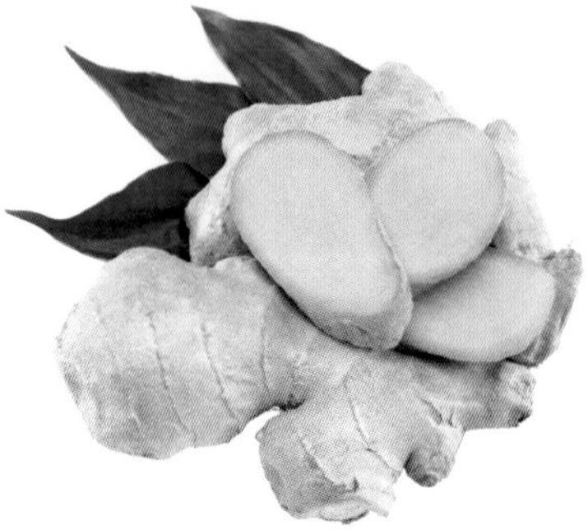

食疗功效

生姜对外感风寒、胃寒呕吐、风寒咳嗽、腹痛腹泻等病症有食疗作用，还可有效缓解孕吐。此外，姜的提取液具有显著的抑制皮肤真菌和杀灭阴道滴虫的功效，可治疗各种痈肿疮毒。

孕期营养

在孕早期，孕妇食用生姜可以缓解孕吐，但是不要一次吃太多。孕妇用姜水洗浴还可防风湿和头痛。

特别提示 优质姜应完整饱满、无须根、无损伤。

营养成分（每100克含量）

营养素	含量	营养素	含量
膳食纤维	2.7克	维生素A	28毫克
维生素 B_1	0.02毫克	维生素 B_2	0.03毫克
维生素C	4毫克	铜	0.14毫克
镁	44毫克	锌	0.34毫克
铁	1.4毫克	硒	0.56微克

姜橘鲫鱼汤

主料
鲫鱼250克，生姜片30克，橘皮8克。

配料
盐3克。

做法
1. 将鲫鱼宰杀，去鳞、鳃和内脏，清洗干净。
2. 锅中加适量水，放入鲫鱼，用小火煨熟；加生姜片、橘皮，稍煨一会儿，再加盐调味即可。

功效解读
生姜和橘皮有助于减轻孕妇的妊娠恶心和呕吐症状。鲫鱼肉味鲜美，肉质细嫩，营养全面，略有甜味。将生姜、橘皮和鲫鱼一起煮汤，有温中散寒、补脾开胃的功效。

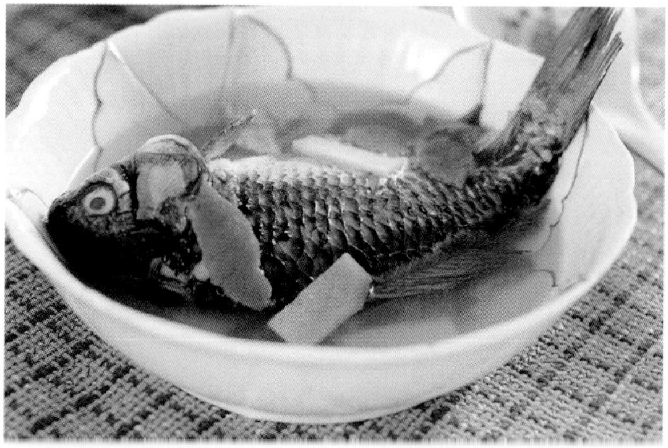

扁豆

性味：性平，味甘

归经：归脾、胃经

主打营养素：膳食纤维、维生素C、叶酸

热量：155千焦/100克

扁豆中含有丰富的膳食纤维，可促进排便，预防孕妇妊娠期便秘。扁豆中富含的维生素C能增强免疫力，常食有助于增强孕妇的体质，预防妊娠高血压。

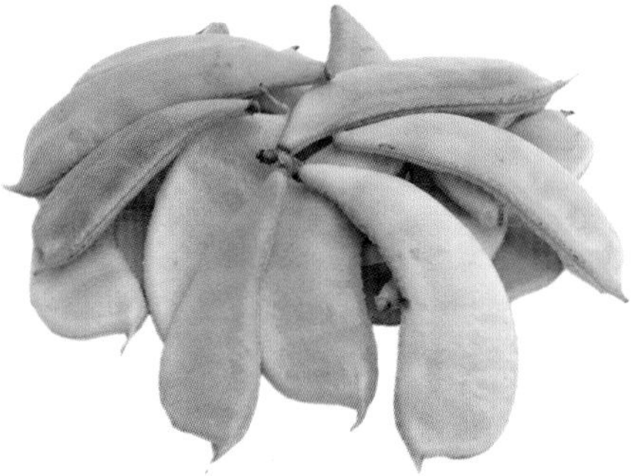

食疗功效

扁豆可健脾和中、消暑清热、解毒消肿，对脾虚呕吐、消化不良等症有较好的改善作用，常食可防治孕妇孕中期、孕晚期的水肿。

孕期营养

扁豆可预防早孕反应所致的体倦乏力，有健脾益胃之功效。扁豆中的磷、钙、铁等矿物质的含量也比较丰富，有助于胎儿发育。

特别提示 白扁豆生吃或者未炒熟食用，会导致头痛、恶心等中毒反应，最好先焯水再炒。

营养成分（每100克含量）

营养素	含量	营养素	含量
膳食纤维	2.1克	维生素 A	25毫克
维生素 B_2	0.07毫克	维生素 C	13毫克
维生素 E	0.24毫克	镁	34毫克
锌	0.72毫克	铁	1.9毫克

蒜香扁豆

主料

扁豆350克，红椒丝适量。

配料

蒜泥50克，盐、味精、食用油各适量。

做法

1. 将扁豆清洗干净，去掉筋，在整条上截一刀，放入沸水中焯1分钟。
2. 在锅内加入少许油，烧热，下入蒜泥煸香，再加入扁豆，同炒均匀。
3. 待扁豆煸炒至软时，放入适量盐、味精，炒至熟透后装盘，再饰以红椒丝即可。

功效解读

扁豆中含有叶酸及维生素A、维生素C等营养成分，有健脾益气的作用，适合食欲不佳的孕妇食用。

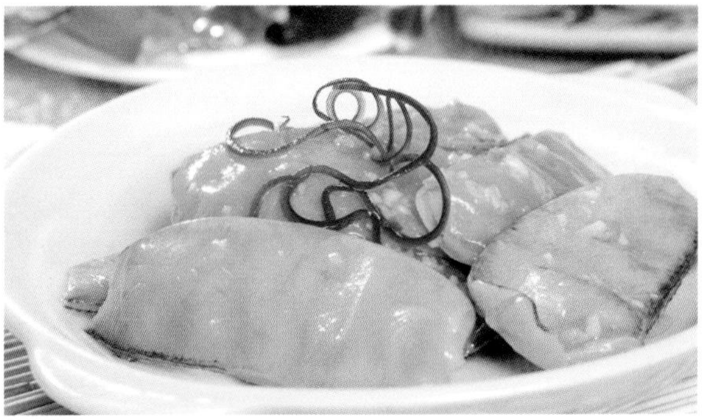

口蘑

性味：性平，味甘

归经：归肺、心经

主打营养素：膳食纤维、烟酸

热量：1157千焦/100克

口蘑中含有大量的膳食纤维，有润肠通便、排毒的功效，还可促进胆固醇的排泄，有助于预防孕妇发生妊娠高血压、心脏病。口蘑还含有大量的硒，可提高免疫力。

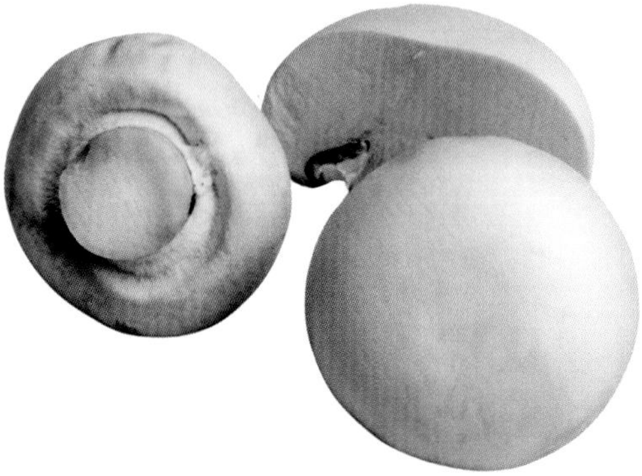

食疗功效

口蘑有宣肺解表、益气安神的作用，可用来辅助治疗心神不安、失眠，改善各种疲劳症状。另外，口蘑中还含有丰富的微量元素硒，可增强人的活力，预防孕妇患妊娠高血压。

选购保存

宜选择半球形至平展的，白色，菌盖光滑，且菌盖大而厚者。口蘑不宜保存，若想要保存，购买时要选购根与泥土黏合在一起的。

特别提示 口蘑中的硒含量仅次于灵芝。

这样搭配最健康

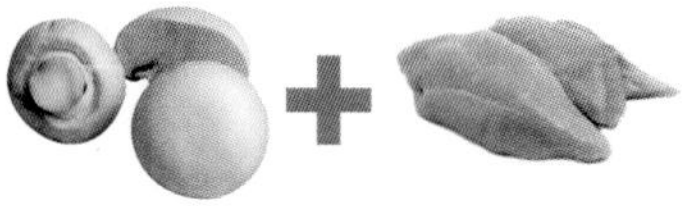

口蘑＋鸡肉

可补中益气，改善孕妇的体虚体乏。

口蘑山鸡汤

主料

口蘑20克，山鸡400克，红枣、枸杞子各30克，莲子50克。

配料

姜3片，盐、鸡精各适量。

做法

1. 将口蘑清洗干净，切成块；将山鸡处理干净，剁成块；将红枣、莲子、枸杞子泡发，洗净。
2. 将山鸡放入沸水中汆透后捞出，再放入冷水中洗净。
3. 待煲中的水烧开，下入姜片、山鸡块、口蘑、红枣、莲子、枸杞子，一同煲炖90分钟，再调入适量盐、鸡精即可。

功效解读

这道汤有滋补强身、增进食欲、防治便秘的效果，适合孕早期的孕妇食用。

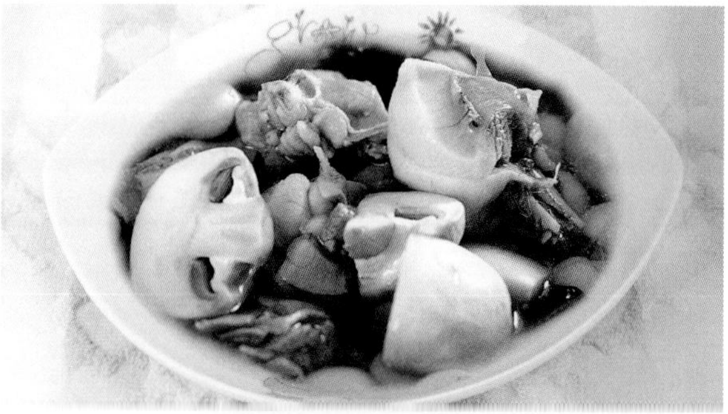

鸡腿菇

性味：性平，味甘　　主打营养素：蛋白质、生物活性酶

归经：归脾、胃、肝经　　热量：1075千焦/100克

鸡腿菇中富含蛋白质，能提高机体免疫力，促进胎儿发育。鸡腿菇中还含有多种生物活性酶，有助消化的作用，可缓解孕妇的早孕反应。

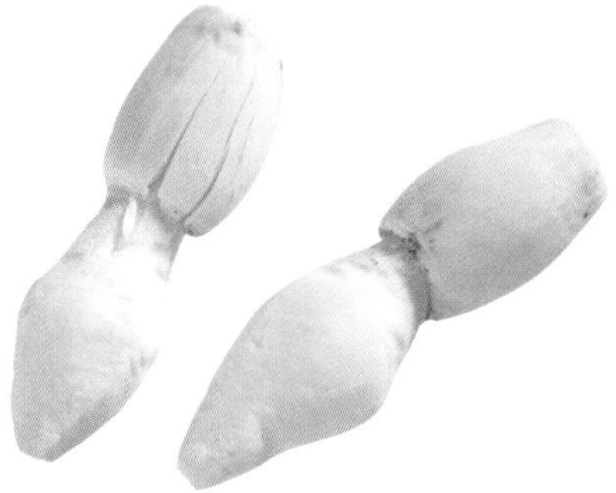

食疗功效

鸡腿菇不但美味可口，还可提高免疫力、促进肠壁的蠕动、助消化、安神除烦，孕妇常食可预防妊娠期便秘、糖尿病。

孕期营养

鸡腿菇口感滑嫩，清香味美，所含营养素种类比较多；孕早期孕妇常食既可增强对营养物质的吸收，又可促进食欲，降低早孕反应带来的不适。

特别提示 将鸡腿菇根部的杂物除净，放在淡盐水中浸泡15分钟，装入塑料袋，可保鲜。

营养成分（每100克含量）

营养素	含量	营养素	含量
蛋白质	25.9克	锰	29.22微克
钾	1661.93毫克	钙	106.7毫克
锌	0.092毫克	镁	191.47毫克
铜	0.045毫克	铁	1376微克

鸡腿菇煲排骨

主料

猪排骨250克，鸡腿菇100克。

配料

料酒8毫升，酱油、葱、姜、盐、鸡精各适量。

做法

1. 先将猪排骨洗净，斩成段，用料酒、酱油稍腌；将鸡腿菇清洗干净，对半切开。
2. 将猪排骨放入砂锅，加入水、葱、姜，以及适量盐、鸡精煲熟，捞出装盘；保留砂锅中的汁水，下入鸡腿菇略煮，盛出后铺入装有猪排骨的碗中即可。

功效解读

本品有助于增进食欲、促进消化、增强人体免疫力，尤其适合孕妇食用。

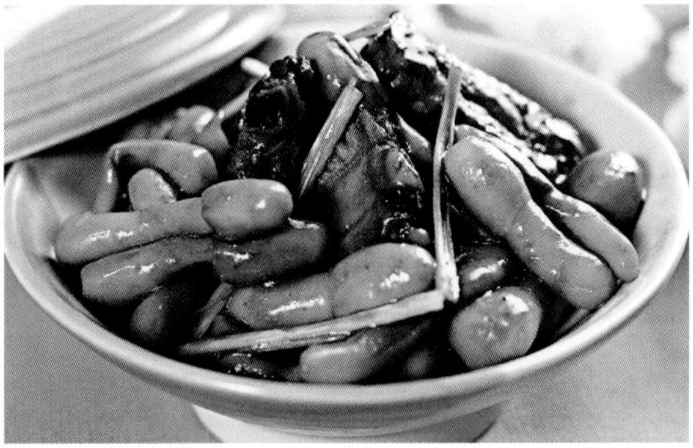

豆腐

性味：性凉，味甘　　主打营养素：大豆蛋白

归经：归脾、胃、大肠经　　热量：339千焦/100克

豆腐的营养价值极高，含有铁、钾、铜、钙、锌、磷、叶酸、烟酸、维生素B_1、维生素B_6和卵磷脂等多种营养素，是孕妇补充营养的不错选择。

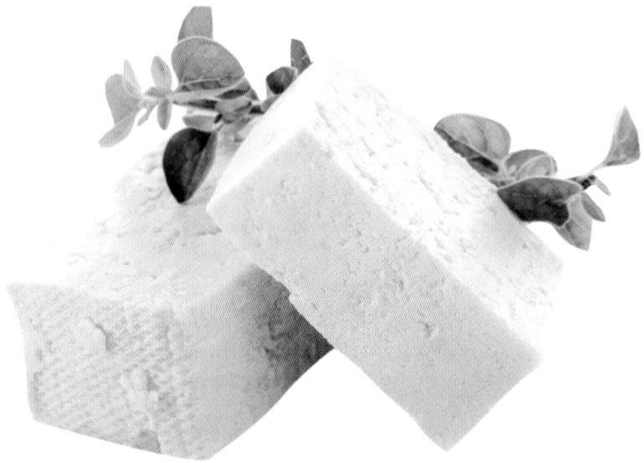

食疗功效

豆腐是药食兼备的食品，有益气、补虚的功效，常食可促进机体代谢、增强免疫力。豆腐还含有不饱和脂肪酸、卵磷脂，有促进胎儿大脑发育的作用。

选购保存

水豆腐宜选购无水纹、无杂质、晶白、细嫩的，老豆腐宜选择颜色微黄、用刀切后不碎者。

特别提示 豆腐一次食用不宜过多，否则容易腹泻腹胀。

这样搭配最健康

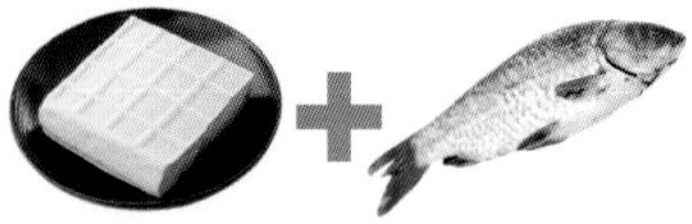

豆腐＋鱼

补钙，防抽筋，促进胎儿骨骼发育。

豆腐鱼头汤

主料

鲢鱼头1个，豆腐200克。

配料

盐3克，葱段、姜片各2克，香菜末少许，香油、清汤各适量。

做法

1. 将鲢鱼头洗净，斩成大块；将豆腐洗净，切成块。
2. 净锅上火，倒入清汤，调入盐、葱段、姜片；下入鲢鱼头、豆腐，煲至熟；淋入香油，最后撒入少许香菜末即可。

功效解读

豆腐和鱼头都是高蛋白、低脂肪和多维生素的食品，二者均含有丰富的健脑物质。特别是鱼头营养丰富，含有鱼肉中所缺乏的卵磷脂，有助于胎儿的大脑发育。

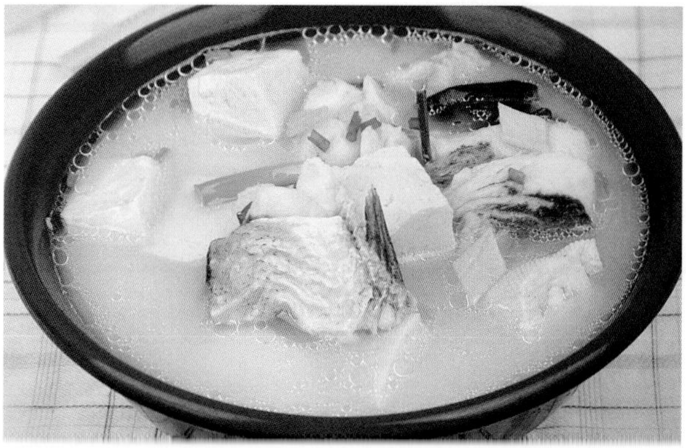

猪骨

性味：性温，味甘、咸

归经：归脾、胃经

主打营养素：磷酸钙、骨胶原、骨黏蛋白

热量：1105千焦/100克

猪骨中磷酸钙、骨胶原、骨黏蛋白含量丰富，一方面有助于促进孕妇和胎儿对钙的吸收，预防孕妇抽筋；另一方面可滋阴润燥、益精补血，孕妇食用后可防上火。

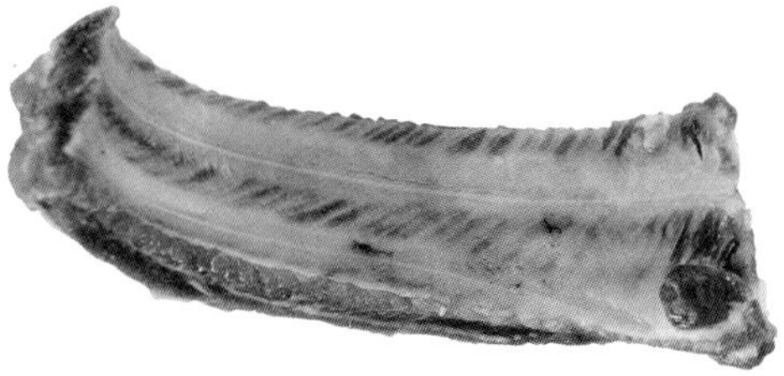

食疗功效

猪骨有补脾、润肠胃、生津液、丰肌体等功效。孕妇喝猪骨汤可及时补充人体所必需的骨胶原等物质，强筋健骨，并促进胎儿的骨骼发育。

孕期营养

孕妇多喝猪骨汤是非常有益的，孕早期孕妇不一定要大补特补，主要是要营养均衡。猪骨营养丰富，除了适宜孕妇在孕早期食用，孕中期、孕晚期及产褥期的孕妇也都可以食用。

特别提示 猪骨可用浸过醋的湿布包起来保鲜。

营养成分（每100克含量）

营养素	含量	营养素	含量
蛋白质	18.3克	脂肪	20.4克
维生素A	12微克	维生素B_2	0.15毫克
磷	125毫克	钙	8毫克
锌	1.72毫克	镁	17毫克
硒	10.3微克	铁	0.8毫克

玉米板栗排骨汤

主料

猪排骨350克，玉米棒200克，去皮熟板栗50克。

配料

食用油30毫升，盐、味精各3克，葱花、姜末各5克，高汤适量，枸杞子少许。

做法

1. 将猪排骨清洗干净，斩成块，汆水；将玉米棒洗净，切成块；将去皮熟板栗清洗干净，备用。
2. 净锅上火，倒入食用油，将葱花、姜末爆香；下入高汤、猪排骨、玉米棒、板栗、枸杞子；调入盐、味精，煲至熟即可。

功效解读

本品含有大量磷酸钙、骨胶原、蛋白质、维生素和矿物质，适合孕妇食用。

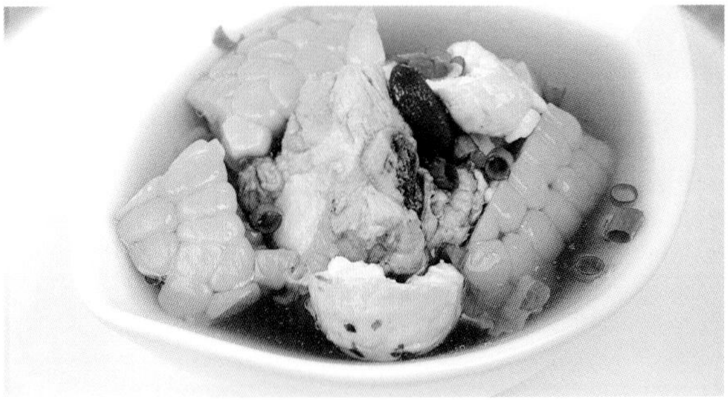

鸭肉

性味：性寒，味甘

归经：归脾、胃、肺、肾经

主打营养素：蛋白质、多种矿物质、B族维生素、维生素E

热量：1004千焦/100克

鸭肉内含有丰富的蛋白质、B族维生素、维生素E，及磷、锌、铜等多种矿物质，可开胃消食、滋补身体、增强免疫力，是孕妇补充营养的健康食材。

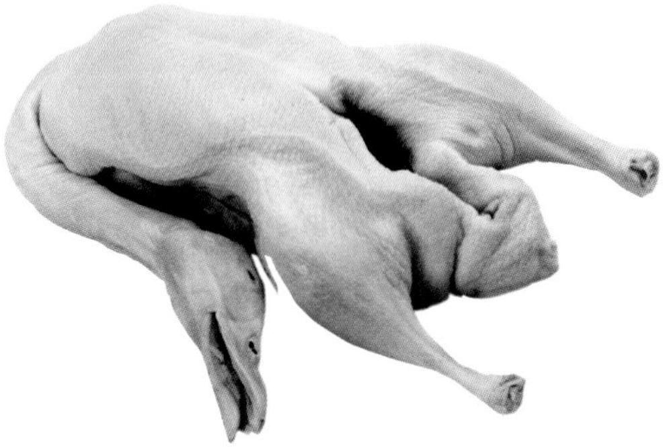

食疗功效

鸭肉具有养胃滋阴、清肺解热、利水消肿之功效，且鸭肉所含的脂肪主要是不饱和脂肪酸，能起到保护心脏的作用，非常适合孕妇食用。

选购保存

体表光滑，呈乳白色，切开后，切面呈玫瑰色，表明是优质鸭。保存鸭肉的方法有很多，如用熏、腊、风干、腌等方法保存。

特别提示 鸭肉可作为孕早期孕妇补身体或产后恢复的优选食品。

这样搭配最健康

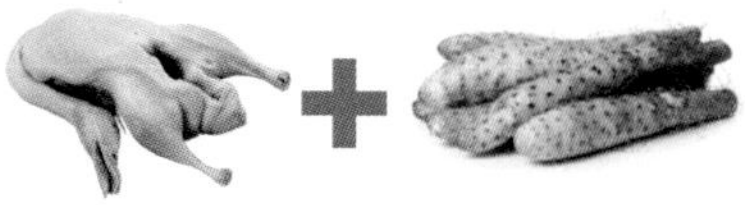

鸭肉 + 山药

滋阴润肺，益气补虚。

老鸭红枣猪蹄煲

主料

老鸭250克，猪蹄1个，红枣4颗。

配料

盐少许，青菜叶适量。

做法

1. 将老鸭处理干净，斩成块后氽水；将猪蹄清洗干净，斩成块后氽水，备用；将红枣、青菜叶洗净。
2. 净锅上火，倒入水，调入盐，下入老鸭块、猪蹄、红枣、青菜叶，煲至熟即可。

功效解读

这道汤是清补佳品。它不仅营养丰富，而且有滋五脏之阳、清虚劳之热、补血行水、养胃生津的功效。所用食材可起到营养互补的效果，有助于孕妇开胃健脾，预防贫血。

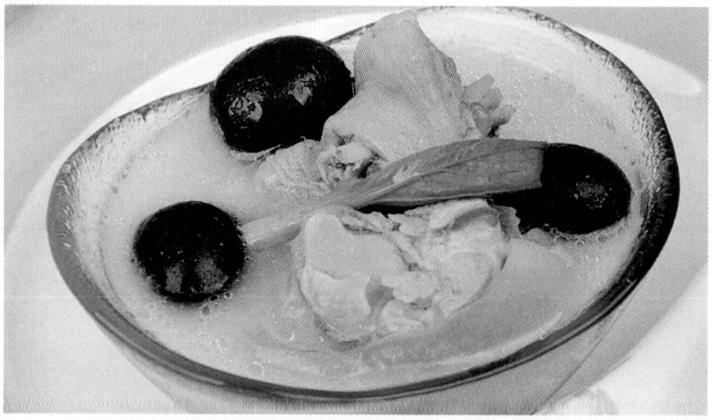

鳙鱼

性味：性温，味甘　　主打营养素：不饱和脂肪酸

归经：归胃经　　热量：418千焦/100克

鳙鱼中富含“脑黄金”，可以起到维持、提高、改善大脑功能的作用。孕早期孕妇常食有助于促进胎儿的脑部发育。

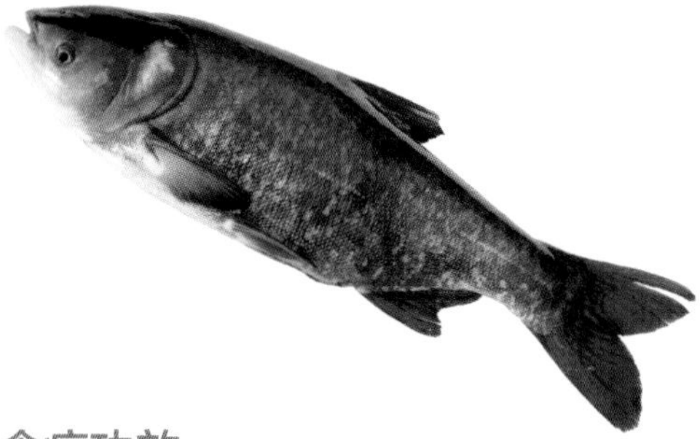

食疗功效

鳙鱼具有补虚弱、暖脾胃、祛头眩、益脑髓、疏肝解郁、健脾利肺、祛风寒、益筋骨的功效。鳙鱼还富含磷脂，可促进胎儿的大脑发育。

孕期营养

鳙鱼头大，鱼脑中含有较多的不饱和脂肪酸，有助于胎儿的智力发育，适合孕妇食用。孕中期的孕妇食用鳙鱼头汤尤其滋补。

特别提示 以鲜活、鱼体光滑、整洁、无病斑、无鱼鳞脱落的鳙鱼为佳。

营养成分（每100克含量）

营养素	含量	营养素	含量
蛋白质	15.3克	脂肪	2. 2克
碳水化合物	4.7克	维生素 A	34微克
维生素 B_2	0.11毫克	维生素 E	2. 65毫克
钙	82毫克	镁	26毫克
锌	0.76毫克	铁	0.8毫克

香菜豆腐鱼头汤

主料

鳙鱼头1个，豆腐250克，香菜适量。

配料

姜2片，盐、食用油各适量。

做法

1. 将鳙鱼头去鳃，剖开，洗净后，用盐腌2小时；将香菜清洗干净。
2. 将豆腐清洗干净，沥干水，切成块；将豆腐、鱼头放入油锅，两面煎至金黄色。
3. 锅中下入鱼头、姜，加入沸水；用大火煮沸后，加入煎好的豆腐，煲30分钟；放入香菜，煮稍滚即可，不用加盐。

功效解读

本品肉质细嫩、营养丰富，含有铁、钙、磷、镁等人体必需的多种元素。

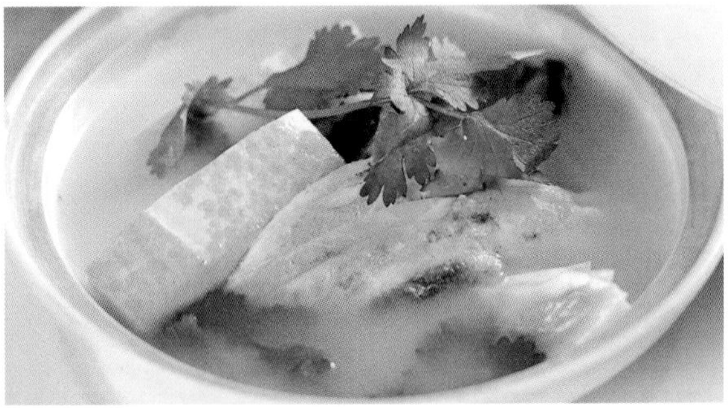

鳜鱼

性味：性平，味甘

归经：归脾、胃经

主打营养素：蛋白质、多种矿物质、维生素

热量：490千焦/100克

鳜鱼中富含蛋白质、维生素A、钙、磷、锌等多种营养素，能增强孕妇的免疫力。孕产妇常食鳜鱼，可起到补五脏、益精血、健体的作用。

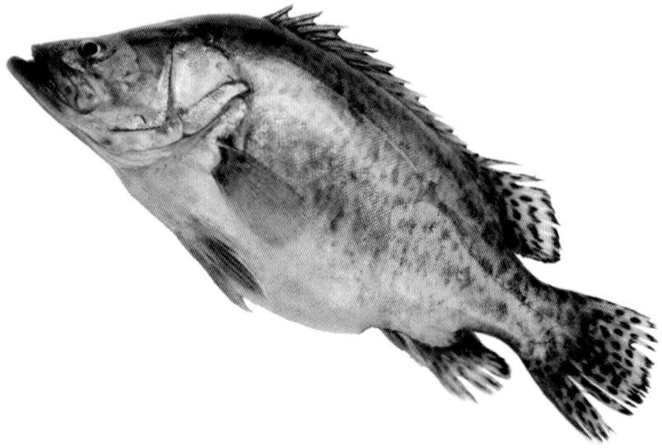

食疗功效

鳜鱼有补气血、健脾胃之功效，可强身健体、延缓衰老。鳜鱼的肉和胆等还具有一定的药用价值，可帮助孕吐反应严重的孕妇改善胃口。

选购保存

优质的鳜鱼眼球凸出，角膜透明；鱼鳃色泽鲜红，腮丝清晰；鳞片完整有光泽，不易脱落；鱼肉坚实，有弹性。将鱼处理干净后，放入冰箱冷藏即可。

特别提示 鳜鱼以肉质细嫩丰满者为佳。

这样搭配最健康

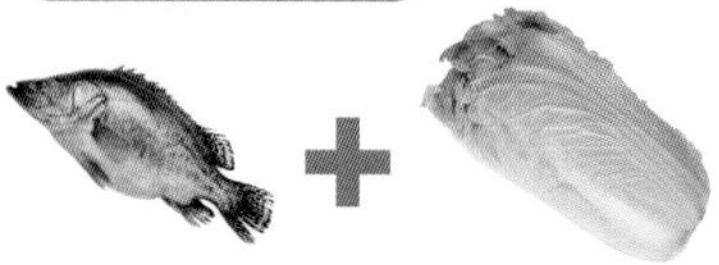

鳜鱼 + 白菜

增强造血功能，预防孕妇贫血。

吉祥鳜鱼

主料

鳜鱼1条，西蓝花100克。

配料

盐、酱油、淀粉、葱丝各适量。

做法

1. 将鳜鱼处理干净，切成片（保留头尾），以盐、淀粉上浆，备用。
2. 将西蓝花掰成小朵，清洗干净，焯水摆盘；将鳜鱼头、尾放入蒸锅蒸熟，摆在西蓝花上。
3. 将鱼片下入沸水锅中汆熟，倒在西蓝花上；调入酱油，撒上葱丝即可。

功效解读

孕妇食用鳜鱼，既可以补气血，又可以益虚劳。再加上维生素含量丰富的西蓝花，不仅色泽诱人，而且营养滋补之效更佳。

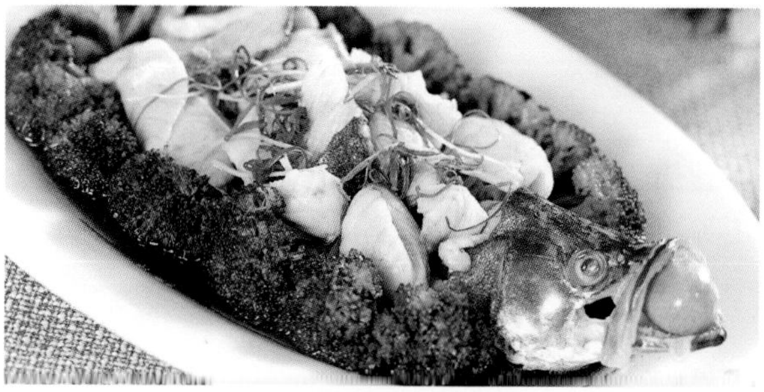

苹果

性味：性凉，味甘、微酸　　主打营养素：钾、苹果酸、维生素C

归经：归脾、肺经　　热量：218千焦/100克

孕妇多吃苹果可消除妊娠呕吐，并补充维生素C等营养素。其中苹果所含的钾可以调节水、电解质平衡，防止因频繁呕吐而引起的酸中毒。

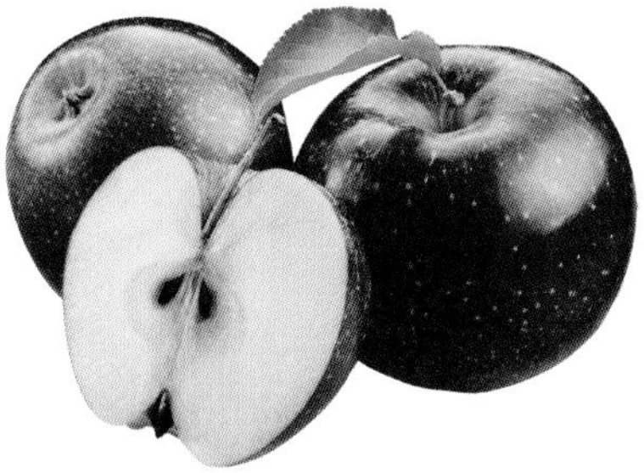

食疗功效

苹果具有润肺、健胃、生津、止渴、止泻、消食、顺气、醒酒的功能，非常适合孕妇食用。苹果含有大量的纤维素，常吃可缩短排便时间，减少直肠癌的发生。

孕期营养

苹果能够缓解孕妇呕吐、水肿等多种妊娠反应。我国民间还有孕妇在孕期吃苹果，将来宝宝皮肤白嫩的说法。

特别提示 应选果皮光洁、颜色艳丽的苹果。

营养成分（每100克含量）

营养素	含量	营养素	含量
膳食纤维	1.2克	维生素A	3微克
维生素B_1	0.06毫克	维生素B_2	0.02毫克
维生素C	4毫克	维生素E	2.12毫克
锌	0.19毫克	钙	4毫克
钾	119毫克	铁	0.6毫克

苹果菠萝桃汁

主料

苹果1个，菠萝300克，桃子1个。

配料

柠檬汁、盐水适量。

做法

1. 分别将桃子、苹果、菠萝去皮，并清洗干净；将其均切成小块，放入盐水中浸泡。
2. 将桃子、苹果、菠萝一起放入榨汁机中，榨出果汁；然后加入柠檬汁，搅拌均匀即可。

功效解读

苹果所含的丰富的膳食纤维可促进消化，缓解孕妇便秘；菠萝可补脾胃、益气血；桃子富含B族维生素。

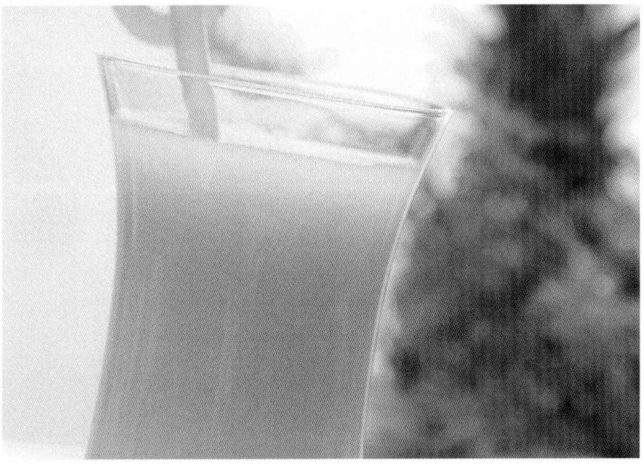

橘子

性味：性平，味甘、酸

归经：归肺、脾、胃经

主打营养素：维生素A、维生素C

热量：322千焦/100克

橘子富含维生素A，能保证胎儿皮肤、胃肠道和肺部的健康。橘子富含的维生素C是提高孕妇身体的免疫力，参与人体正常代谢的重要营养物质。

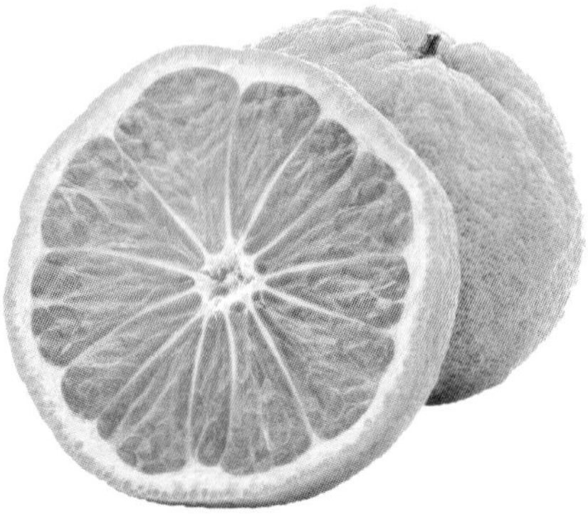

食疗功效

橘子具有开胃理气、生津润肺、化痰止咳等功效，且富含维生素C和柠檬酸，具有消除疲劳和美容的作用。孕妇可以适量食用。

选购保存

应挑选表面平滑光亮、外表皮薄、果实成熟、果蒂不干枯的橘子。储存时装在有洞的网袋中，放置在通风处即可。

特别提示 橘子一次食用不宜过多，易上火。

这样搭配最健康

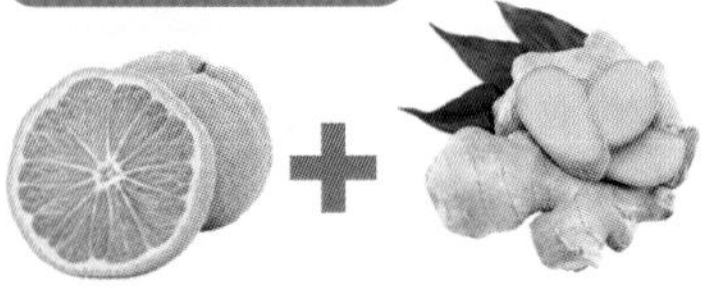

橘子＋生姜

增强体质，防治感冒。

橘子优酪乳

主料

橘子2个。

配料

优酪乳250毫升。

做法

1. 将橘子清洗干净，去皮，去籽，备用。
2. 将橘子放入榨汁机内，榨出汁；加入优酪乳，搅拌均匀即可。

功效解读

将橘子汁与营养丰富的优酪乳进行搅拌，酸甜可口，可以缓解孕吐，还有助于消化及防止便秘。

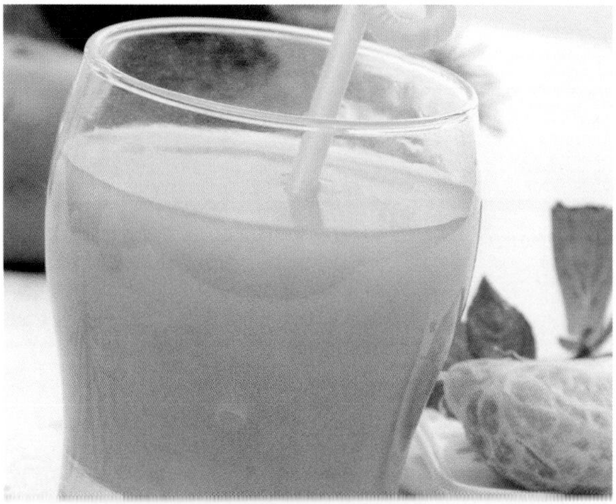

柠檬

性味：性微温，味甘、酸　　主打营养素：柠檬酸、维生素

归经：归肺、胃经　　热量：146千焦/100克

柠檬味酸，能补充人体所需的维生素C，有良好的止孕吐的效果，还能有效预防妊娠高血压综合征。

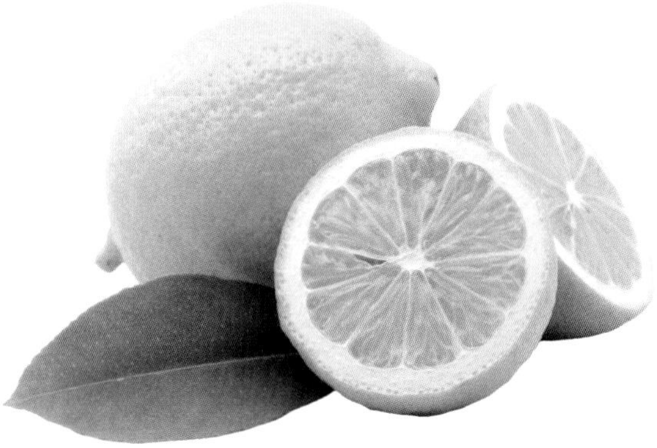

食疗功效

柠檬有生津祛暑、化痰止咳、健脾消食之功效，可用于治疗暑天烦渴、孕妇食少、胎动不安等症。柠檬富含维生素C，柠檬汁外用也是美容洁肤的佳品。另外，吃柠檬还能防治肾结石。

选购保存

一定要选手感硬实、表皮紧绷、颜色亮丽、分量较沉、发育良好的柠檬。

特别提示 将柠檬放在床边，孕妇早上嗅一嗅可防晨吐。

这样搭配最健康

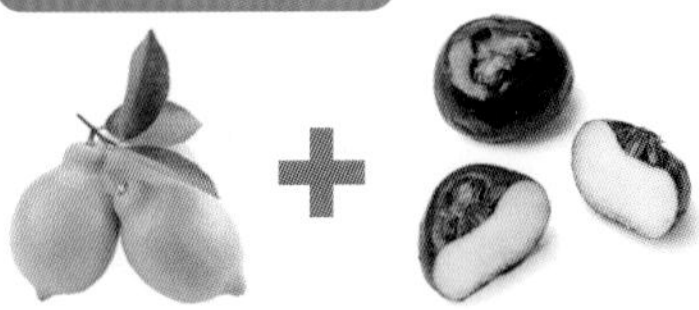

柠檬 + 马蹄

生津止渴，滋阴润燥。

柠檬柳橙香瓜汁

主料

柠檬1个，柳橙1个，香瓜1个。

配料

白糖适量。

做法

1. 将柠檬清洗干净，切成块；将柳橙去皮后取出籽，切成可放入榨汁机的大小；将香瓜清洗干净，去籽，切成块。
2. 将柠檬、柳橙、香瓜依次放入榨汁机中，搅打成汁，再调入白糖即可。

功效解读

本品富含维生素C、钙、磷、钾、β-胡萝卜素、柠檬酸、B族维生素等，有助于孕妇安胎。

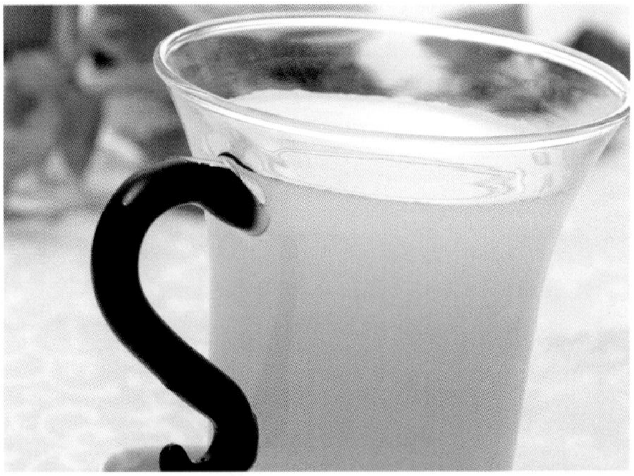

石榴

性味：性温，味甘、酸、涩　　主打营养素：维生素C
归经：归肺、肾、大肠经　　热量：264千焦/100克

石榴含有丰富的维生素C，可以保护细胞，提高人体的免疫力；还可以促进铁的吸收，预防孕妇的缺铁性贫血。

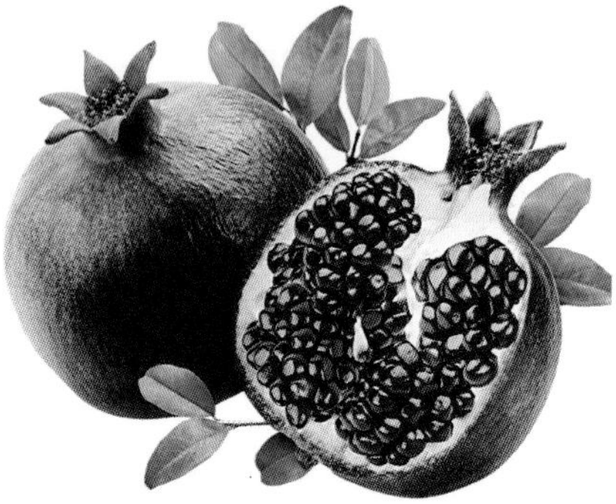

食疗功效

石榴含有多种有机酸，能帮助人体消化吸收，增强食欲。石榴所含的维生素C和胡萝卜素都是强抗氧化剂，可防止细胞癌变。

孕期营养

石榴可有效缓解孕妇食欲不振的状况，尤其是在孕早期。吃石榴不光对孕妇自身的健康有好处，还对胎儿的大脑发育有益。

特别提示 石榴不宜保存太长时间，买回后1周内吃完为佳。

营养成分（每100克含量）

营养素	含量	营养素	含量
膳食纤维	4.8克	磷	71毫克
维生素 B_1	0.05毫克	维生素 B_2	0.03毫克
维生素 C	9毫克	维生素 E	4.91毫克
钙	9毫克	锌	0.19毫克
铁	0.3毫克	钾	231毫克

石榴苹果汁

主料
石榴、苹果、柠檬各1个。

配料
白糖适量。

做法
1. 剥开石榴的表皮，取出果实；将苹果清洗干净，去核，切成块；将柠檬洗净，切成片。
2. 将苹果、石榴籽、柠檬放进榨汁机中榨汁，加入适量的白糖后即可饮用。

功效解读
本品含有维生素C、B族维生素、有机酸、锌、钙、磷等多种营养成分，有安胎止吐的作用。

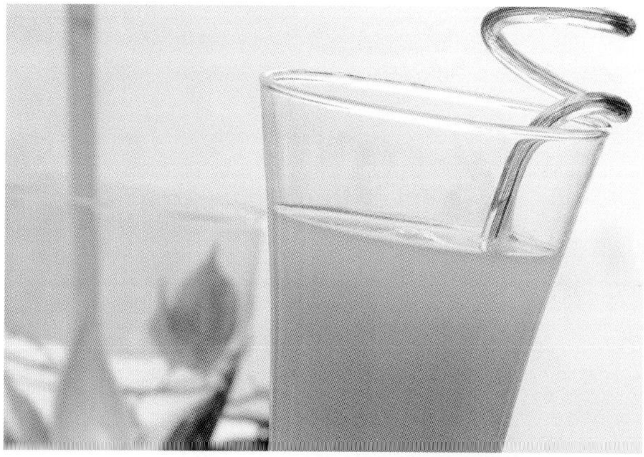

枇杷

性味：性平，味甘、酸

归经：归脾、肺、肝经

主打营养素：苹果酸、柠檬酸

热量：163千焦/100克

枇杷有促进消化、增强食欲的作用。孕早期的孕妇吃枇杷，可以预防食欲不佳、消化功能下降等症状的发生，还有止吐的作用。

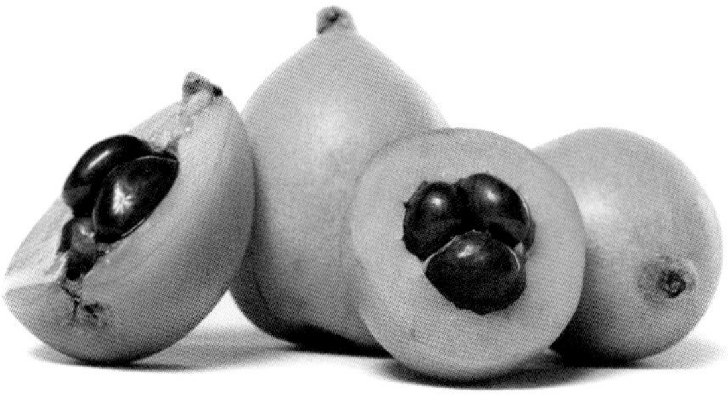

食疗功效

枇杷具有生津止渴、清肺止咳、和胃除逆之功效，对保护视力、保持皮肤滋润健康、促进胎儿发育有重要的作用。

选购保存

要选择颜色金黄、颗粒完整、果面有茸毛和果粉的枇杷。枇杷一般储存在干燥通风的地方即可。把它浸入冷水、糖水或盐水中，可防变色。尚未成熟的枇杷切勿食用。

特别提示 枇杷的果核有毒，千万不要误食。

这样搭配最健康

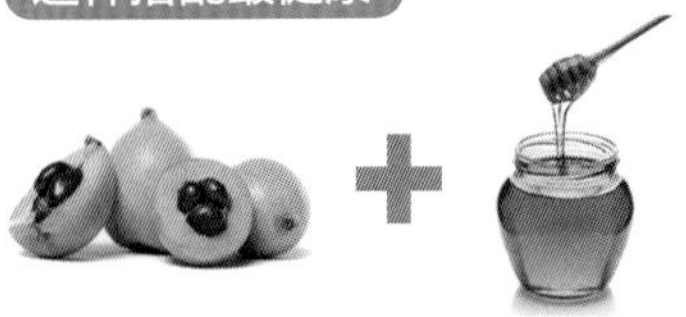

枇杷 + 蜂蜜

可防治肺热咳喘、妊娠期便秘。

蜜汁枇杷

主料

枇杷150克，香瓜50克，菠萝50克。

配料

蜂蜜2大匙，凉开水150毫升。

做法

1. 将香瓜清洗干净，去皮，切成块；将菠萝去皮，洗净，切成块；将枇杷清洗干净，去皮，去果核。
2. 将蜂蜜、凉开水和准备好的材料放入榨汁机中榨成汁即可。

功效解读

本品所含的有机酸能刺激消化腺的分泌，对增进食欲起着相当大的作用，特别适合孕妇饮用。

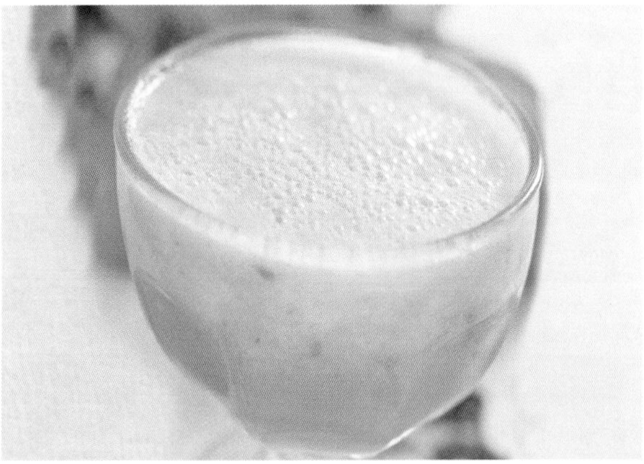

板栗

性味：性温，味甘　　主打营养素：叶酸、蛋白质

归经：归脾、胃、肾经　　热量：774千焦/100克

板栗特别适合孕早期的孕妇食用。板栗中含有蛋白质和氨基酸。因胎儿对蛋白质的需求量较高，适量吃一些板栗可提高孕妇的免疫力。

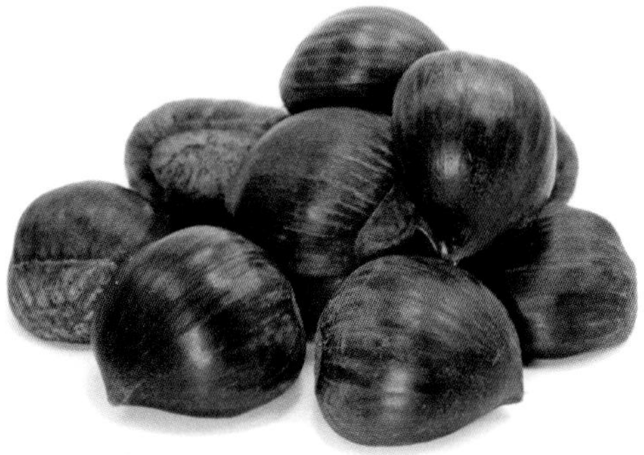

食疗功效

板栗可防治高血压，孕妇常食有助于预防妊娠高血压。常吃板栗还可以有效治疗日久难愈的小儿口舌生疮和成人的口腔溃疡。

选购保存

购买板栗时应选果壳老结、无虫眼、无黑斑、无瘪印、较为干燥、果实饱满、颗粒均匀，用手捏果实感到坚实、沉甸甸，果实肉质嫩黄的。板栗风干或晒干后连壳保存比较方便。

特别提示 一次不宜食用太多，否则易腹胀。

这样搭配最健康

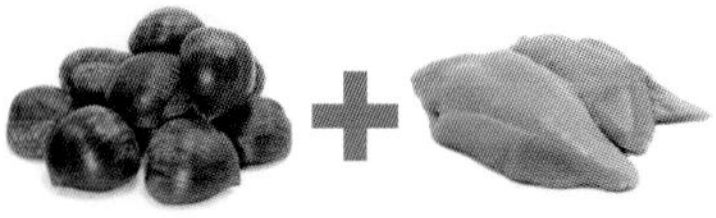

板栗＋鸡肉

可补肾虚，益脾胃，缓解孕吐。

板栗排骨汤

主料

鲜板栗250克，猪排骨500克，胡萝卜200克。

配料

盐3克。

做法

1. 将鲜板栗放入沸水中，用小火煮约5分钟，捞起后剥掉壳、膜。
2. 将猪排骨放入沸水中汆烫，捞起后斩断，清洗干净；将胡萝卜削皮，清洗干净，切成块。
3. 将以上材料放入锅中，加水盖过材料，用大火煮开；转小火续煮30分钟，最后加盐调味即可。

功效解读

本品可养胃健脾、补肾强筋、补血益气、补肝明目、润肠通便。

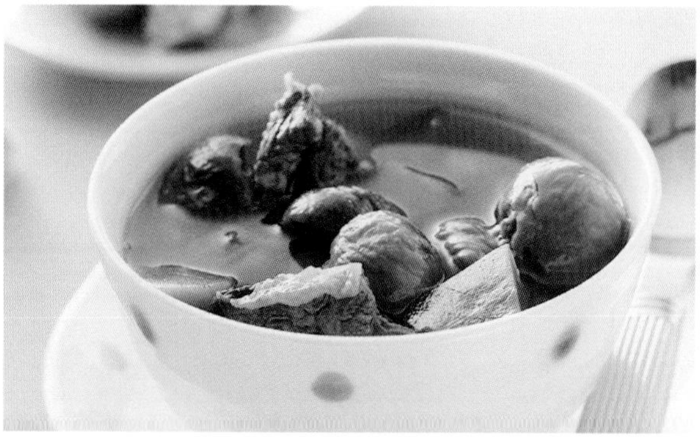

小米

性味：性凉，味甘、咸

归经：归脾、肾经

主打营养素：钙、铁、锌、硒、镁、磷、维生素B_1

热量：1498千焦/100克

小米含有丰富的微量元素，有健脾和胃、清热解渴、安眠等功效，能有效调节血糖，补益身体。小米还可缓解孕妇在孕期精神压力大、紧张等情绪。

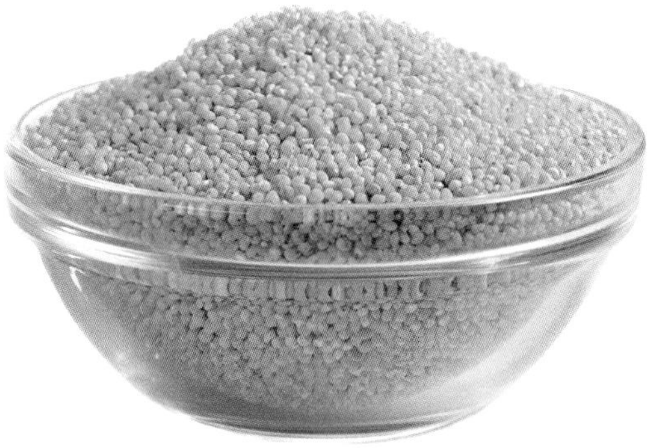

食疗功效

小米适合脾胃虚弱、反胃呕吐、体虚胃弱、精血受损或食欲缺乏的患者及孕妇食用。小米熬的粥营养丰富，人们常称之为“代参汤”。

选购保存

宜选购米粒大小一致，颜色均匀，呈黄色或金黄色，有光泽，无虫，无杂质的小米。将小米贮存于低温干燥避光处即可，也可在小米中加入几瓣大蒜，有防虫的作用。

特别提示 小米粥适合孕后没胃口的孕妇食用。

这样搭配最健康

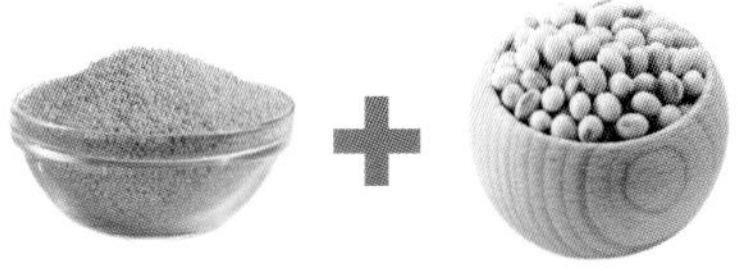

小米＋黄豆

可健脾和胃、益气宽中。

小米粥

主料

小米、玉米各50克，糯米20克。

配料

白糖少许。

做法

1. 将小米、玉米、糯米清洗干净。
2. 将洗后的主料放入电饭煲内，加清水后煲粥；煲至粥黏稠时倒出，盛入碗内。
3. 加白糖调味即可。

功效解读

将小米搭配玉米和糯米一同熬煮，营养更加全面且丰富，非常适合孕早期的孕妇为滋补身体，预防缺铁性贫血而食用。

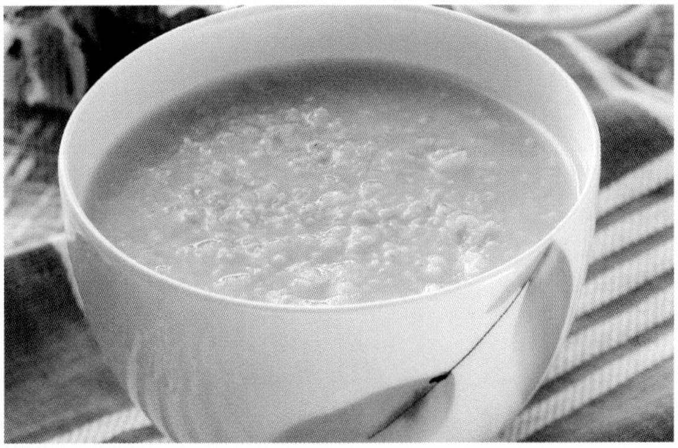

牛奶

性味：性平，味甘
归经：归心、肺、肾、胃经
主打营养素：钙、磷、钾
热量：226千焦/100克

牛奶中钙、磷、钾等矿物质的含量丰富，并含有对人体有益的多种维生素、蛋白质，极易被人体吸收利用，是孕妇的极佳饮品。

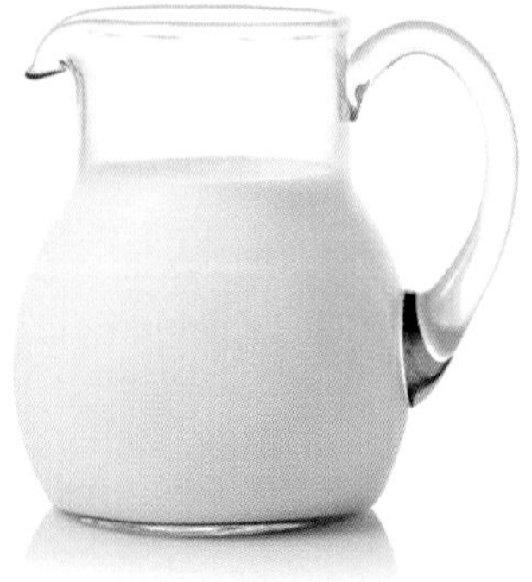

食疗功效

喝牛奶能促进睡眠安稳；牛奶中的碘、锌和卵磷脂能大大提高大脑的工作效率；牛奶中的镁元素能促进心脏和神经系统的耐疲劳性。

孕期营养

孕早期的孕妇的胃口不佳，可以适当喝些牛奶。但并不是所有的孕妇都适合饮用牛奶，如患有胃溃疡的孕妇就不能喝牛奶。

特别提示 牛奶应有鲜美的乳香味，以乳白色、无杂质、质地均匀的为宜。

营养成分（每100克含量）

营养素	含量	营养素	含量
蛋白质	3克	维生素A	24微克
维生素C	1毫克	维生素E	0.21毫克
钙	104毫克	锌	0.42毫克
铁	0.3毫克	硒	1.94微克

牛奶银耳水果汤

主料

银耳、猕猴桃各100克，圣女果20克，牛奶300毫升。

配料

白糖适量。

做法

1. 将银耳用清水泡软，去蒂后，切成细丁。
2. 将银耳加入牛奶中，以中小火边煮边搅拌；煮至熟软后熄火，待其凉后装碗。
3. 将圣女果洗净，对切成两半；将猕猴桃削皮后切成丁，一起加入碗中，最后调入白糖即可。

功效解读

本品具有滋阴养心、清热生津、通利肠道的功效。产妇食后不但能预防便秘，还有助于安神，提升睡眠质量。

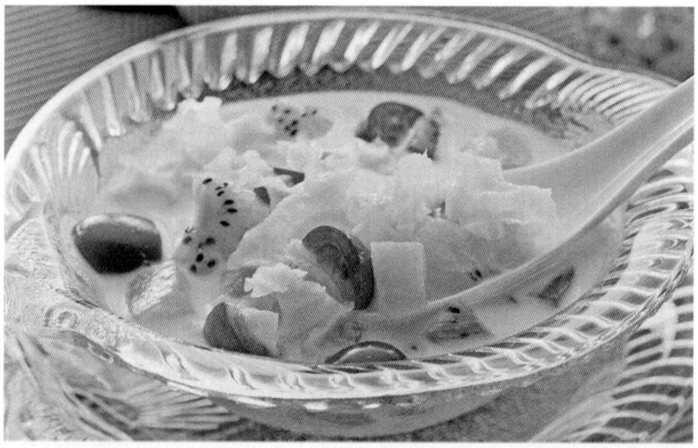

酸奶

性味：性平，味酸、甘

归经：归胃、大肠经

主打营养素：乳酸菌、维生素、叶酸、钙

热量：301千焦/100克

酸奶含有丰富的乳酸菌，能促进体内消化酶的分泌，有助于促进孕妇的食欲。此外，酸奶还提供了可维持人体健康的维生素、叶酸、钙等营养素。

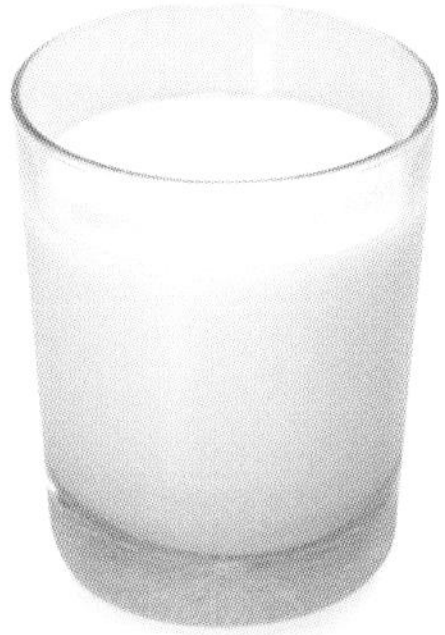

食疗功效

酸奶具有生津止渴、补虚开胃、润肠通便、降血脂、抗癌等功效，能调节孕妇体内微生物的平衡；经常喝酸奶可以防治营养不良。

孕期营养

由于乳酸的作用，酸奶中的钙极易被人体吸收，特别适合孕妇食用。在饭后，当胃里有一些食物后，可以适量饮用酸奶。

特别提示 酸奶的pH值较低，孕妇在孕早期反应较大，而且反酸，不宜喝酸奶。

营养成分（每100克含量）

营养素	含量	营养素	含量
蛋白质	2.5克	维生素A	26微克
维生素C	1毫克	维生素E	0.12毫克
钙	118毫克	锌	0.53毫克
铁	0.4毫克	硒	1.71微克

赤小豆香蕉酸奶

主料

赤小豆50克，香蕉150克，酸奶200克。

配料

蜂蜜少许。

做法

1. 将赤小豆清洗干净，放入锅中煮熟，备用；将香蕉去皮，切成段。
2. 将赤小豆、香蕉段放入搅拌机中，再倒入酸奶和蜂蜜，搅打成汁。

功效解读

酸奶含有丰富的钙和蛋白质等；香蕉含有果胶、矿物质、维生素；赤小豆含有丰富的维生素B_1、维生素B_2及多种矿物质。

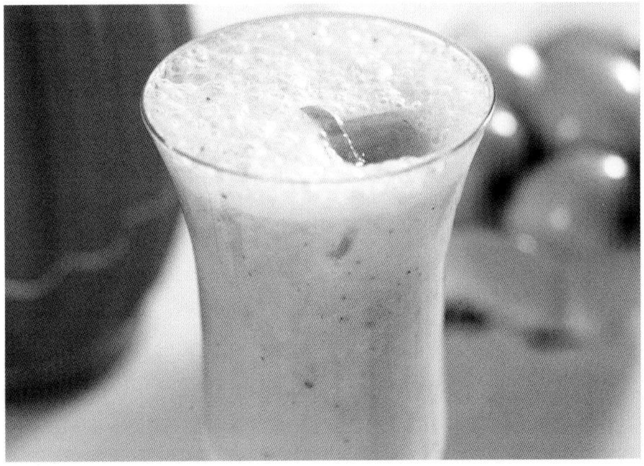

芹菜

性味：性凉，味甘、辛

归经：归肺、胃、肝经

主打营养素：芹菜碱、膳食纤维、甘露醇

热量：84千焦/100克

芹菜含有丰富的膳食纤维，能促进胃肠蠕动，预防便秘。芹菜中所含的芹菜碱和甘露醇等活性成分，有降低血糖的作用，对妊娠高血压有食疗作用。

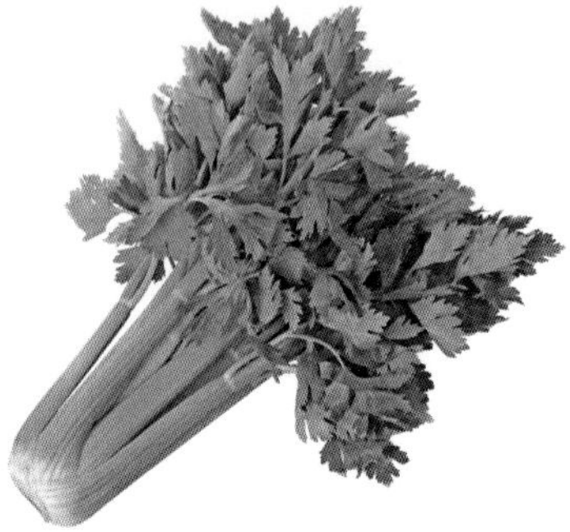

食疗功效

芹菜对高血压、头痛、头晕、暴热烦渴、黄疸、水肿、小便热涩不利等症有食疗作用。适合孕妇、高血压患者或缺铁性贫血者食用。

孕期营养

芹菜中含有利尿的有效成分，能消除体内的水钠潴留，可消肿，非常适合孕妇食用，尤其适合孕中期的孕妇食用。

特别提示 要选色泽鲜绿、叶柄厚、茎部稍呈圆形、内侧微向内凹的芹菜。

营养成分（每100克含量）

营养素	含量	营养素	含量
膳食纤维	1.2克	维生素C	8毫克
维生素 B_2	0.06毫克	镁	18毫克
维生素E	1.32毫克	铁	1.2毫克
钾	206毫克	硒	0.57微克

芹菜肉丝

主料

猪肉、芹菜各200克，甜红椒15克。

配料

盐3克，鸡精2克，食用油适量。

做法

1. 将猪肉清洗干净，切成丝；将芹菜清洗干净，切成段；将甜红椒去蒂，清洗干净，切成圈状。
2. 锅下油烧热，放入肉丝，略炒片刻，再放入芹菜；加盐、鸡精调味，炒熟装盘；最后用甜红椒圈装饰即可。

功效解读

芹菜有平肝降压、抗癌防癌、利尿消肿、增进食欲的作用。猪肉能提供血红蛋白和促进铁的吸收，还能改善缺铁性贫血，具有补肾养血、滋阴润燥的功效。

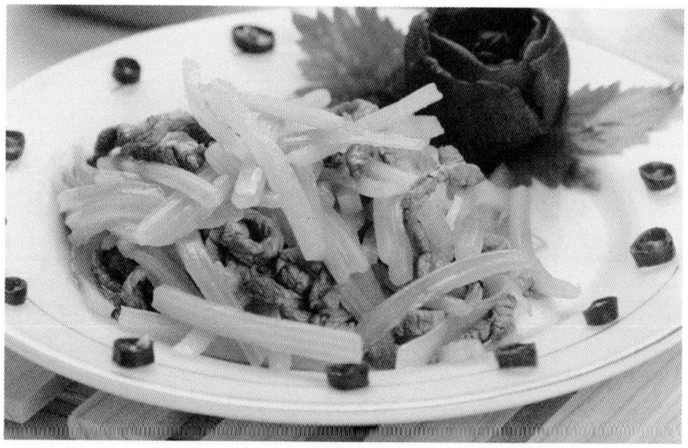

菜心

性味：性凉，味甘、辛

归经：归脾、胃经

主打营养素：钙、铁、维生素

热量：105千焦/100克

菜心富含钙、铁、维生素A、维生素C等多种维生素，不但能够刺激肠胃蠕动，还可增强孕妇的免疫力，预防孕妇的缺钙及缺铁性贫血。

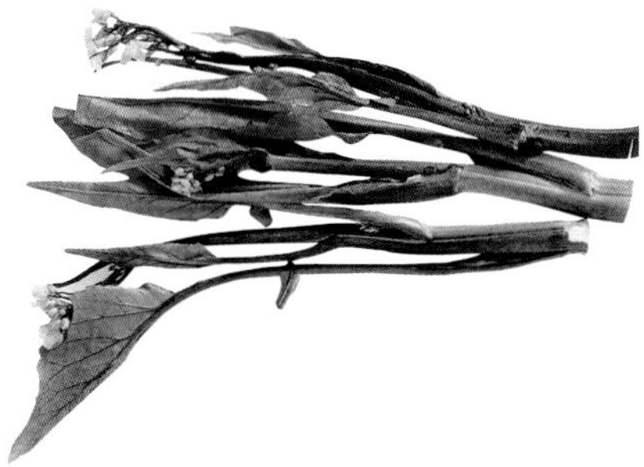

食疗功效

菜心具有补血顺气、化痰下气、祛瘀止带、解毒消肿、活血降压的功效，有利于通利肠胃，预防各种肠胃疾病。孕妇食之非常有益。

选购保存

选购菜心时应以中等大小，粗细如手指，不空心，且外观整齐，切口处较嫩者为佳。用保鲜膜封好，置于冰箱中可保存1周左右。

特别提示 菜心也非常适合产妇食用。

这样搭配最健康

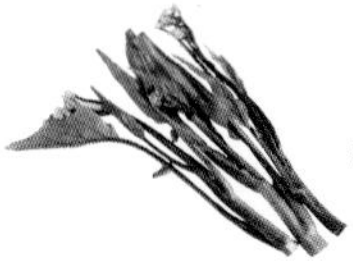

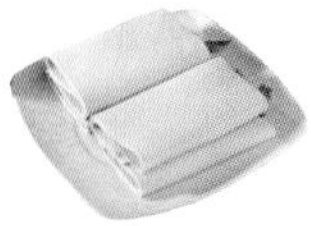

菜心 + 豆皮

可促进代谢，预防各种慢性病。

牛肝菌菜心炒肉片

主料

牛肝菌、猪瘦肉各100克，菜心适量。

配料

姜丝6克，盐4克，料酒3毫升，鸡精2克，水淀粉5克，香油5毫升，食用油适量。

做法

1. 将牛肝菌洗净，切成片；猪瘦肉洗净，切成片；将菜心洗净，剖开菜梗。
2. 将猪瘦肉用料酒、水淀粉腌制。
3. 将姜丝放入油锅煸香，放入猪肉片，炒至断生，加入盐、牛肝菌、菜心炒熟，再调入鸡精、香油，炒匀即可。

功效解读

本品有助于增强机体的免疫力。

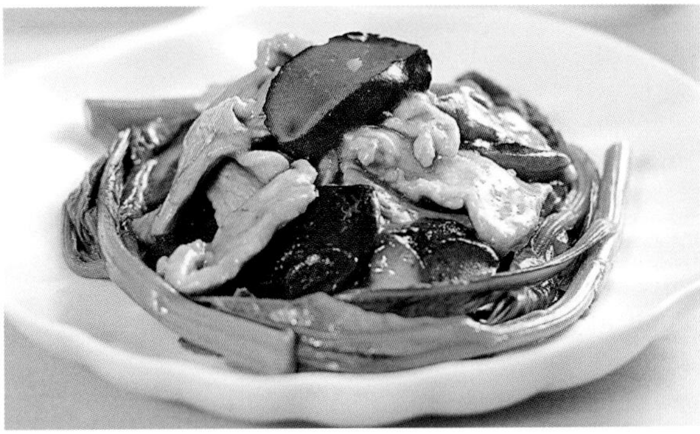

竹笋

性味：性微寒，味甘

归经：归胃、大肠经

主打营养素：蛋白质、维生素、膳食纤维

热量：79千焦/100克

竹笋中所含的膳食纤维有促进肠胃蠕动的作用，对预防便秘有一定的作用，适合习惯性便秘者、糖尿病患者或孕妇等人群食用。

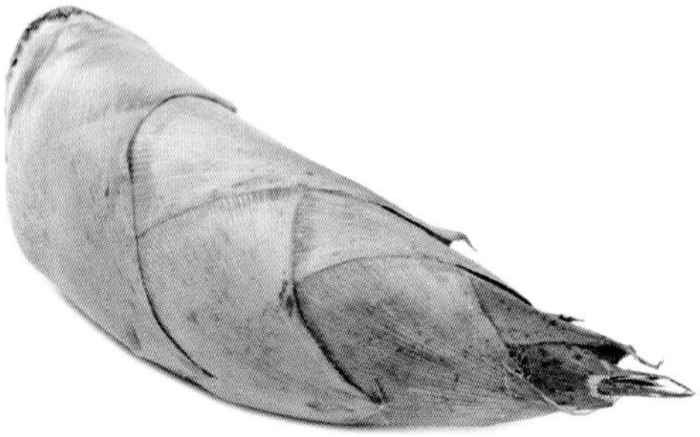

食疗功效

竹笋具有清热化痰、益气和胃、治消渴、利水道、利膈爽胃、助消化、祛食积、预防便秘等功效。

孕期营养

竹笋一年四季皆有，但唯有春笋、冬笋味道最佳。竹笋对因怀孕引起的水肿，以及产后虚热、心烦、手足心热都有一定的治疗效果。

特别提示 选购竹笋时首先看色泽，黄白色或棕黄色，且具有光泽的为上品。

营养成分（每100克含量）

营养素	含量	营养素	含量
蛋白质	2.6克	膳食纤维	1.8克
维生素 B_1	0.08毫克	维生素 B_2	0.08毫克
维生素 C	5毫克	维生素 E	0.05毫克
钙	9毫克	锌	0.33毫克
铁	0.5毫克	硒	0.04微克

竹笋鸡汤

主料

鸡半只，竹笋3根。

配料

姜2片，料酒10毫升，盐4克。

做法

1. 将鸡洗净，剁成块，放入锅中汆烫后捞出，冲净。
2. 起锅，放入水烧开，下入鸡块和姜片，并淋入料酒，改小火烧15分钟。
3. 竹笋去壳，清洗干净后切成厚片，放入鸡汤内，与之同煮至熟软；然后加盐调味，即可熄火，并盛出食用。

功效解读

本品有增强体力、强壮身体的作用。用竹笋和鸡煲汤，既滋补又不油腻，有助于增强机体的免疫力。

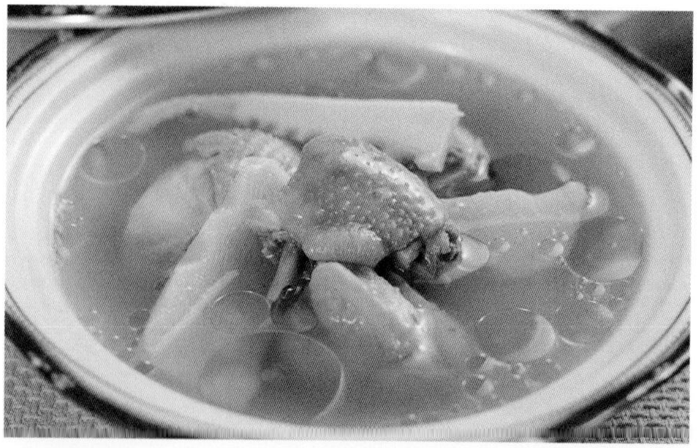

蒜薹

性味：性平，味甘 主打营养素：大蒜素、粗纤维

归经：归肺、脾经 热量：255千焦/100克

蒜薹中所含的大蒜素可增强孕妇的免疫力。蒜薹中还含有丰富的维生素C，能促进铁元素的吸收，有助于预防孕妇贫血。

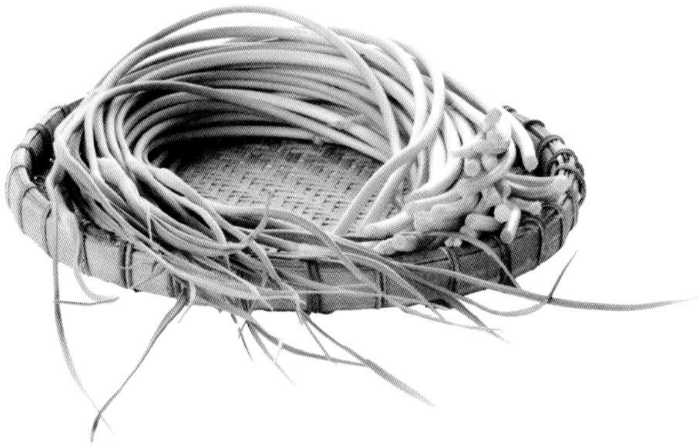

食疗功效

蒜薹中所含的大蒜素、大蒜新素可以抑制金黄色葡萄球菌、痢疾杆菌、大肠杆菌、霍乱弧菌等细菌的生长繁殖，预防肠胃病。

选购保存

应挑选长条脆嫩、枝条浓绿、茎部白嫩者。根部发黄、顶端开花、纤维粗的蒜薹则不宜购买。蒜薹在0℃的低温中可以保存两个月。

特别提示 蒜薹一次食用不宜太多。

这样搭配最健康

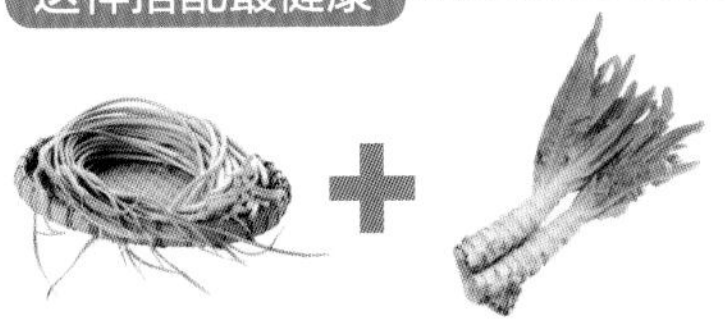

蒜薹＋莴笋

清热利水，预防高血压。

牛柳炒蒜薹

主料

牛柳、蒜薹各250克，胡萝卜100克。

配料

料酒15毫升，淀粉20克，酱油20毫升，盐5克，食用油适量。

做法

1. 将牛柳清洗干净，切成丝；加入酱油、料酒、淀粉上浆，备用。
2. 将蒜薹洗净，切成段；将胡萝卜洗净，切成丝。
3. 锅烧热后放入油，然后加入牛柳、蒜薹、胡萝卜丝翻炒至熟；加盐炒匀后出锅即可。

功效解读

本品可预防便秘，维护孕妇的肠道健康。

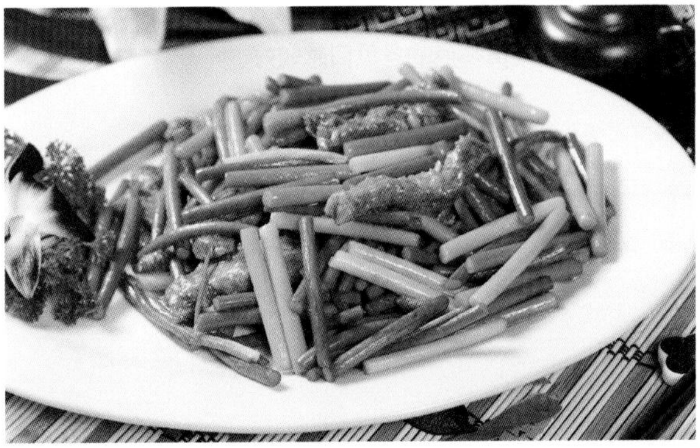

冬瓜

性味：性凉，味甘　　主打营养素：维生素C、钾、铜

归经：归肺、大肠、小肠、膀胱经　热量：46千焦/100克

冬瓜含有丰富的维生素C和钾，可起到消肿而不伤正气的作用。冬瓜还富含铜，有助于胎儿发育。此外，冬瓜中的粗纤维还能帮助孕妇预防便秘。

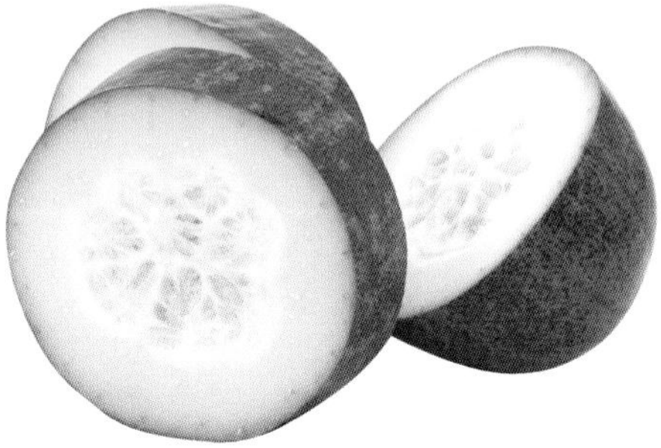

食疗功效

冬瓜能减少体内脂肪，有利于减肥，孕妇可适量食用。常吃冬瓜还可以使皮肤光洁。另外，冬瓜对慢性支气管炎、肠炎、肺炎等感染性疾病有一定的辅助治疗效果。

孕期营养

孕妇吃冬瓜可有效防治水肿，还有利尿解毒、清热化痰、健脾化湿之功效。

特别提示 挑选时用手指按一下，皮较硬且有白霜，肉质密，种子变成黄褐色的冬瓜口感较好。

营养成分（每100克含量）

营养素	含量	营养素	含量
膳食纤维	0.7克	维生素 B_2	0.01毫克
维生素 C	18毫克	维生素 E	0.08毫克
钙	19毫克	锌	0.07毫克
铁	0.2毫克	钾	78毫克

百合龙骨煲冬瓜

主料

百合100克，龙骨300克，冬瓜300克，枸杞子10克。

配料

香葱2克，盐3克。

做法

1. 将百合、枸杞子分别清洗干净；将冬瓜去皮，清洗干净，切成块，备用；将龙骨清洗干净，剁成块；将葱清洗干净，切碎。
2. 锅中注水，下入龙骨；加盐，用大火煮开。
3. 再倒入百合、冬瓜、葱末和枸杞子，转小火熬煮约2小时，至汤色变白即可。

功效解读

本品是营养不良性水肿、孕妇水肿患者的消肿佳品。

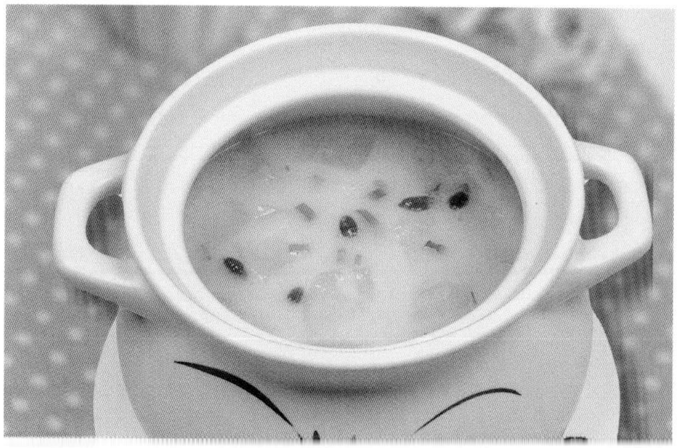

玉米

性味：性平，味甘
归经：归脾、肺经
主打营养素：蛋白质、膳食纤维、镁
热量：444千焦/100克

玉米有开胃益智、宁心安神、调理中气等功效，可促进胎儿的健康。玉米富含的膳食纤维可预防便秘，有利于维护肠道的健康。

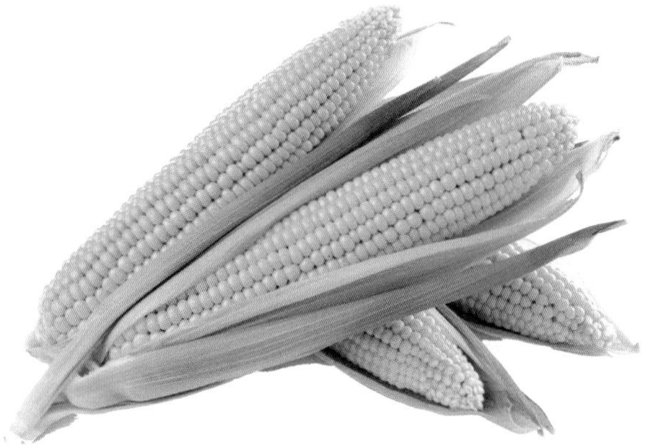

食疗功效

玉米适合糖尿病、水肿、脚气病、小便不利、腹泻、动脉粥样硬化、冠心病、习惯性流产或不育症等患者食用，特别适合孕妇食用。

选购保存

选购玉米时以整齐、饱满、无缝隙、色泽金黄、无霉变、表面光亮者为佳。保存时宜去除外皮和毛须，清洗干净，擦干后放置于冰箱中冷藏。

特别提示 孕妇应常食玉米，以利胎儿健脑。

这样搭配最健康

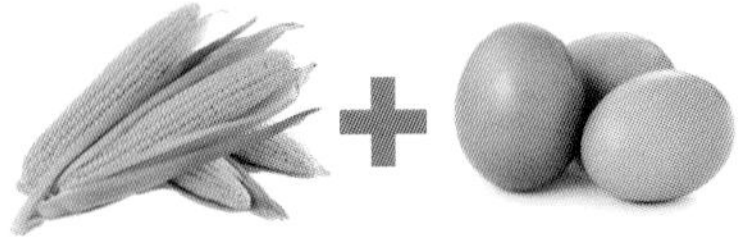

玉米＋鸡蛋

降胆固醇，预防妊娠高血压。

玉米鸡蛋羹

主料

玉米粒100克，鸡蛋2个。

配料

冰糖15克。

做法

1. 先将玉米粒放入清水中洗干净，捞出后沥干，研碎；再将鸡蛋打入碗中，用打蛋器打散。
2. 锅中加入适量清水，倒入碎玉米粒；先用大火煮沸，然后倒入蛋液，再换小火继续煮至熟。
3. 加入冰糖调味即可。

功效解读

这道菜色泽鲜亮、鲜甜爽口，可令人胃口大开。玉米富含维生素，常食可促进肠胃蠕动，加速体内有毒物质的排泄。

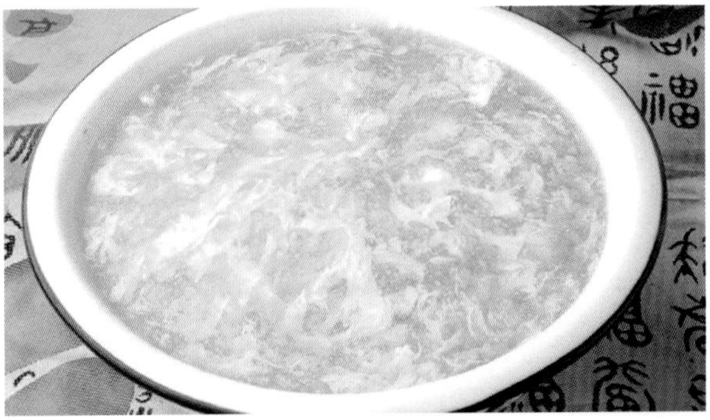

红薯

性味：性平，味甘

归经：归脾、胃经

主打营养素：蛋白质、膳食纤维、各种维生素、矿物质

热量：414千焦/100克

红薯含有丰富的蛋白质、膳食纤维、各种维生素及矿物质，易于被人体吸收。可防治营养不良，且具有补虚乏、益气力、健脾胃、强肾阴等作用。

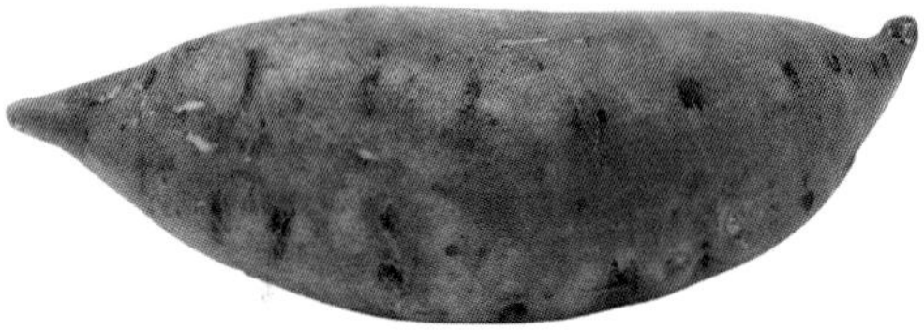

食疗功效

红薯具有补中益气的作用，适宜孕妇补益身体。常吃红薯能防止肝脏和肾脏中的结缔组织萎缩，预防胶原病的发生。

孕期营养

红薯含大量膳食纤维，有助于刺激肠道，增强排便，对防治孕期便秘有好处；且红薯含有阻止糖分转化为脂肪的特殊功能，能防止孕妇在孕期过胖。

特别提示 优先挑选纺锤形状，外皮完整结实，表皮少皱纹，且无斑点，无腐烂的红薯。

营养成分（每100克含量）

营养素	含量	营养素	含量
蛋白质	1.1克	脂肪	0.2克
碳水化合物	23.1克	膳食纤维	1.6克
维生素 A	125微克	维生素 B_1	0.04毫克
维生素 B_2	0.04毫克	维生素 C	26毫克
维生素 E	0.28毫克	钙	23毫克
锌	0.15毫克	铁	0.5毫克

玉米红薯粥

主料

红薯100克，玉米20克，大米80克。

配料

盐3克，葱花少许。

做法

1. 将大米清洗干净，泡30分钟；将红薯清洗干净，去皮，切成块。
2. 锅置火上，注入清水，放入大米、玉米、红薯，煮沸。
3. 待粥成，加入盐调味，最后撒上葱花即可。

功效解读

这道粥咸香可口，有健脾养胃之功效，可为孕妇提供其所需的各种营养。其中，红薯含有膳食纤维、胡萝卜素、维生素A、维生素C等营养成分，营养价值很高。

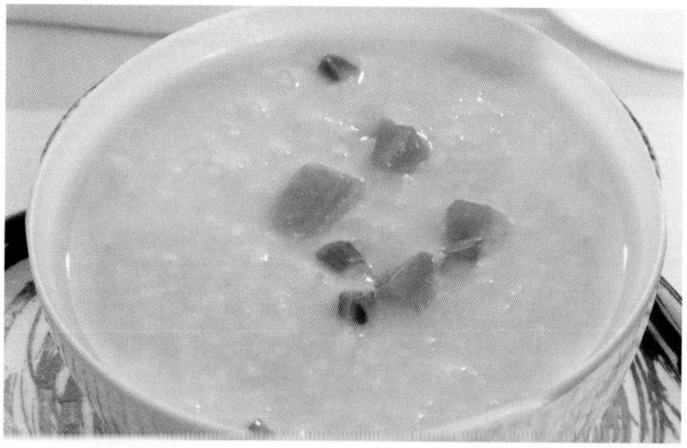

茶树菇

性味：性平，味甘　　主打营养素：蛋白质、钙、铁

归经：归脾、胃经　　热量：1167千焦/100克

茶树菇富含蛋白质、钙和铁，可为人体提供18种所需的氨基酸，有增强免疫力，促进胎儿骨骼和牙齿的发育，防止缺铁性贫血的作用，尤适合孕妇食用。

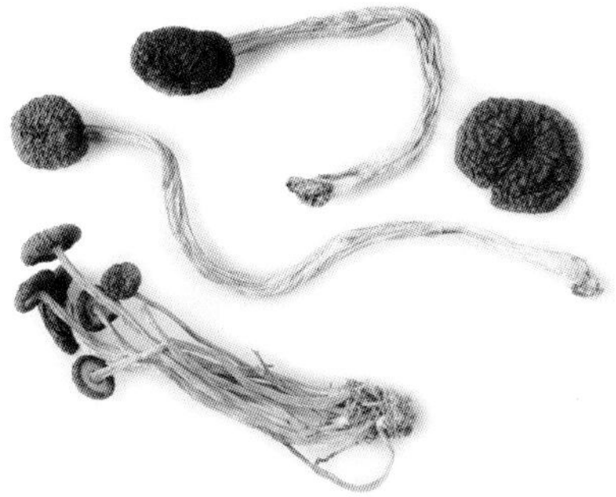

食疗功效

茶树菇低脂低糖，且含有多种矿物元素，能有效降低血糖和血脂。

孕期营养

茶树菇对孕妇水肿有较好的食疗作用，建议孕妇将茶树菇煲汤食用。同时，茶树菇有补肾滋阴、健脾胃、提高人体免疫力、增强人体防病能力的功效。

特别提示 以菇形基本完整、菌盖有弹性、菌柄脆嫩、菌柄长短一致的茶树菇为佳。

营养成分（每100克含量）

营养素	含量	营养素	含量
蛋白质	23.1克	脂肪	2.6克
烟酸	39.39克	维生素 B_1	0.32毫克
维生素 B_2	1.48毫克	镁	124毫克
钙	26.2毫克	钾	4713.9毫克
铁	42.3毫克	钠	186.6毫克

茶树菇鸭汤

主料

鸭肉250克，茶树菇少许。

配料

盐适量。

做法

1. 将鸭肉斩成块，清洗干净后焯水；将茶树菇清洗干净。
2. 将所有主料放入盅内蒸2小时。
3. 最后放入盐调味即可。

功效解读

鸭肉属于热量低、口感较清爽的禽肉；茶树菇是以含有丰富氨基酸和多种营养成分出名的食用菌类。这道菜口感清爽鲜香，鸭肉鲜嫩，茶树菇吃起来也鲜美可口，非常适合孕妇用来滋补身体。

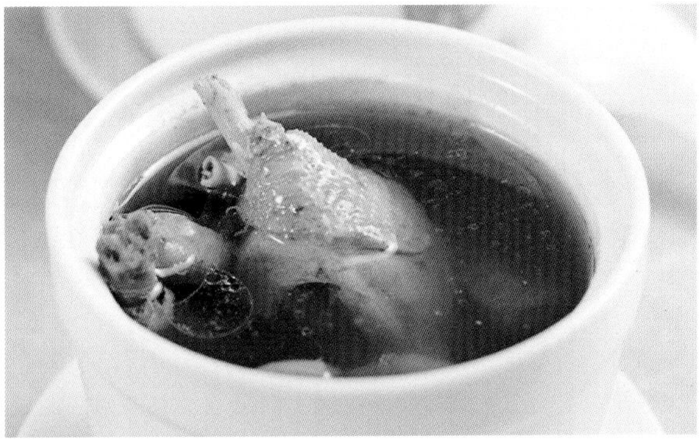

毛豆

性味：性平，味甘　　主打营养素：卵磷脂、钙、铁、锌

归经：归脾、大肠经　　热量：515千焦/100克

毛豆中的卵磷脂是大脑发育不可缺少的营养素，能保证胎儿大脑和视网膜的正常发育。毛豆还富含钙、铁、锌，非常适合孕中期的孕妇食用。

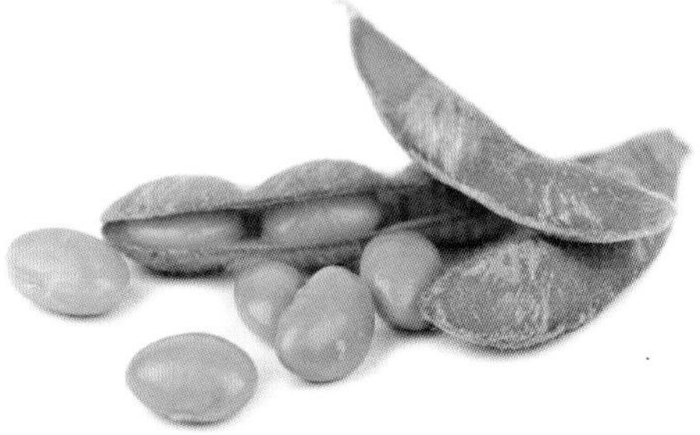

食疗功效

毛豆具有降血脂、抗癌、润肺、强筋健骨等功效，所含的植物性蛋白质有降低胆固醇的功能；所含的丰富的油脂多为不饱和脂肪酸，能清除积存在血管壁上的胆固醇，可预防多种老年性疾病。

孕期营养

在食用毛豆时，可加一小撮盐。由于毛豆中钾的含量较多，能与盐中的钠保持平衡，可消除盐分的不利作用。

特别提示 对黄豆过敏的孕妇不宜多食毛豆。

营养成分（每100克含量）

营养素	含量	营养素	含量
蛋白质	13.1克	膳食纤维	4克
碳水化合物	6.5克	维生素 B_1	0.15毫克
维生素 B_2	0.07毫克	维生素 C	27毫克
维生素 E	2.44毫克	钙	135毫克
锌	1.73毫克	铁	3.5毫克

毛豆粉蒸肉

主料

毛豆300克，五花肉500克。

配料

蒸肉粉适量，盐4克，鸡精2克，老抽5毫升，香菜段10克。

做法

1. 将毛豆洗净，沥干；将五花肉洗净，切成薄片，加蒸肉粉、老抽、盐和鸡精拌匀，腌制。
2. 将毛豆放入蒸笼中，将五花肉摆在毛豆上；将蒸笼放入蒸锅，蒸25分钟，至五花肉和毛豆熟烂时取出。
3. 最后撒上香菜段即可。

功效解读

这道菜咸香味美，营养丰富。毛豆中的蛋白质可以与肉、蛋中的蛋白质相媲美。

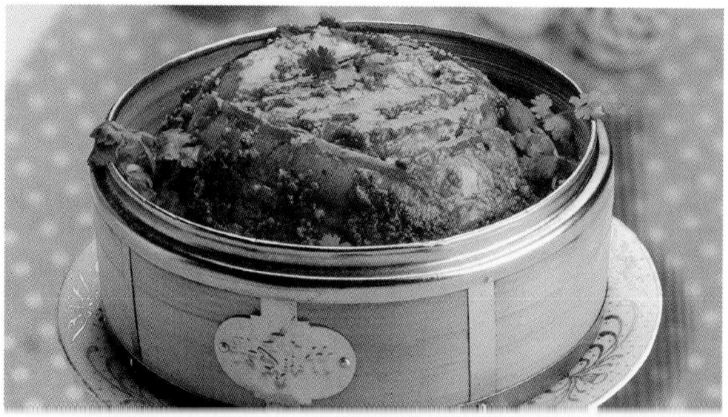

豌豆

性味：性温，味甘　　主打营养素：蛋白质、维生素C

归经：归脾、胃、大肠经　　热量：439千焦/100克

豌豆中的蛋白质不仅含量丰富，且包括了人体所必需的8种氨基酸。可以提高机体的抗病能力，还具有和中益气、解疮毒、通乳及消肿的功效。

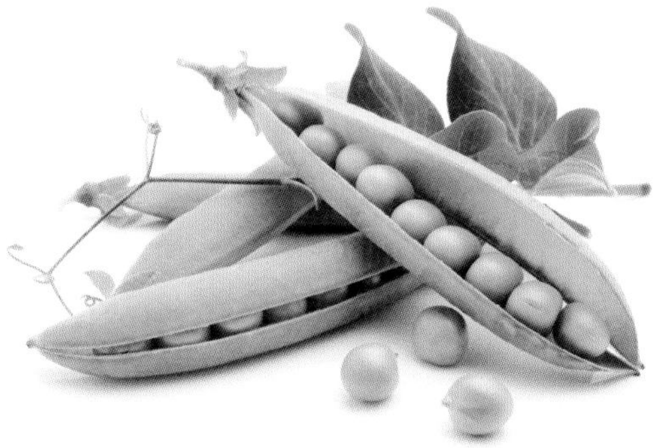

食疗功效

豌豆可以增强人体新陈代谢的功能，可帮助预防心脏病，是脱肛、慢性腹泻、子宫脱垂等中气不足患者的食疗佳品。

选购保存

选购豌豆的时候，扁圆形的成熟度最佳。豌豆上市的早期要选择饱满的，后期要选择较嫩的。建议用保鲜袋装好，扎口，装入有盖的容器内，置于阴凉、干燥、通风处保存。

特别提示　多食豌豆会腹胀，不宜长期大量食用。

这样搭配最健康

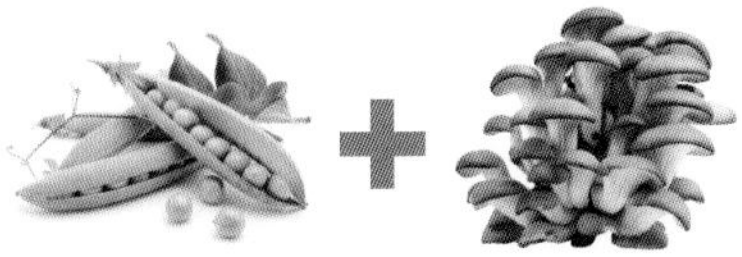

豌豆＋口蘑

可消除食欲不佳的症状，增强营养的吸收。

豌豆猪肝汤

主料

豌豆300克，猪肝250克。

配料

姜少许，盐3克，味精2克。

做法

1. 将猪肝清洗干净，切成片；将豌豆放在凉水中泡发；将姜洗净，切成片。
2. 锅中加水烧开，下入猪肝、姜片、豌豆，一起煮30分钟。
3. 待熟后，调入盐、味精，煮至入味即可。

功效解读

这道汤清香爽口，有养血明目、利水消肿之效。豌豆中的粗纤维能预防孕妇便秘。猪肝中的维生素A能促进细胞分裂、生长，还能保护眼睛，防止眼睛干涩。

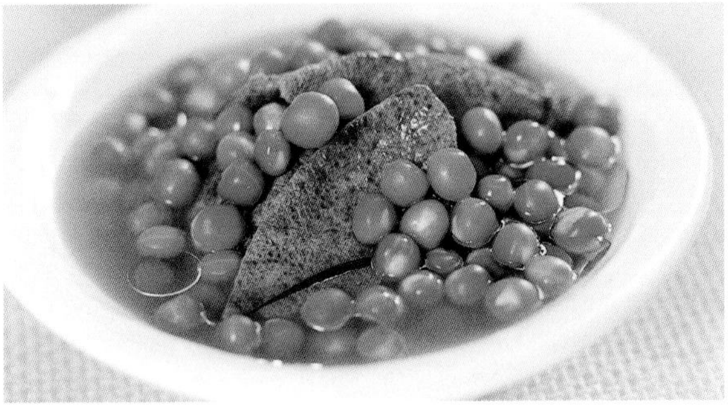

黄豆芽

性味：性凉，味甘

归经：归脾、大肠经

主打营养素：维生素E、钙、铁

热量：184千焦/100克

黄豆芽中所含的维生素E能保护皮肤和毛细血管，可缓解孕妇的妊娠期高血压。黄豆芽能够补钙、补铁，有益智、护眼、排毒、促进胎儿发育的功效。

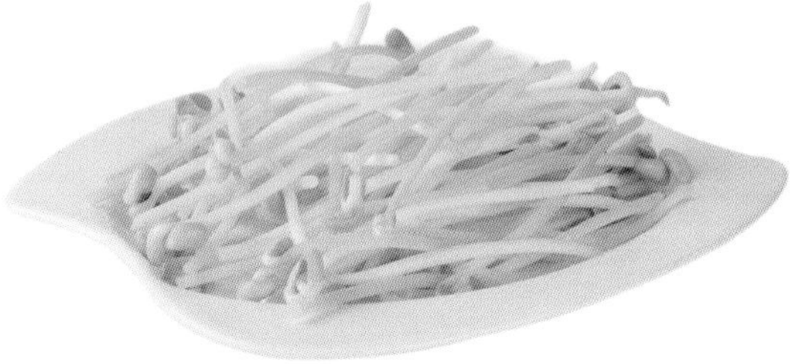

食疗功效

黄豆芽有清热明目、祛湿消肿、防止牙龈出血及心血管硬化、降低胆固醇等功效，对脾胃湿热、大便秘结、寻常疣或高脂血症等有食疗作用。

孕期营养

常吃黄豆芽能滋养毛发，使头发保持乌黑光亮；还有淡化面部雀斑、抗疲劳、抗癌的效果；同时对产后出现的便秘还有一定效果。

特别提示 由于黄豆芽性凉，有慢性腹泻或脾胃虚寒尿多的孕产妇应忌食。

营养成分（每100克含量）

营养素	含量	营养素	含量
蛋白质	4.5克	膳食纤维	1.5克
维生素 B_1	0.04毫克	维生素 B_2	0.07毫克
维生素 C	8毫克	维生素 E	0.8毫克
钙	21毫克	锌	0.54毫克
铁	0.9毫克	硒	0.96微克

豆芽骶骨汤

主料

黄豆芽200克，猪尾骶骨1副，番茄1个。

配料

盐4克。

做法

1. 将猪尾骶骨切成段，汆烫后捞出，冲洗干净。
2. 将黄豆芽冲洗干净；将番茄清洗干净，切成块。
3. 将猪尾骶骨、黄豆芽、番茄放入锅中，加适量水，以大火煮开，转用小火炖30分钟，最后加盐调味即可。

功效解读

本品能增强人体的活力，提高抗病能力，又能预防贫血和血小板的减少。适合身体虚弱的孕妇食用。

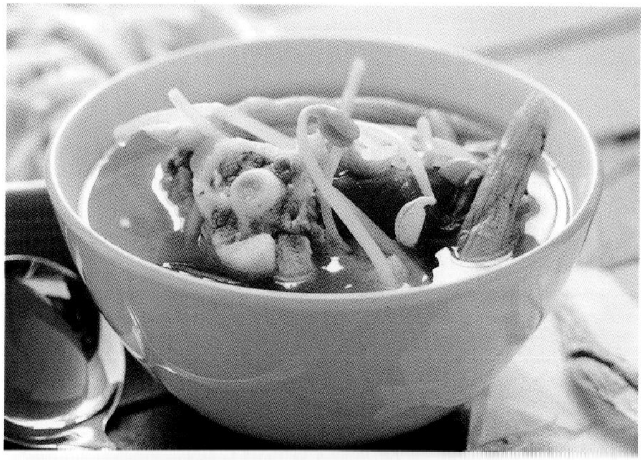

鸡肉

性味：性平、温，味甘

归经：归脾、胃经

主打营养素：蛋白质、锌

热量：699千焦/100克

鸡肉富含优质蛋白，是孕妇良好的蛋白质来源。鸡肉还含有丰富的锌，可提高孕妇的食欲，预防胎儿发育不良。

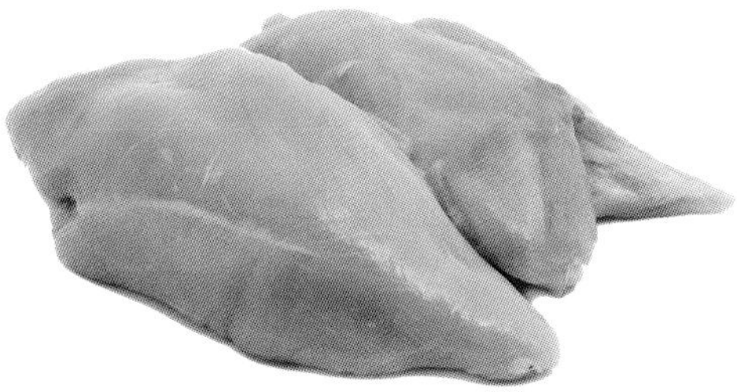

食疗功效

鸡肉具有温中益气、补精填髓、益五脏、补虚损、健脾胃的功效。

孕期营养

新鲜的鸡肉肉质紧密，颜色呈干净的粉红色，且有光泽；鸡皮呈米色，并有光泽和张力，毛囊凸出。孕妇多喝鸡汤可提高自身的免疫力，流感患者多喝鸡汤有助于缓解感冒症状。

特别提示 鸡肉易变质，购买后要马上放进冰箱。一时吃不完，可将剩下的鸡肉煮熟保存。

营养成分（每100克含量）

营养素	含量	营养素	含量
蛋白质	19.3克	脂肪	9.4克
碳水化合物	1.3克	维生素A	48微克
维生素 B_1	0.05毫克	维生素 B_2	0.09毫克
维生素E	0.67毫克	钙	9毫克
铁	1.4毫克	硒	11.7微克

松仁鸡肉炒玉米

主料

玉米粒200克，松仁、黄瓜、胡萝卜各50克，鸡肉150克。

配料

盐3克，水淀粉、食用油各适量。

做法

1. 将玉米粒、松仁均洗净；将鸡肉、胡萝卜均洗净，切成丁；将黄瓜洗净，一半切成丁，一半切成片。
2. 锅下油烧热，放入鸡肉、松仁略炒，再放入玉米粒、黄瓜丁、胡萝卜丁翻炒片刻，加盐调味；待熟后用水淀粉勾芡；装盘，最后将切好的黄瓜片摆在四周进行装饰即可。

功效解读

这道菜的蛋白质含量相对较高，且容易被人体消化吸收。

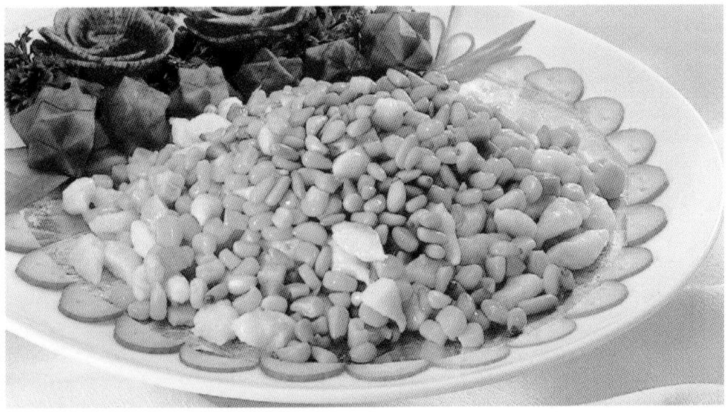

鸡蛋

性味：性平，味甘

归经：归心、肾经

主打营养素：蛋白质、卵磷脂、维生素A

热量：602千焦/100克

鸡蛋含大量蛋白质、DHA、卵磷脂、卵黄素等营养素，对胎儿的大脑发育很有好处，可提高机体的抵抗力，保证胎儿大脑和视网膜的正常发育。

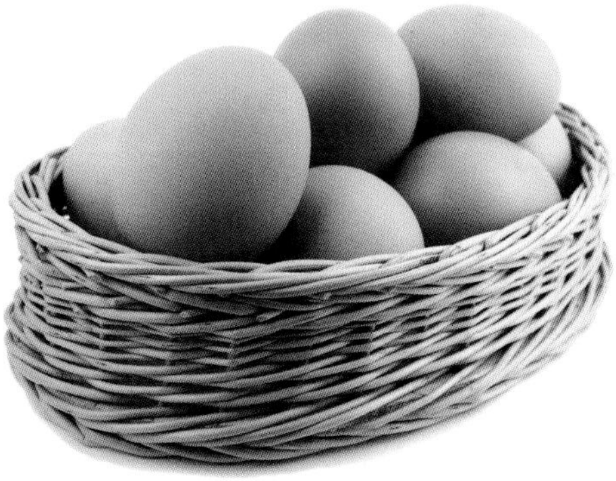

食疗功效

鸡蛋清性微寒而气清，有益精补气、护肤美肤的作用，有助于延缓衰老；蛋黄性温而气浑，能滋阴润燥、养血息风。

选购保存

优质鲜蛋，蛋壳清洁、完整、无光泽，壳上有一层白霜，捏住鸡蛋摇晃，不会听到声音。将鸡蛋放进冰箱里能保鲜半个月。

特别提示 鸡蛋一天的食用量不要超过2个。

这样搭配最健康

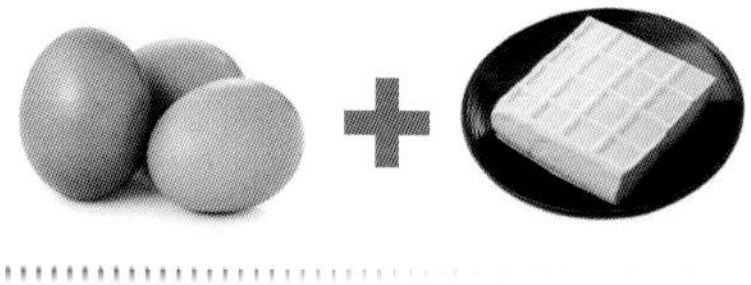

鸡蛋＋豆腐

有利于钙的吸收，预防抽筋。

双色蒸水蛋

主料

鸡蛋2个，菠菜适量。

配料

盐3克。

做法

1. 将菠菜清洗干净后切碎。
2. 取碗，用盐将菠菜腌制片刻，用力将菠菜揉透至出水，再将菠菜叶中的汁水挤干净。
3. 将鸡蛋打入碗中，拌匀，加盐，再分别倒入鸳鸯锅的两边；在锅的一侧放入菠菜碎，最后放入锅中蒸熟即可。

功效解读

本品富含DHA和卵磷脂、卵黄素，对胎儿的神经系统和身体发育有利。能健脑益智，改善记忆力，并能促进肝细胞再生。

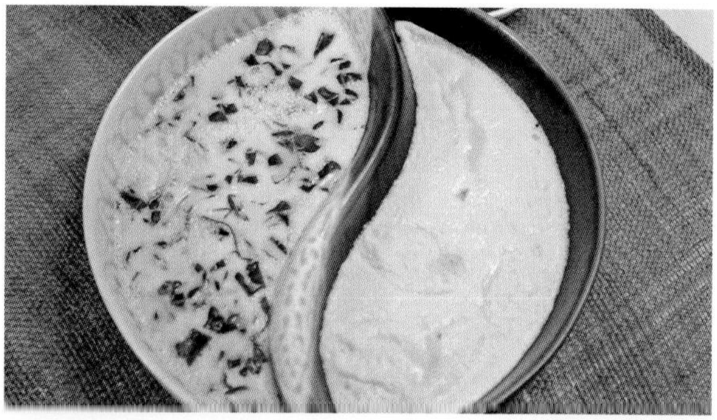

青鱼

性味：性平，味甘

归经：归脾、胃经

主打营养素：磷脂、钾、硒、钙、Ω-3脂肪酸

热量：494千焦/100克

青鱼肉嫩味美，含有蛋白质、脂肪、钙、磷、铁、维生素B_1、维生素B_2、烟酸及微量元素锌、硒等，具有补益肝肾、益气化湿之功效，可防妊娠水肿。

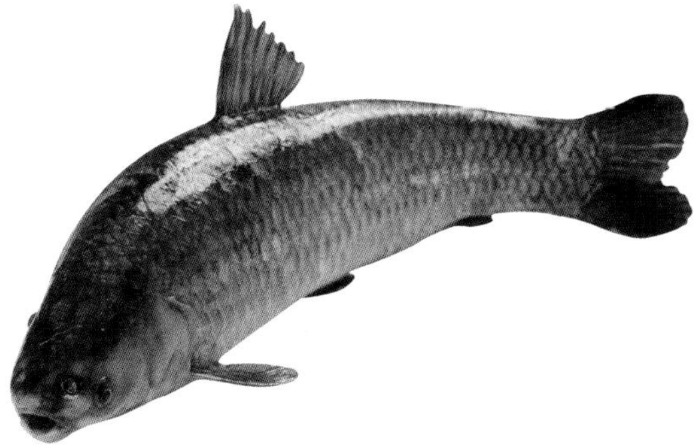

食疗功效

青鱼具有补气、健脾、养胃、化湿、祛风、利水等功效。由于青鱼还含有丰富的硒、碘等微量元素，故有抗衰老、防癌的作用。

选购保存

青鱼的鳃盖紧闭，不易打开，鳃片鲜红，鳃丝清晰，则表明鱼新鲜。可将青鱼切成小块，放入冰箱冷藏，也可做成鱼干保存。

特别提示 常食青鱼可预防妊娠糖尿病。

这样搭配最健康

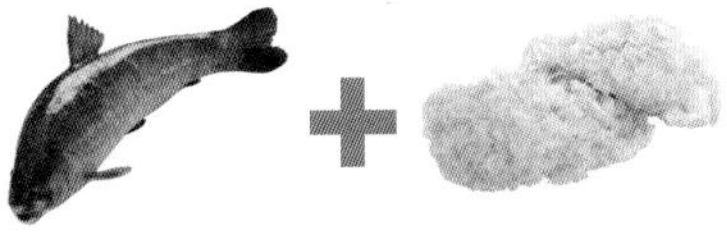

青鱼 + 银耳

可滋补身体，解乏除烦。

荆沙鱼糕

主料

青鱼1条，鸡蛋4个，肥肉200克，姜10克，葱20克。

配料

盐3克，鸡精2克。

做法

1. 将青鱼洗净后放入搅拌机中搅打成鱼蓉。
2. 将肥肉切成丝；将姜切成末；将葱取葱白切成末。
3. 从鸡蛋中取出蛋清，加入肥肉、鱼蓉、葱姜末、调味料，一起搅打上劲，放入蒸锅蒸40分钟；抹上鸡蛋黄，再蒸10分钟；取出，改刀。
4. 将改刀的鱼糕切成片，再蒸5分钟。

功效解读

本品鱼香味浓郁，营养丰富。

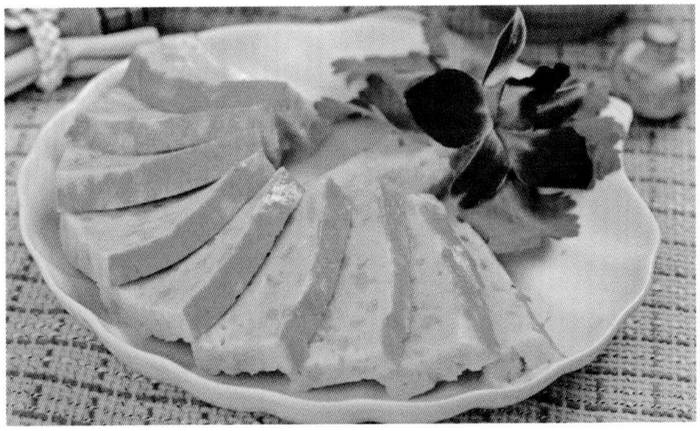

银鱼

性味：性平，味甘

归经：归脾、胃经

主打营养素：蛋白质、钙、维生素A

热量：439千焦/100克

银鱼含有丰富的蛋白质和钙，有强身健体、提高免疫力的作用。其所含的钙还可以促进胎儿的骨骼和牙齿发育，是孕妇的上等滋补品。

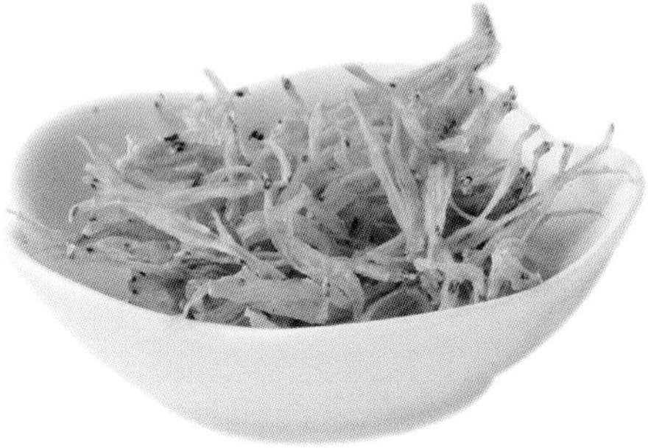

食疗功效

银鱼具有益脾、润肺、补肾的功效。银鱼还属于高蛋白、低脂肪的食品，可辅助治疗脾胃虚弱、肺虚咳嗽及虚劳诸疾。

孕期营养

银鱼身圆如筋，洁白如银，体柔无鳞。银鱼为营养学家所认可的长寿食品之一，被誉为“鱼参”。孕妇常食银鱼可增强体质，预防感冒。

特别提示 银鱼不适合放在冰箱内长时间保存，最好用清水盛放。

营养成分（每100克含量）

营养素	含量	营养素	含量
蛋白质	17.2克	脂肪	4克
维生素 B_1	0.03克	维生素 B_2	0.05毫克
维生素 E	1.86毫克	锌	0.16毫克
铁	0.9毫克	钙	46毫克

银鱼煎蛋

主料

银鱼150克，鸡蛋4个。

配料

盐3克，陈醋、味精、食用油各少许。

做法

1. 将银鱼用清水漂洗干净，沥干水分，备用。
2. 取碗，将鸡蛋打散，放入备好的银鱼，调入盐、味精，用筷子搅拌均匀。
3. 锅置火上，放入少许食用油，烧至五成热，放入银鱼、鸡蛋，煎至两面金黄，最后烹入陈醋即可。

功效解读

银鱼善补脾胃、宣肺、利水；鸡蛋富含蛋白质、脂肪和铁、钙、钾等人体所需要的矿物质。此菜可以补血益气、增强免疫力。

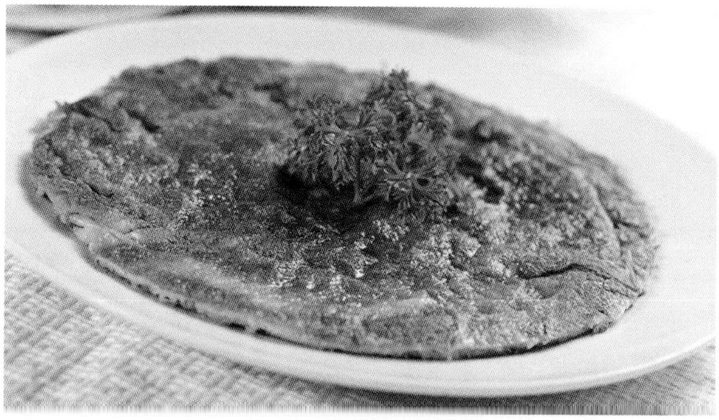

葡萄

性味：性平，味甘、酸

归经：归肺、脾、肾经

主打营养素：维生素C、铁

热量：180千焦/100克

葡萄所含的糖、维生素C和铁较为丰富，能为人体提供能量。其所含的维生素C可促进人体对铁的吸收，有效预防孕妇患缺铁性贫血。

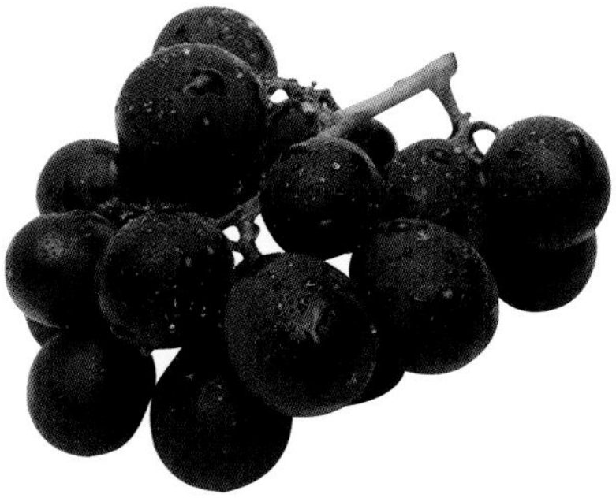

食疗功效

葡萄具有滋补肝肾、养血益气、生津除烦、健脑养神的功效，可舒缓神经衰弱和疲劳过度，同时还能改善腰酸腿痛、面浮肢肿等症。

孕期营养

孕妇在食用葡萄后应间隔4小时再吃水产品为宜，以免葡萄中的鞣酸与水产品中的钙结合后形成难以吸收的物质，影响健康。

特别提示 葡萄的保质期短，买后最好尽快吃完。用保鲜袋密封后放入冰箱，能保存4～5天。

营养成分（每100克含量）

营养素	含量	营养素	含量
膳食纤维	0.4克	维生素A	8微克
维生素B_1	0.04毫克	维生素B_2	0.02毫克
维生素C	25毫克	维生素E	0.7毫克
锌	0.18毫克	铁	0.4毫克

酸甜葡萄菠萝奶

主料

白葡萄50克，柳橙1/3个，菠萝150克，鲜奶30毫升。

配料

蜂蜜30毫升。

做法

1. 将白葡萄清洗干净，去皮和籽；将柳橙清洗干净，切成块；将菠萝去皮，洗净，切成块。
2. 将白葡萄、柳橙、菠萝、鲜奶放入搅拌机，搅打后倒入杯中，最后加入蜂蜜，拌匀即可。

功效解读

本品酸甜可口，奶香诱人，含有多种维生素、矿物质、糖类等大脑所必需的营养成分，可促进胎儿发育。

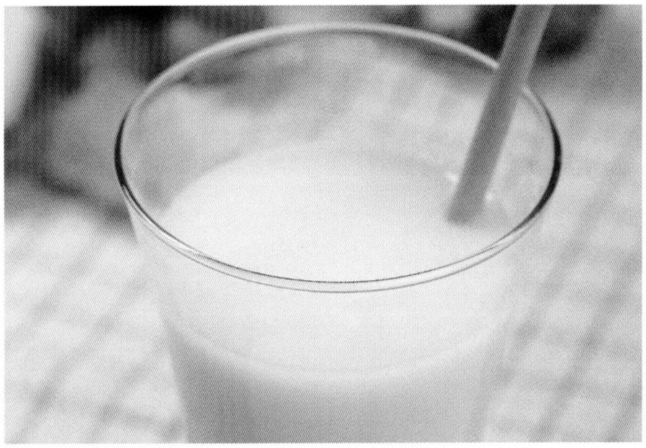

火龙果

性味：性凉，味甘

归经：归胃、大肠经

主打营养素：维生素C、铁

热量：213千焦/100克

火龙果富含美白皮肤、防黑斑的维生素C。同时火龙果的含铁量比一般的水果要高。铁是制造血红蛋白、肌红蛋白、胶原蛋白和多种酶的不可缺少的元素。

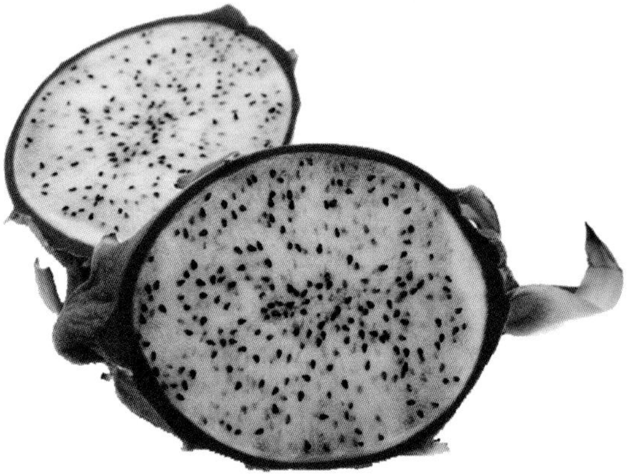

食疗功效

火龙果具有明目降火的功效，孕妇食之非常有益。由于火龙果含有的植物性蛋白是具黏性和胶质性的物质，对胃壁有保护作用。火龙果还有抗氧化、抗自由基、抗衰老的作用。

选购保存

火龙果以外观光滑亮丽、果身饱满、颜色呈鲜紫红者为佳。

特别提示 火龙果不宜放入冰箱中，宜现买现吃。

这样搭配最健康

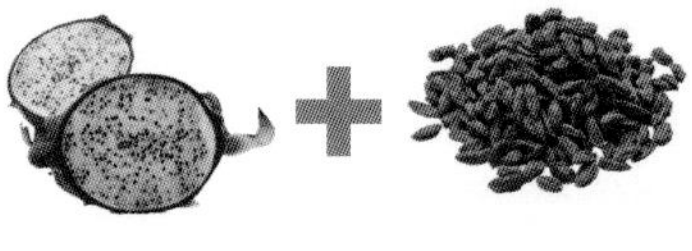

火龙果 + 枸杞子

可补血养颜，淡化妊娠斑。

火龙果芭蕉萝卜汁

主料

火龙果200克，芭蕉2根，白萝卜100克，柠檬半个。

配料

白糖少量。

做法

1. 将柠檬清洗干净，去皮，切成块；将芭蕉、火龙果、白萝卜分别清洗干净，去皮，切成块。
2. 将柠檬、芭蕉、火龙果、白萝卜放入搅拌机中，加入适量水，搅打成汁后，加入白糖即可饮用。

功效解读

火龙果的含铁量丰富，有助于预防贫血。芭蕉含有丰富的叶酸。

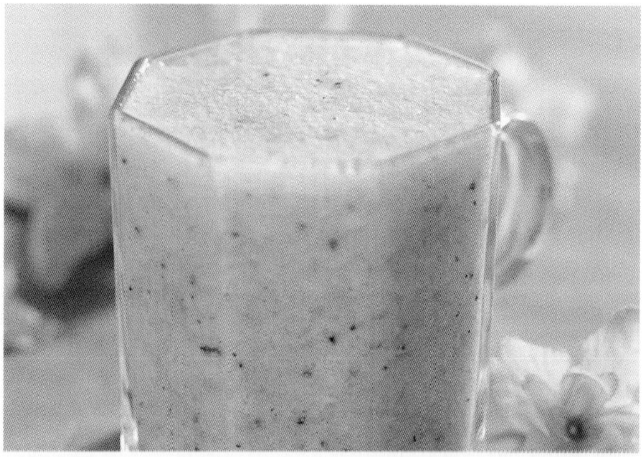

杨桃

性味：性寒，味甘、酸　　主打营养素：糖类、维生素、酸性物质

归经：归肺、胃、膀胱经　　热量：121千焦/100克

杨桃含有多种营养素，并带有一股清香，有助于增进食欲。杨桃中糖类、维生素及有机酸含量丰富，能生津止渴、消除疲劳。

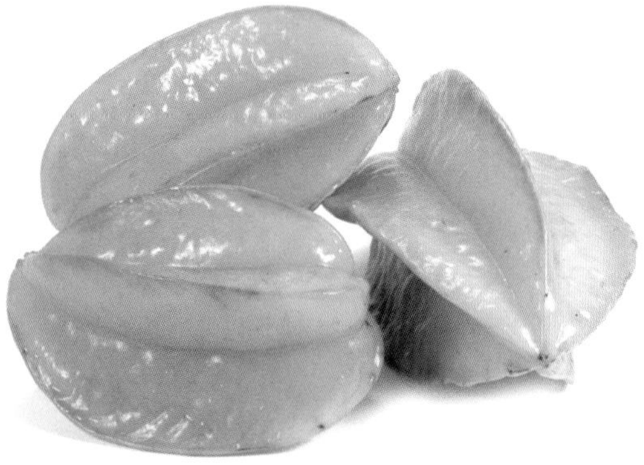

食疗功效

杨桃有清热、生津、止咳、利水、解酒等功效，可提高胃液的酸度，促进食物的消化；还能降低血糖、血脂，减少机体对脂肪的吸收。

选购保存

要选择果实大、棱片肥厚、有重量感、色泽深，且具有光泽、有香气的杨桃。杨桃不能放入冰箱中冷藏，要放在通风阴凉处储存。

特别提示 杨桃性寒，一次食用不宜太多。

这样搭配最健康

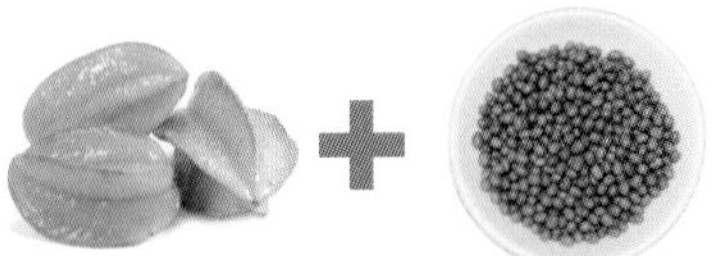

杨桃 + 绿豆

可消暑利水，清热解毒。

杨桃柳橙汁

主料

杨桃2个，柳橙1个，柠檬汁少许。

配料

蜂蜜少许。

做法

1. 将杨桃清洗干净，切成块；将柳橙清洗干净，切成块，备用。
2. 将杨桃块、柳橙块与柠檬汁一起放入榨汁机中榨汁，最后调入蜂蜜，拌匀即可。

功效解读

杨桃含有大量的挥发性成分，气味芳香。其富含的多种营养对孕妇十分有益。

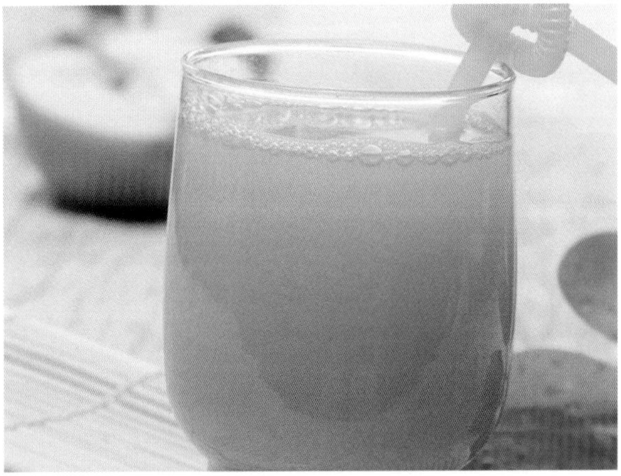

樱桃

性味：性热，味甘

归经：归脾、胃经

主打营养素：维生素A、胡萝卜素、维生素C

热量：192千焦/100克

樱桃含有维生素A、胡萝卜素、维生素C，可提高免疫力。樱桃的含铁量在水果中较高，孕妇常食樱桃可促进血红蛋白再生，防治缺铁性贫血。

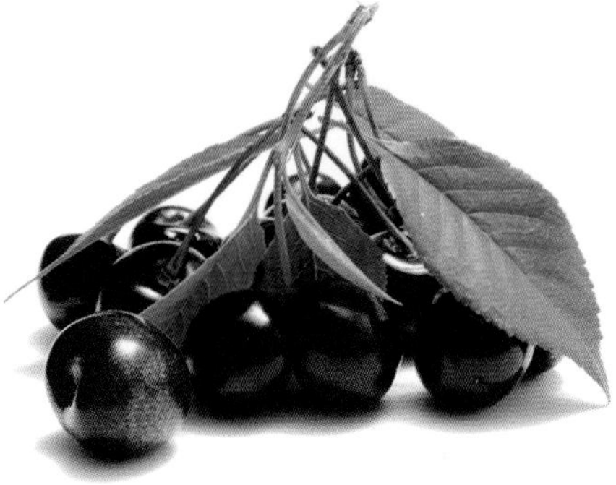

食疗功效

樱桃具有益气、健脾、和胃、祛风湿的功效，还可防治缺铁性贫血，增强体质，健脑益智，有助于促进胎儿的脑部发育。

孕期营养

樱桃不仅是孕妇的理想水果，也是哺乳期妇女的理想水果。樱桃对预防孕妇出现缺铁性贫血有良好效果，又可增强体质，健脑益智。

特别提示 应选颜色鲜艳、果粒饱满、表面有光泽和弹性的樱桃。

营养成分（每100克含量）

营养素	含量	营养素	含量
膳食纤维	0.3克	维生素 B_1	0.02毫克
维生素 B_2	0.02毫克	维生素 C	10毫克
维生素 E	2.22毫克	钙	11毫克
锌	0.23毫克	铁	0.4毫克

樱桃草莓汁

主料

红樱桃150克，草莓200克，红葡萄250克。

做法

1. 将红葡萄、红樱桃、草莓清洗干净；将红葡萄对半切开，将大颗草莓切成块，然后与红樱桃一起放入榨汁机中榨汁。
2. 把榨好的汁倒入玻璃杯中，杯边加颗红樱桃作为装饰即可。

功效解读

这款饮品味道酸甜，不仅能促进食欲，还能增强孕妇的抵抗力，防治贫血，是孕妇的理想饮品。

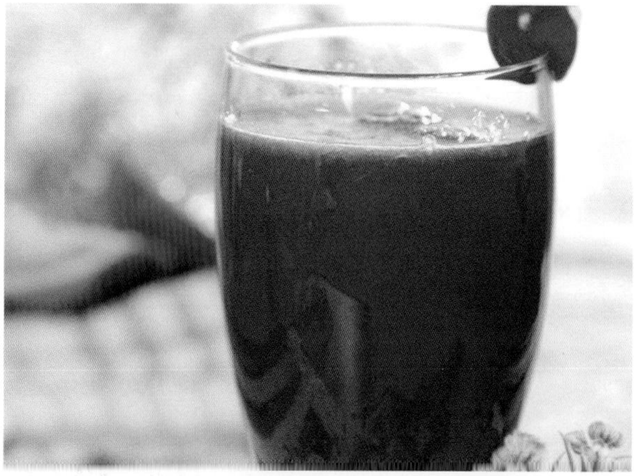

黑豆

性味：性平，味甘　　主打营养素：膳食纤维、维生素E、钙、锌、硒

归经：归心、肝、肾经　　热量：1594千焦/100克

黑豆含有的维生素E可驻颜、明目、乌发，还可使皮肤白嫩，改善妊娠纹。黑豆中含有的钙、锌等矿物元素有助于胎儿发育。

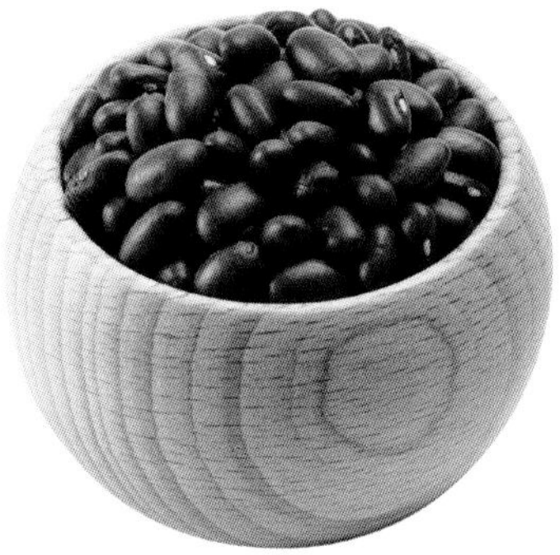

食疗功效

黑豆具有活血、解毒、利尿、明目等功效。黑豆含有丰富的维生素E，能清除体内的自由基，减少皮肤的皱纹，达到养颜美容的目的。此外，黑豆还可促进胆固醇的代谢，降低血脂。

选购保存

以豆粒完整、大小均匀、颜色乌黑者为佳。黑豆宜存放在密封罐中，置于阴凉处保存。

特别提示 黑豆皮含抗氧化剂，食用时建议不要去皮。

这样搭配最健康

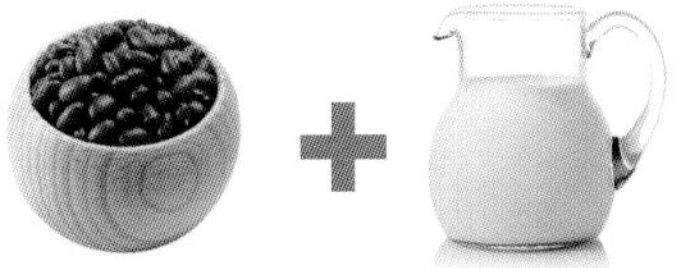

黑豆 + 牛奶

有利于维生素B_{12}的吸收。

黑豆排骨汤

主料

黑豆10克，猪小排100克。

配料

葱花、姜丝、盐各少许。

做法

1. 将黑豆、猪小排清洗干净。
2. 将适量的水放入锅中，开中火；待水开后，放入黑豆及猪小排、姜丝进行熬煮。
3. 待食材煮软至熟后，加入盐调味，最后撒上葱花即可。

功效解读

这道汤能够补充孕妇所需的铁、胡萝卜素、维生素A、叶酸和蛋白质。黑豆是一种有效的补肾品，可以有效地缓解孕妇尿频、腰酸及下腹部阴冷等症状。

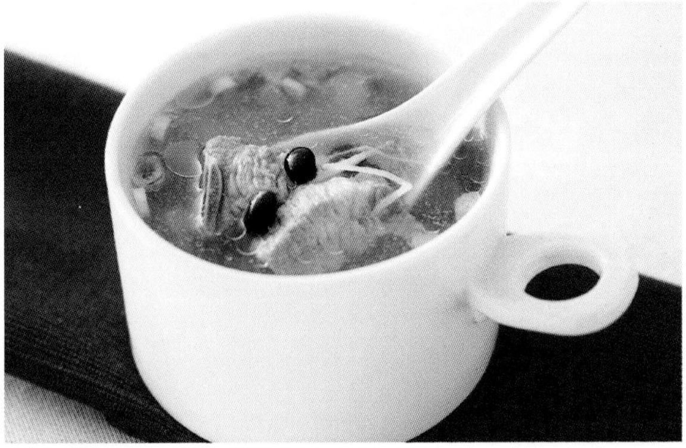

腰果

性味：性平，味甘

归经：归脾、胃、肾经

主打营养素：膳食纤维、钙、镁、铁

热量：2184千焦/100克

腰果富含膳食纤维以及钙、镁、铁，有降低血糖和胆固醇的作用。此外，腰果还可维持正常的血压水平，对食欲不振、下肢水肿及多种炎症也有显著功效。

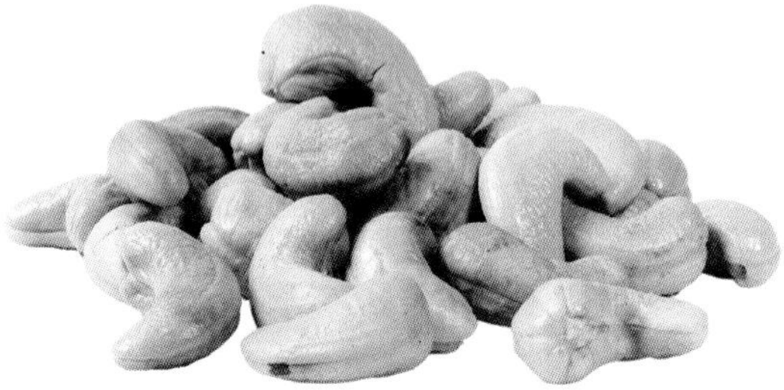

食疗功效

腰果对夜盲症、干眼症及皮肤角化有预防作用，能增强人体的抗病能力，预防癌症。腰果还含有丰富的油脂，可以润肠通便。

孕期营养

腰果有补充体力和消除疲劳的良好功效，能使干燥的皮肤得到改善，还可以为孕妇补充铁、锌等。

特别提示 以外观呈月牙形、色泽白、饱满、气味香、油脂丰富、无蛀虫、无斑点的腰果为佳。

营养成分（每100克含量）

营养素	含量	营养素	含量
蛋白质	17.3克	脂肪	36.7克
碳水化合物	38克	膳食纤维	3.6克
维生素A	8微克	维生素B_1	0.27毫克
维生素B_2	0.13毫克	维生素E	3.17毫克
钙	26毫克	锌	4.3毫克
铁	4.8毫克	硒	34微克

腰果炒西芹

主料

西芹200克，百合、腰果各100克，红甜椒、胡萝卜各50克。

配料

盐、白糖各3克，水淀粉、食用油各适量。

做法

1. 将西芹清洗干净，切成段；将百合清洗干净，剥成片；将红甜椒去蒂，清洗干净，切成片；将胡萝卜清洗干净，切成片；将腰果清洗干净。
2. 腰果入油锅略炸，再放入西芹、百合、红甜椒、胡萝卜一起炒，加盐、白糖炒匀；待熟时用水淀粉勾芡，最后装盘即可。

功效解读

本品爽脆、清香，可以增进孕妇的食欲。

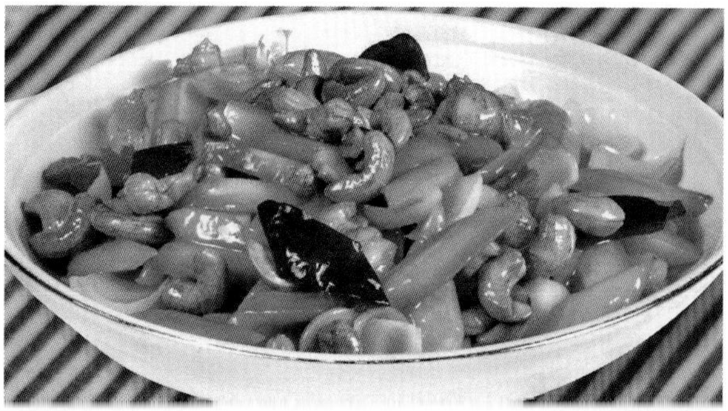

豆浆

性味：性平，味甘

归经：归心、脾、肾经

主打营养素：蛋白质、矿物元素、维生素

热量：59千焦/100克

豆浆含有丰富的植物蛋白，还含有维生素B_1、维生素B_2和烟酸、铁、钙、硒等营养素，是孕妇预防贫血以及低血压等多种病症的优选食物之一。

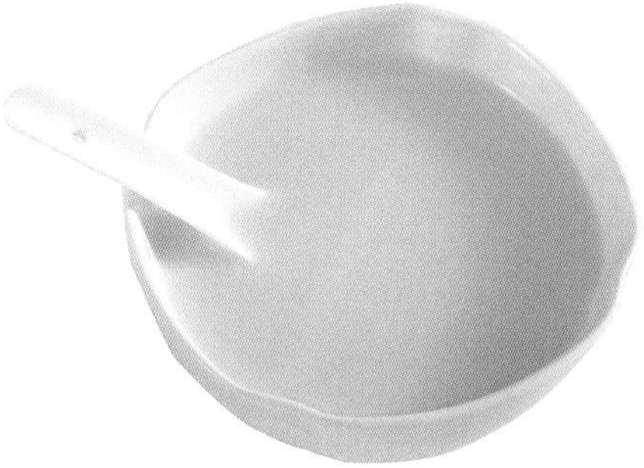

食疗功效

豆浆可维持人体营养的平衡，全面调节内分泌系统，降低血压、血脂，减轻心血管的负担，增加心脏的活力，优化血液循环，保护心血管；并有平补肝肾、抗癌、增强免疫力等功效。常饮鲜豆浆还可预防孕妇出现高血压、糖尿病、便秘。

孕期营养

如果产妇产后有胃病，或产前就有胃部不适、慢性胃炎等疾病，最好不要喝豆浆。

特别提示 豆浆不能放在保温瓶里存放。

营养成分（每100克含量）

营养素	含量	营养素	含量
蛋白质	1. 8克	脂肪	0.7克
维生素 A	15微克	维生素 B_1	0.02毫克
维生素 B_2	0.02毫克	维生素 E	0.8毫克
钙	10毫克	硒	0.14微克

核桃豆浆

主料

黄豆100克，核桃仁30克。

配料

白糖适量。

做法

1. 将黄豆泡软，清洗干净；将核桃仁清洗干净。
2. 将黄豆、核桃仁放入豆浆机中，添水，搅打成豆浆；烧沸后滤出豆浆，加白糖拌匀即可。

功效解读

黄豆是豆类中营养价值最高的，其所富含的钙能促进胎儿骨骼的发育，卵磷脂能促进胎儿脑部的发育。核桃仁中含有较多的蛋白质及人体必需的不饱和脂肪酸，能滋养脑细胞，增强脑功能，可促进胎儿的大脑发育。

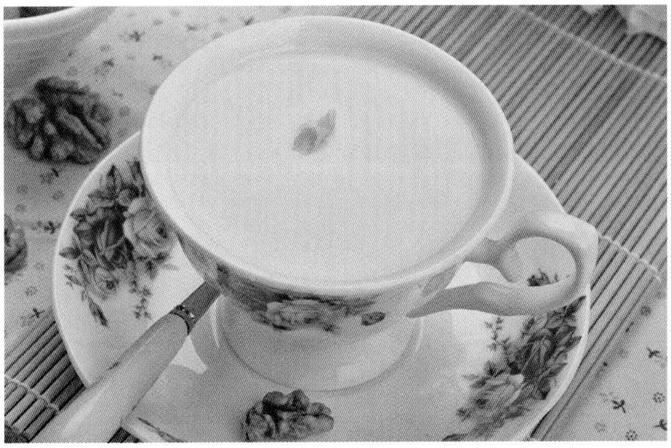

胡萝卜

性味：性平，味甘、涩

归经：归心、肺、脾、胃经

主打营养素：维生素A、膳食纤维

热量：155千焦/100克

胡萝卜中含有丰富的维生素A，它是促进机体生长的重要维生素，有助于细胞增殖与生长。胡萝卜还富含膳食纤维，可缓解孕晚期孕妇便秘带来的痛苦。

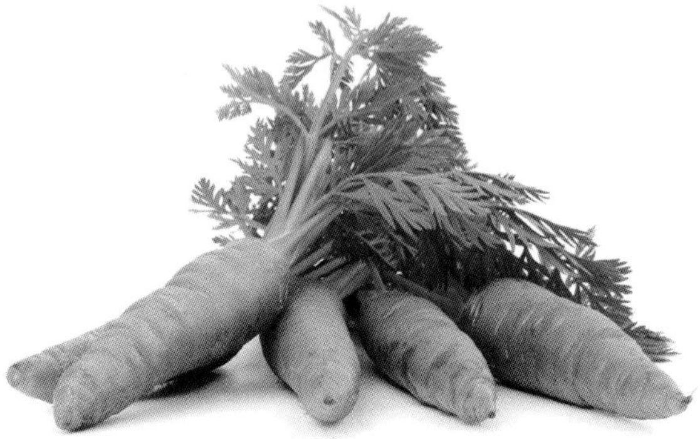

食疗功效

胡萝卜具有健脾和胃、补肝明目、清热解毒、降低血压、透疹、降气止咳等功效，对孕妇的肠胃不适、便秘、高血压等症有食疗作用。

选购保存

要选根粗大、心细小、质地脆嫩、外形完整的胡萝卜。宜将胡萝卜加热，放凉后用容器保存。冷藏可保鲜5天，冷冻可保鲜2个月左右。

特别提示 胡萝卜一次不宜食用太多。

这样搭配最健康

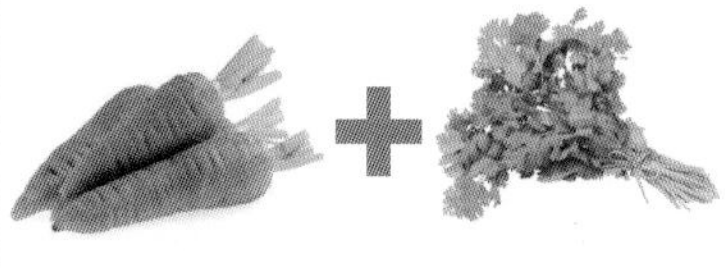

胡萝卜 + 香菜

开胃消食，增强营养物质的吸收。

胡萝卜豆腐汤

主料

胡萝卜100克，豆腐75克。

配料

清汤500毫升，香菜3克，盐、香油各少许。

做法

1. 将胡萝卜去皮，清洗干净，切成丝；将豆腐清洗干净，切成丝，备用；将香菜切成段。
2. 净锅上火，倒入清汤，下入胡萝卜、豆腐烧开；调入盐，煲至熟；淋入香油，最后撒上香菜段即可。

功效解读

此汤可增加孕妇的胃口。胡萝卜中的胡萝卜素可转变成维生素A，可增强机体的免疫力，对促进胎儿的生长发育有重要意义。

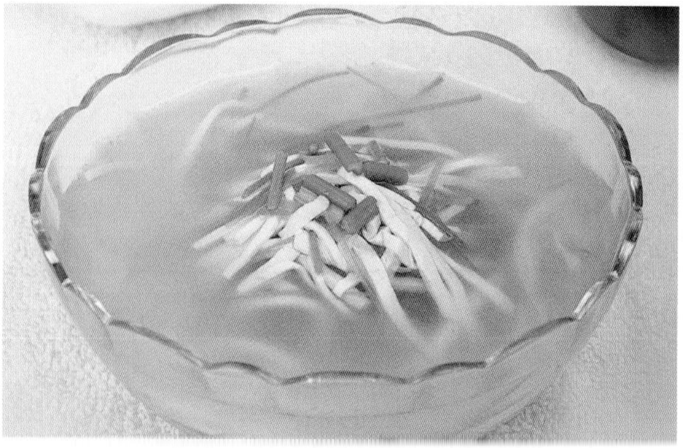

茼蒿

性味：性温，味甘、涩

归经：归肝、肾经

主打营养素：叶酸、胡萝卜素

热量：88千焦/100克

茼蒿含有丰富的维生素A和叶酸，对孕妇和胎儿来说非常有益。另外，茼蒿富含铁、钙等营养元素，可增强骨骼的坚韧性，预防孕妇贫血和腿抽筋。

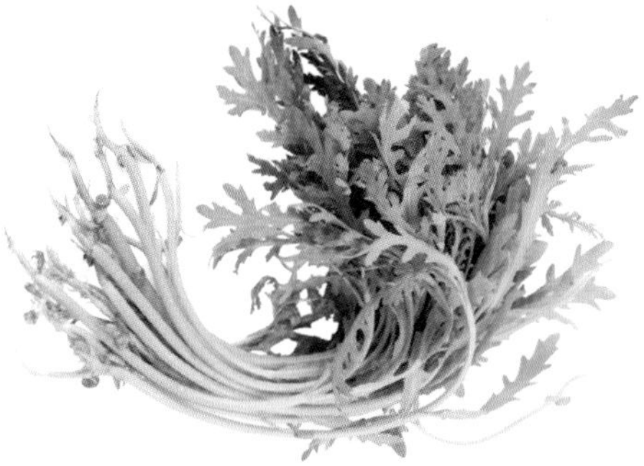

食疗功效

茼蒿有平肝补肾、缩小便、宽中理气的作用，对心悸、失眠多梦、心烦不安、痰多咳嗽、腹泻、胃脘胀痛、夜尿频多等症有食疗作用。

孕期营养

茼蒿的茎和叶可以同食，有蒿之清气、菊之甘香。茼蒿含有多种氨基酸、脂肪、蛋白质及较高含量的钠、钾等矿物盐，能调节体内的水液代谢，通利小便，消除水肿。

特别提示 茼蒿以水嫩、深绿色的为佳。

营养成分（每100克含量）

营养素	含量	营养素	含量
膳食纤维	1.2克	维生素 B_2	0.09毫克
维生素 C	18毫克	维生素 E	0.92毫克
钙	73毫克	锌	0.35毫克
铁	2.5毫克	硒	0.6微克

素炒茼蒿

主料

茼蒿500克。

配料

蒜蓉10克，盐3克，食用油适量。

做法

1. 将茼蒿去掉黄叶后清洗干净，切成段。
2. 油锅烧热，放入蒜蓉爆香；倒入茼蒿，快速翻炒至熟。
3. 最后放入盐调味，出锅装盘即可。

功效解读

茼蒿含有丰富的维生素A和叶酸，对孕妇非常有益，更有利于胎儿的健康发育。同时，茼蒿富含的粗纤维有助于肠道蠕动，促进排便，可预防孕妇便秘。

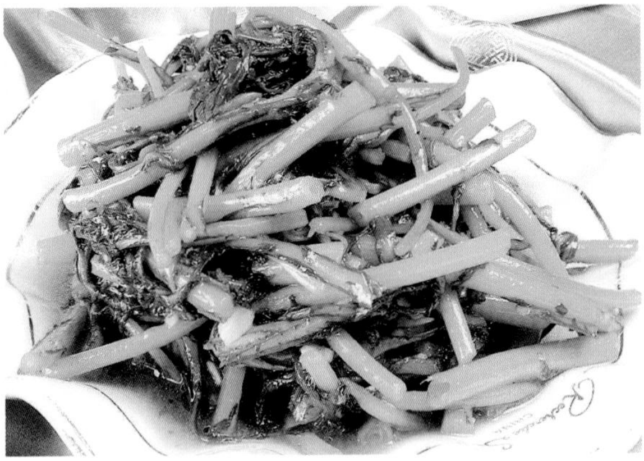

丝瓜

性味：性凉，味甘
归经：归肝、胃经
主打营养素：维生素C、B族维生素
热量：84千焦/100克

丝瓜的维生素C含量较高，可用于抗坏血病及预防各种维生素C的缺乏症。丝瓜中B族维生素的含量也较高，有利于胎儿的大脑发育及孕妇自身的健康。

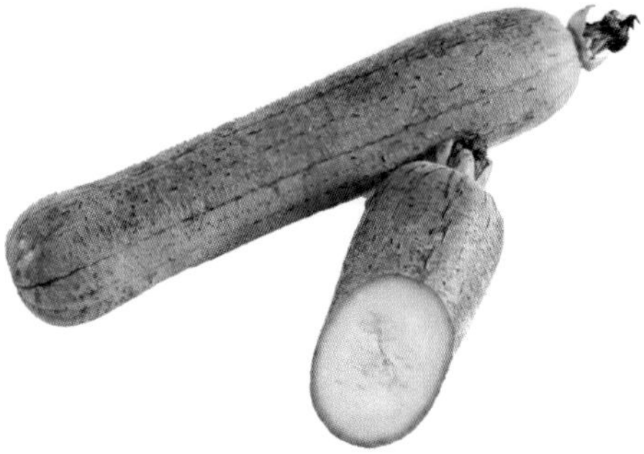

食疗功效

丝瓜有清暑凉血、解毒通便、祛风化痰、润肌美容、通经络、行血脉、下乳汁等功效，还能用于热病烦渴、痰喘咳嗽、产妇乳汁不下等病症，孕产妇可适量食用。

孕期营养

人们吃丝瓜，多是轻微去皮后，切片清炒，荤素皆可；做出的丝瓜菜肴清香四溢、爽滑利口。

特别提示 以瓜把质地较硬，没有刮伤或变黑痕迹的丝瓜为佳。

营养成分（每100克含量）

营养素	含量	营养素	含量
膳食纤维	0.6克	维生素A	15微克
维生素B_1	0.02毫克	维生素C	5毫克
镁	11毫克	锌	0.21毫克
铁	0.4毫克	磷	29毫克

炒丝瓜

主料
丝瓜300克，红甜椒30克。

配料
盐3克，鸡精2克，食用油适量。

做法
1. 将丝瓜去皮，清洗干净，切成块；将红甜椒去蒂，清洗干净，切成片，备用。
2. 油锅烧热，放入丝瓜、红甜椒，炒至八成熟；加盐、鸡精调味，炒熟后装盘即可。

功效解读
此菜有清热利肠、解暑除烦之功效，尤其适合孕妇在夏季食用。丝瓜不仅所含的汁水丰富，还含有丰富的营养元素，其中含有的维生素C能淡化斑块，使皮肤洁白、细嫩。

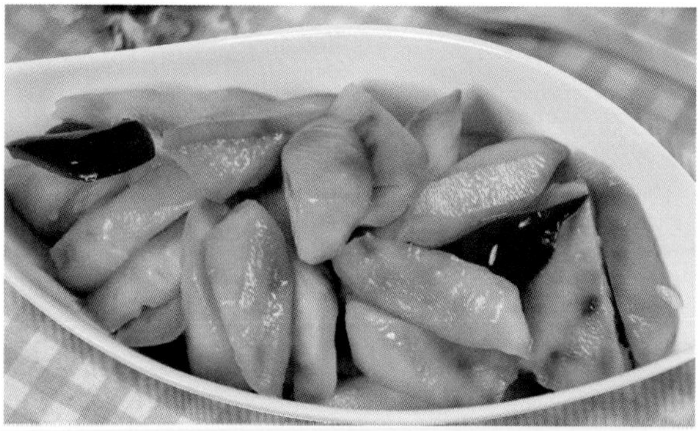

绿豆芽

性味：性凉，味甘

归经：归胃、三焦经

主打营养素：膳食纤维、B族维生素

热量：75千焦/100克

绿豆芽含有丰富的膳食纤维，可促进肠胃蠕动，缓解便秘，是患有便秘的孕妇的健康蔬菜，还可以清除孕妇体内的致畸物质。

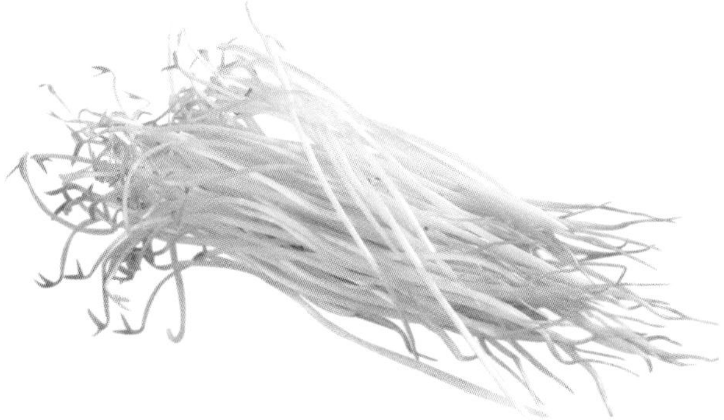

食疗功效

绿豆芽具有清暑热、通经脉、解诸毒的功效，还可补肾、利尿、消肿、滋阴壮阳、调五脏，适合湿热瘀滞、食少体倦、大便秘结、口鼻生疮的孕妇食用。

选购保存

健康生长的绿豆芽略呈黄色，不太粗，水分适中，无异味；颜色发白、豆粒发蓝、芽茎粗壮、水分较多、有化肥味的绿豆芽不宜食用。

特别提示 脾胃虚寒的孕产妇慎食。

这样搭配最健康

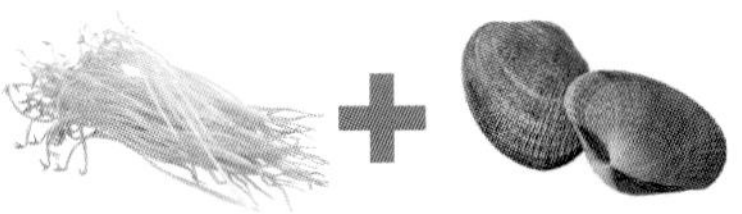

绿豆芽 + 蛤

可清热解暑、利水消肿。

豆芽韭菜汤

主料

绿豆芽100克，韭菜30克。

配料

盐、枸杞子各少许，食用油适量。

做法

1. 将绿豆芽洗净；将韭菜洗净，切成段，备用。
2. 净锅上火，倒入食用油，下入绿豆芽煸炒；倒入水，调入盐，煮至熟；最后撒入韭菜段、枸杞子即可。

功效解读

绿豆芽富含大量的维生素C，可以有效清除血管中堆积的胆固醇和脂肪，防止心血管病变。另外，绿豆芽还含有丰富的维生素B_2，很适合口腔溃疡的孕妇食用。其所含的大量膳食纤维可以预防便秘。

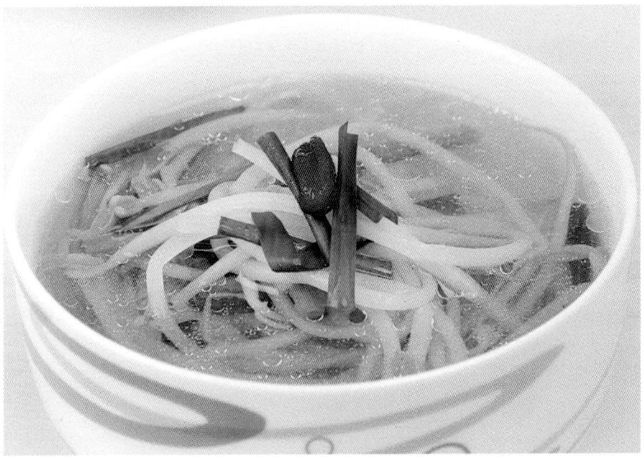

香菇

性味：性凉，味甘　　主打营养素：维生素C、B族维生素

归经：归肝、胃经　　热量：79千焦/100克

香菇是最有益于肠胃的食物之一。香菇中的嘌呤、胆碱、酪氨酸以及某些核酸物质能起到降血压、降胆固醇的作用，可预防妊高症，很适合孕产妇食用。

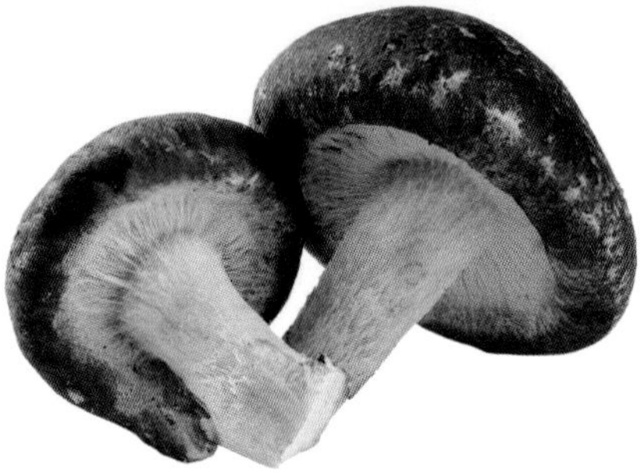

食疗功效

香菇具有化痰理气、益胃和中、透疹解毒之功效，对孕妇及食欲不振、身体虚弱、小便失禁、大便秘结或形体肥胖者有食疗的功效。此外，香菇中含有的多糖体还具有明显的抗癌活性。

孕期营养

香菇味道鲜美，营养丰富，一般人均可食用，但患有顽固性皮肤瘙痒症的孕妇应忌食。

特别提示 干香菇宜放在干燥、低温、避光、密封的环境中储存，新鲜香菇宜放在冰箱里冷藏。

营养成分（每100克含量）

营养素	含量	营养素	含量
烟酸	2毫克	维生素 B_2	0.08毫克
维生素 C	1毫克	磷	53毫克
钙	2毫克	锌	0.66毫克
铁	0.3毫克	硒	2.58微克

煎酿香菇

主料

香菇200克，肉末300克。

配料

盐3克，葱、蚝油、老抽、高汤、食用油各适量。

做法

1. 将香菇清洗干净，去蒂、托；将葱洗干净，切成末。将肉末放入碗中，调入盐、葱末，拌匀。
2. 将拌匀的肉末酿放入香菇中。
3. 锅中注油烧热，放入香菇，煎至八成熟；调入蚝油、老抽和高汤，煮至入味后即可盛出。

功效解读

这道菜可开胃消食，增强孕妇的免疫力。香菇营养丰富，多吃能强身健体，增加孕妇对疾病的抵抗能力，促进胎儿的发育。

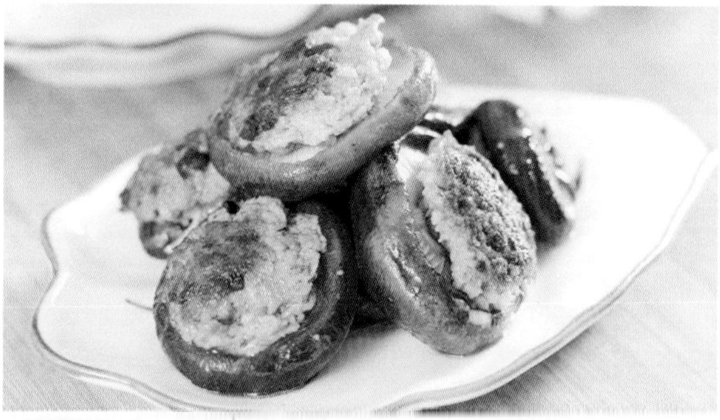

鸽肉

性味：性平，味咸　　主打营养素：蛋白质、维生素B_1、铁

归经：归肝、肾经　　热量：841千焦/100克

鸽肉的营养价值较高，能为孕妇补充优质蛋白。鸽肉所含的维生素B_1可以避免孕妇的产期延长。同时，鸽肉富含的铁可补气虚、益精血，是上佳的滋补品。

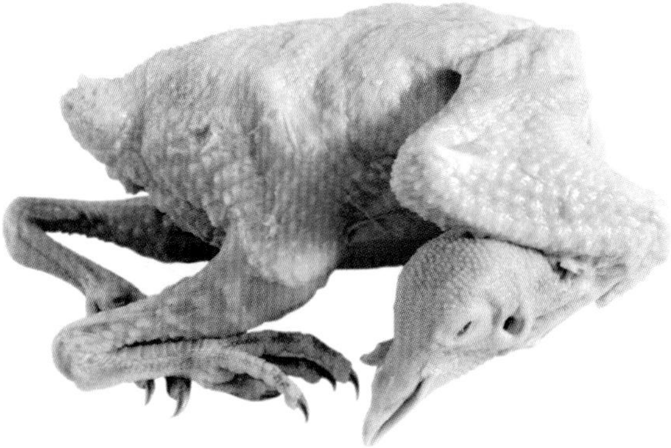

食疗功效

鸽血中富含血红蛋白，能使术后的伤口更好地愈合。女性常食鸽肉可调补气血，增强体质。

选购保存

选购时，以无鸽痘、皮肤无红色充血痕迹、肌肉有弹性、经指压后凹陷部位立即恢复原位、表皮和肌肉的切面有光泽、具有鸽肉的固有色泽和气味、无异味者为佳。

特别提示 孕妇食用鸽肉可预防产后贫血。

这样搭配最健康

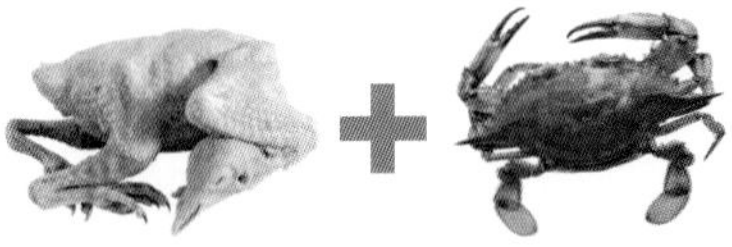

鸽肉 + 螃蟹

补肾益气、降低血压、治痛经。

鸽子银耳胡萝卜汤

主料

鸽子1只，银耳20克，胡萝卜20克。

配料

盐3克，葱花、红椒圈各少许。

做法

1. 将鸽子处理干净，剁成块后汆水；将银耳泡发，清洗干净后撕成小朵；将胡萝卜去皮，洗净，切成块，备用。
2. 汤锅上火，倒入水，下入鸽肉、胡萝卜、水发银耳；调入盐，煲至熟；最后撒入葱花、红椒圈即可。

功效解读

这道汤是适合孕妇的一道营养汤。鸽子有非常好的滋补效果；银耳富含天然特性的胶质，加上它的滋阴作用，孕妇食之可以润肤，并有淡化脸部黄褐斑、雀斑的功效。

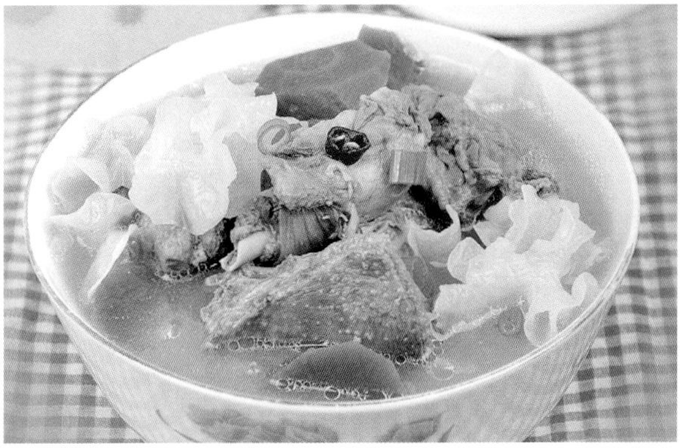

鹌鹑蛋

性味：性平，味甘

归经：归心、肝、肺、胃、肾经

主打营养素：蛋白质、维生素、铁、锌、DHA

热量：669千焦/100克

鹌鹑蛋富含维生素A、维生素B_1、维生素B_2、铁、锌、蛋白质、脑磷脂、卵磷脂等营养素，可强身健脑，预防缺铁性贫血。

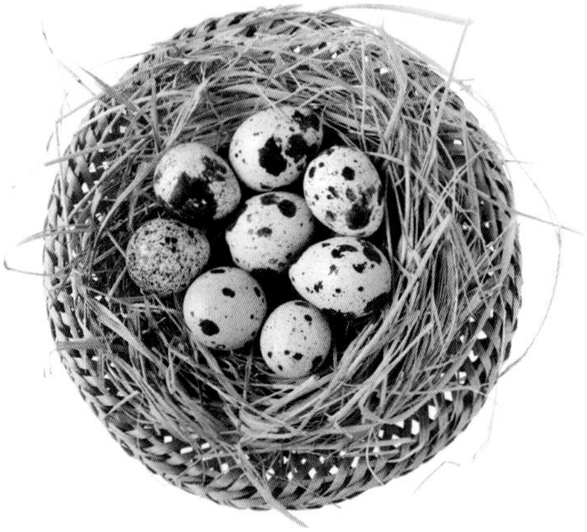

食疗功效

鹌鹑蛋对胆怯健忘、头晕目眩、气血不足、心悸失眠、体倦食少等病症有食疗作用。鹌鹑蛋富含卵磷脂和脑磷脂，有健脑的作用。

选购保存

优质的鹌鹑蛋色泽鲜艳，壳比较硬，不易碎；放在耳边摇，听不到声音；打开后，蛋黄呈深黄色，蛋白较黏。放于冰箱保存，可保存半个月。

特别提示 患妊娠高血压和胆固醇高的孕妇慎食鹌鹑蛋。

这样搭配最健康

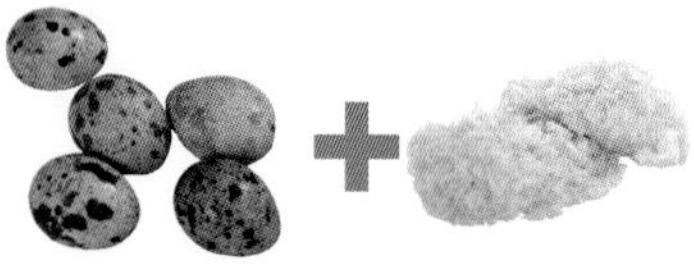

鹌鹑蛋 + 银耳

可强精补肾、提神健脑。

鱼香鹌鹑蛋

主料

黄瓜、鹌鹑蛋各适量。

配料

盐、红油、料酒、生抽、水淀粉各适量。

做法

1. 将黄瓜清洗干净，去皮，切成块；将鹌鹑蛋煮熟，去壳后放入碗内；放入黄瓜，调入生抽和盐，放入锅内蒸约10分钟后取出。
2. 炒锅置火上，加料酒烧开，加盐、红油；以水淀粉勾薄芡后淋入碗中即可。

功效解读

鹌鹑蛋的营养价值很高，可补气益血、强筋壮骨。黄瓜肉质脆嫩，含有多种营养素，可加速废物排泄，预防妊高症。

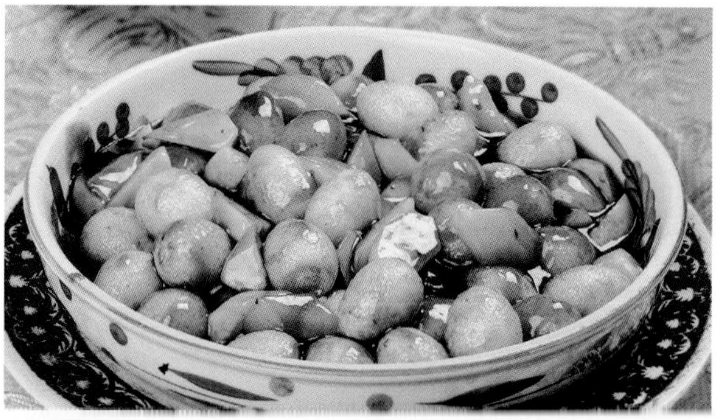

鲤鱼

性味：性平，味甘　　主打营养素：镁、蛋白质

归经：归脾、肾、肺经　　热量：456千焦/100克

鲤鱼具有健胃、滋补、催乳、利水之功效，非常适合孕产妇食用。鲤鱼的脂肪主要是不饱和脂肪酸，有促进大脑发育的作用，还能很好地降低胆固醇。

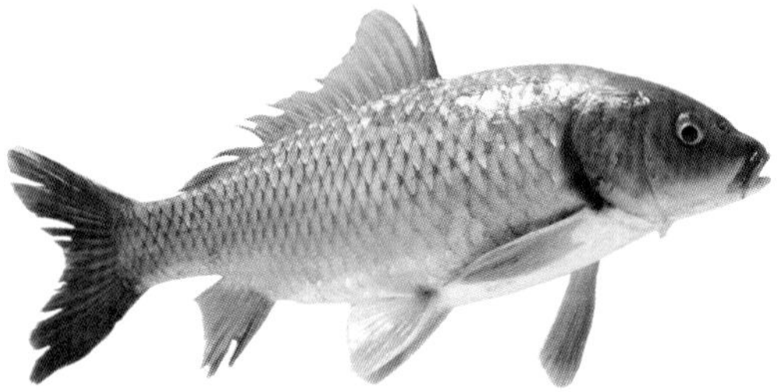

食疗功效

鲤鱼有消除黄疸、镇惊、利水消肿的作用，适用于水肿、咳嗽、气喘、胎动不安、小儿惊风等病症。

孕期营养

人体对鲤鱼的蛋白质的利用率高达98%，它可提供人体必需的氨基酸。鲤鱼是公认的孕产妇滋补身体的佳品，对水肿、胎动不安有食疗作用，还可通乳。

特别提示　在鲤鱼的鼻孔滴两滴白酒后放在通风良好的篮子里，上面盖一层湿布，鱼可存活两三天。

营养成分（每100克含量）

营养素	含量	营养素	含量
蛋白质	17.6克	脂肪	4.1克
维生素A	25微克	维生素B_1	0.03毫克
维生素B_2	0.09毫克	钙	50毫克
镁	33毫克	锌	2.08毫克
铁	1毫克	磷	204毫克

清炖鲤鱼汤

主料

鲤鱼1条（约450克）。

配料

盐少许，葱段、姜片各5克，醋少许，香菜末3克，食用油适量。

做法

1. 将鲤鱼处理干净，一分为二，备用。
2. 净锅上火，倒入食用油，将葱段、姜片爆香；调入盐、醋、水烧沸；下入鲤鱼，煲至熟，最后撒入香菜末即可。

功效解读

鲤鱼的营养价值很高，含有极为丰富的蛋白质，而且容易被人体吸收，可供给人体必需的氨基酸。有益气健脾、通脉下乳、防治水肿的功效。

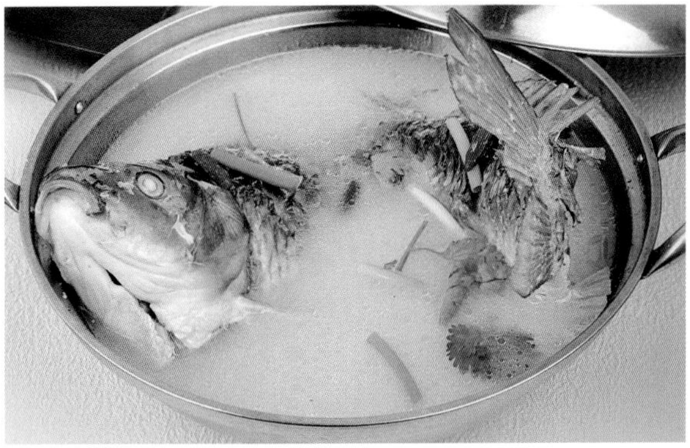

鲈鱼

性味：性平，味甘

归经：归肝、脾、肾三经

主打营养素：蛋白质、钙、铁、锌

热量：439千焦/100克

鲈鱼肉质细嫩，含有丰富的蛋白质、钙、铁、锌，易为人体吸收，对骨骼组织有益，是孕妇和胎儿补充钙、铁、锌的好食材。

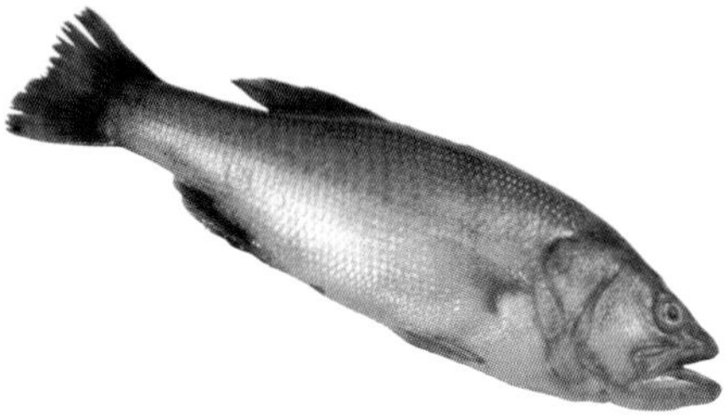

食疗功效

鲈鱼具有健脾益肾、补气安胎、健身补血等功效，对习惯性流产、胎动不安、孕期水肿、产后乳汁缺乏、手术后伤口难愈合等有食疗作用。

孕期营养

鲈鱼没有腥味，肉为蒜瓣形，最宜清蒸、红烧或炖汤，是孕妇健身补血、健脾益气和安胎的佳品。

特别提示 以鱼身偏青，鱼鳞有光泽、透亮的为好；鱼鳃呈鲜红色，表皮及鱼鳞无脱落者为佳。

营养成分（每100克含量）

营养素	含量	营养素	含量
蛋白质	18.6克	脂肪	3.4克
维生素A	19微克	维生素B_1	0.03毫克
维生素B_2	0.17毫克	维生素E	0.75毫克
钙	138毫克	镁	37毫克
锌	2.83毫克	铁	2毫克
硒	33.06微克	磷	242毫克

鲈鱼西蓝花粥

主料

大米80克，鲈鱼50克，西蓝花20克。

配料

盐3克，味精2克，葱花、姜末、料酒、枸杞子、香油各适量。

做法

1. 将大米清洗干净；将鲈鱼处理干净，切成块，用料酒腌制；将西蓝花清洗干净，掰成朵。
2. 将锅置于火上，注入适量清水，放入大米，煮至五成熟。
3. 放入鱼肉、西蓝花、姜末、枸杞子，煮至米粒开花；加入调味料调匀，最后撒上葱花即可。

功效解读

本品含有大量的不饱和脂肪酸，对胎儿大脑和眼睛的正常发育尤为重要。

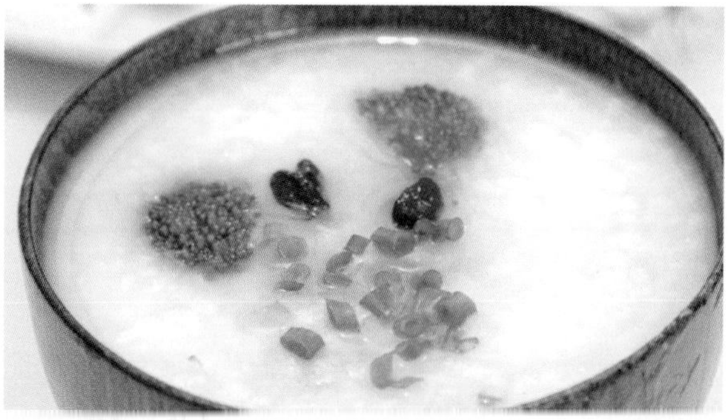

罗非鱼

性味：性平，味甘　　主打营养素：蛋白质、维生素、矿物质

归经：归肾经　　热量：410千焦/100克

罗非鱼肉质鲜美，含有多种营养素，有补阴血、补体虚、利水消肿、通乳生乳的作用，能补充孕妇及胎儿所需的多种营养，可增强孕妇的免疫力。

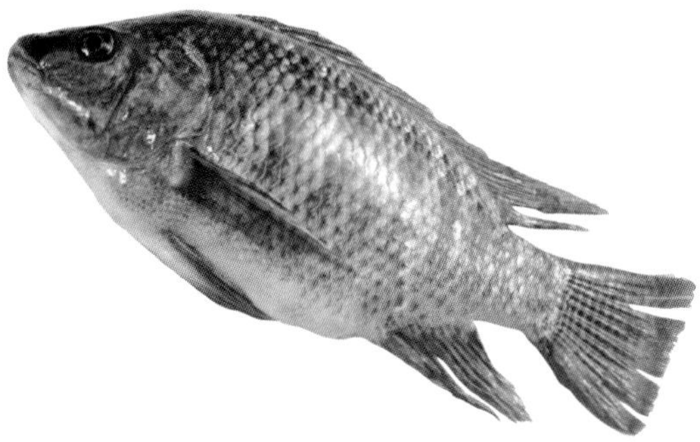

食疗功效

罗非鱼有益气健脾、利水消肿、清热解毒、通达经络、治疗病痛之功效。罗非鱼肉中氨基酸的含量也很高，有助于促进胎儿的智力发育。

选购保存

选购罗非鱼时，以500克左右的鱼为佳，过大的罗非鱼味道不够鲜美。罗非鱼不易保存，宰杀后宜尽快食用。

特别提示　罗非鱼不宜与鸡肉同食。

这样搭配最健康

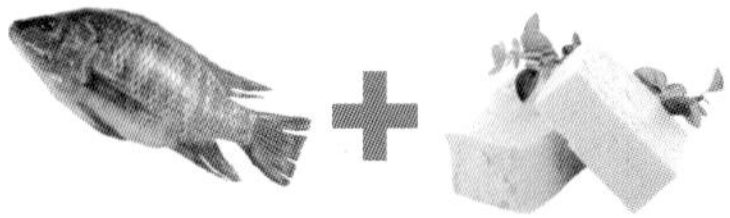

罗非鱼 + 豆腐
有益于补钙。

清蒸罗非鱼

主料

罗非鱼1条（约500克）。

配料

盐2克，姜片5克，葱15克，生抽10毫升，香油5毫升。

做法

1. 将罗非鱼去除鳞和内脏，清洗干净，在其背上划花刀；将葱洗净，将葱白切成段，葱叶切成丝。
2. 将鱼装入盘内，加入姜片、葱白段、盐，放入锅中蒸熟。
3. 取出蒸熟的鱼，淋上生抽、香油，最后撒上葱丝即可。

功效解读

这道菜鱼肉软嫩，鲜香味美，可为孕妇滋补养身，提高其免疫力。

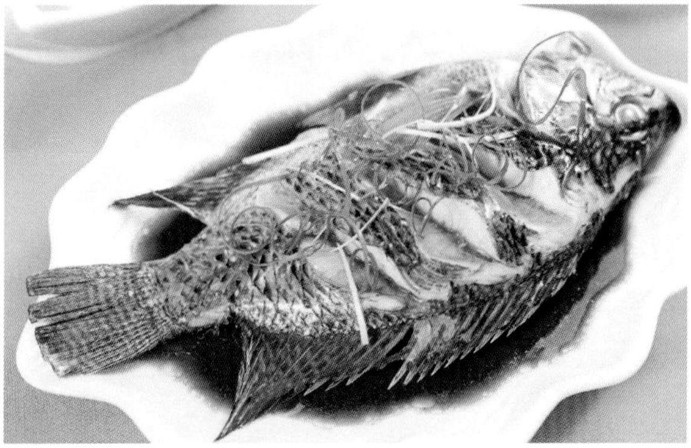

武昌鱼

性味：性温，味甘　　主打营养素：不饱和脂肪酸、钙

归经：归脾、胃经　　热量：565千焦/100克

武昌鱼中含有丰富的不饱和脂肪酸和钙元素。高钙可抵抗钠的有害作用，对降低血压、促进血液循环大有益处，是预防妊娠高血压的良好食物。

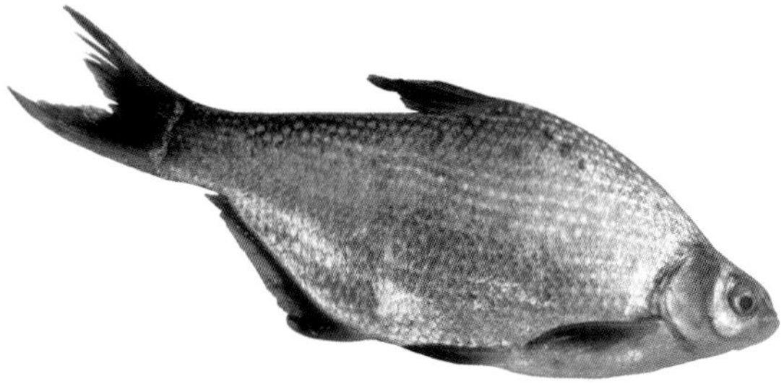

食疗功效

武昌鱼有开胃健脾、增进食欲的作用，经常食之可预防贫血症、低血糖、高血压。

选购保存

新鲜武昌鱼的眼球饱满凸出，角膜透明清亮，鱼肉坚实且富有弹性，鳃丝清晰，呈鲜红色，黏液透明，鳞片有光泽，且与鱼体贴附紧密，不易脱落。购买后宜将武昌鱼洗净，擦干，放入冰箱内冷藏保存。1～2天内需食用完。

特别提示 武昌鱼不宜与生菜同食。

这样搭配最健康

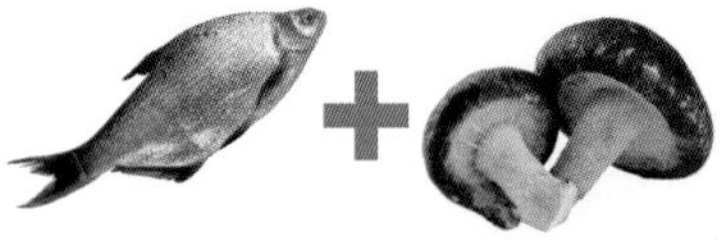

武昌鱼 + 香菇

促进钙的吸收，降低血压。

清蒸武昌鱼

主料

武昌鱼500克。

配料

盐、料酒、生抽、香油各少许，姜丝、葱丝、红甜椒各10克。

做法

1. 将武昌鱼处理干净；将红甜椒清洗干净，切成丝。
2. 将武昌鱼放入盘中，抹上料酒、盐，腌制5分钟。
3. 将鱼放入蒸锅，撒上姜丝，蒸至熟后取出；再撒上葱丝、红甜椒丝，用生抽、香油调成味汁，淋在鱼上即可。

功效解读

这道菜鱼肉鲜美，汤汁清澈，原汁原味，淡爽鲜香。

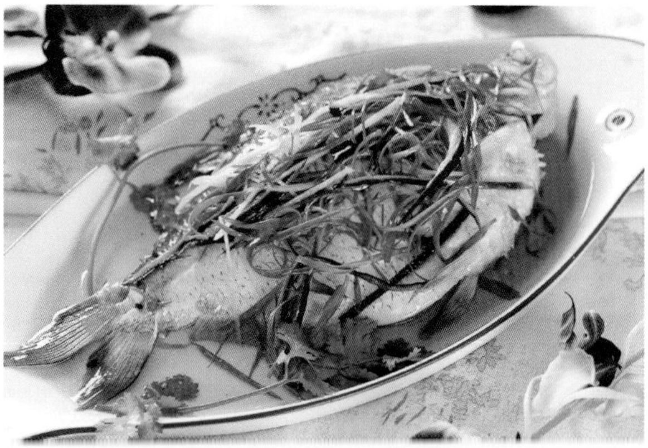

蛤蜊

性味：性寒，味咸　　主打营养素：硒、钙

归经：归肝、胃经　　热量：259千焦/100克

蛤蜊含有丰富的硒，可以促进葡萄糖的运输，预防妊娠糖尿病。蛤蜊还含有较为丰富的钙，可促进胎儿骨骼和牙齿的发育，预防孕妇腿抽筋。

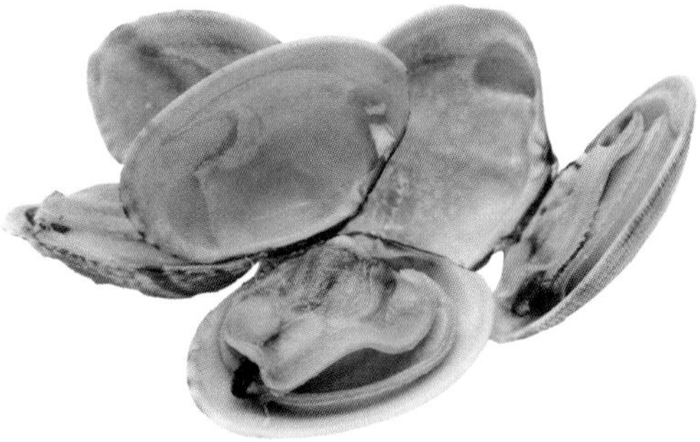

食疗功效

蛤蜊有滋阴、软坚、化痰的作用，可滋阴润燥，能用于五脏阴虚消渴、纳呆、自汗、干咳、失眠、目干等病症的调理和治疗。

孕期营养

蛤蜊对孕妇水肿、口渴、痔疮有食疗功效，也是患有糖尿病的孕妇的一种辅助治疗食物。由于蛤蜊性寒，孕妇不要过量食用。

特别提示　等蛤蜊吐完泥，将其保存在冰箱里，可以放一段时间；但在夏天存放最好不要超过一天。

营养成分（每100克含量）

营养素	含量	营养素	含量
蛋白质	10.1克	脂肪	1.1克
维生素 A	21微克	维生素 B_1	0.01毫克
维生素 B_2	0.13毫克	维生素 E	2.41毫克
钙	133毫克	硒	54.3微克

蛤蜊拌菠菜

主料

菠菜400克，蛤蜊200克。

配料

料酒15毫升，盐4克，食用油适量。

做法

1. 将菠菜清洗干净，切成长度相等的段；焯水，沥干，装盘待用。
2. 将蛤蜊去壳取肉，处理干净，加盐和料酒腌制；放入油锅中翻炒至熟，加盐调味，起锅后倒在菠菜上即可。

功效解读

这道菜清香爽口，营养丰富。蛤蜊味道鲜美，且有助于胆固醇代谢，还能抗痉挛、抑制焦虑。

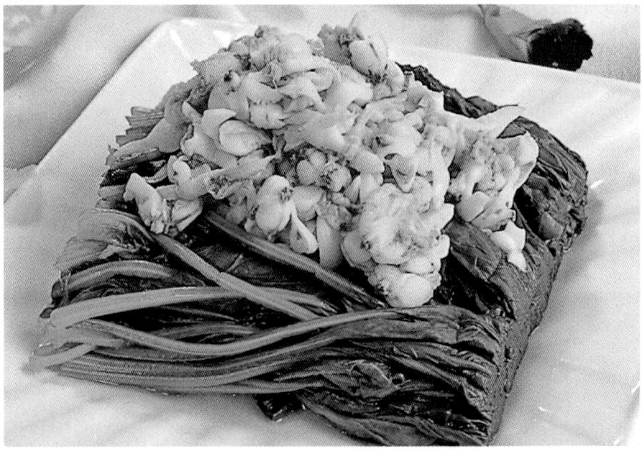

干贝

性味：性平，味甘、咸
归经：归脾经
主打营养素：蛋白质、碳水化合物、钙、铁、锌、钾
热量：1105千焦/100克

干贝富含蛋白质、钙、铁、锌等多种营养素，有增强免疫力、强身健体、滋阴、补肾、调中、下气、利五脏之功效，有利于胎儿的健康发育。

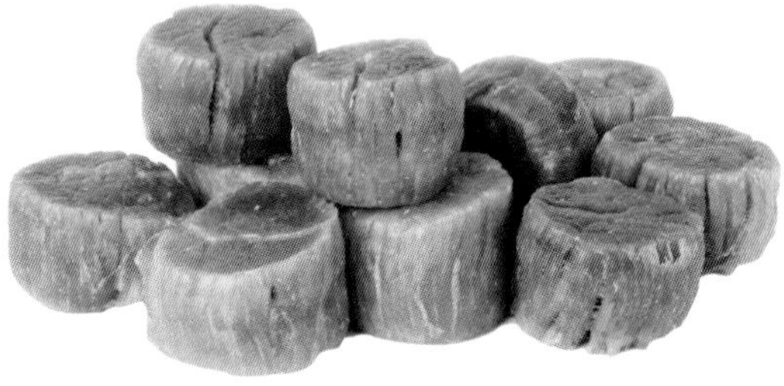

食疗功效

干贝能辅助治疗头晕目眩、咽干口渴、虚劳咯血、脾胃虚弱等症，适合脾胃虚弱、营养不良、久病体虚、五脏亏损、脾肾阳虚、高脂血症、食欲不振、消化不良者或孕妇等食用。

选购保存

品质好的干贝干燥、颗粒完整、大小均匀、色淡黄而略有光泽。将干贝置于透光干净的容器中，拧紧盖子，放置在阴凉、通风、干燥处即可。

特别提示 过量食用干贝会影响肠胃功能。

这样搭配最健康

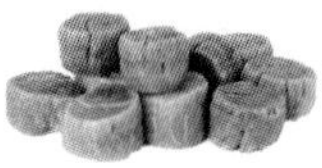

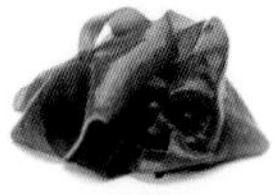

干贝 + 海带
清热滋阴，软坚散结，降糖降压。

干贝蒸水蛋

主料
鲜鸡蛋3个，湿干贝10克。

配料
盐2克，白糖1克，淀粉5克，香油3毫升，葱花10克。

做法
1. 将鸡蛋在碗里打散，加入湿干贝和盐、白糖、淀粉，搅匀。
2. 将鸡蛋放在锅里，隔水蒸至鸡蛋凝结。
3. 在蒸好的鸡蛋上撒上葱花，淋上香油即可。

功效解读

这道水蛋熟而不起泡，润滑鲜嫩。其中的干贝滋味鲜美，营养价值高，具有补虚的功能；对胎儿的神经系统和身体发育有利，还能帮孕妇改善记忆力。

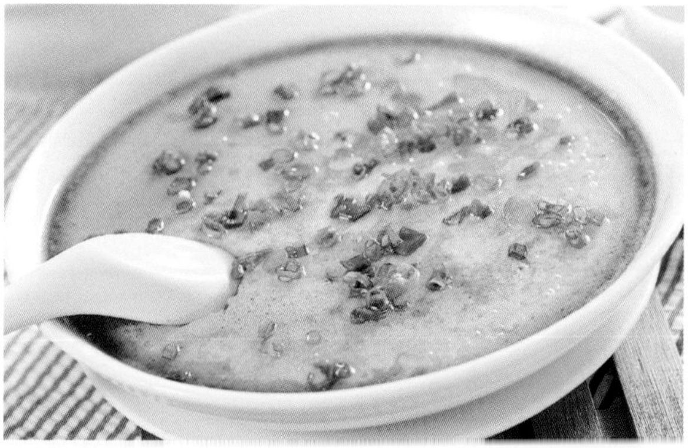

桑葚

性味：性寒，味甘

归经：归心、肝、肾经

主打营养素：铁、维生素C、多种矿物质

热量：397千焦/100克

桑葚含有丰富的铁、维生素C、矿物质，可降低血糖、血压、血脂，预防高血压、缺铁性贫血；同时，还具有健脾胃、助消化等功效。

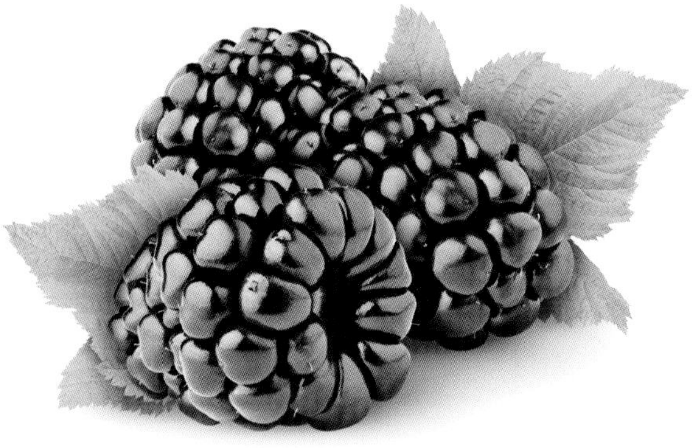

食疗功效

桑葚可以促进血红细胞的生长，防止白细胞减少。常食桑葚可以明目，缓解眼睛疲劳。

选购保存

要选颗粒比较饱满、厚实、没有出水、比较坚挺的，不要购买颜色比较深、味道过甜、里面不熟的桑葚，这样的桑葚有可能是经过染色的。桑葚不易保存，建议现买现吃。

特别提示 体虚、便溏的孕妇不宜食用。

这样搭配最健康

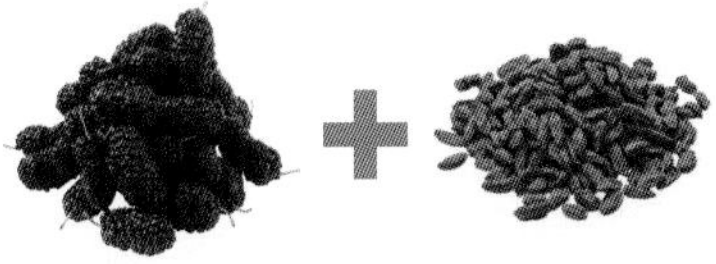

桑葚 + 枸杞子

可滋补肝肾、明目、护肤。

桑葚沙拉

主料

桑葚、哈密瓜各50克，杨梅30克，苹果、油桃各1个。

配料

优酪乳300克。

做法

1. 将哈密瓜洗净，去皮，切成片；将杨梅洗净。
2. 将苹果洗净，去皮，切成小丁；将桑葚清洗干净；将油桃去皮，切成片。
3. 将所有材料放入碗中，再倒入优酪乳即可。

功效解读

这道沙拉的营养非常丰富，其中桑葚含有的脂肪酸具有分解脂肪、降低血脂等作用。

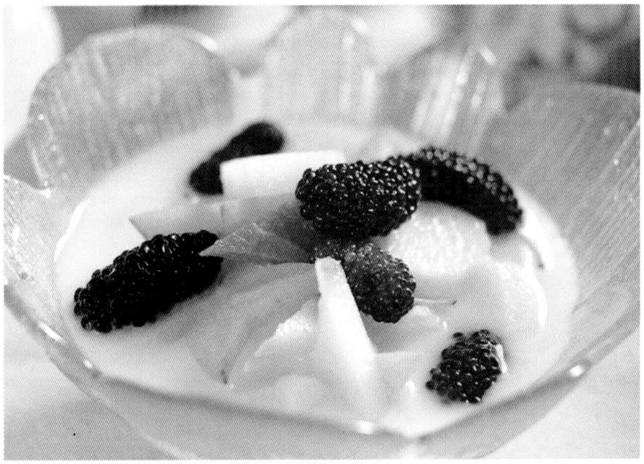

哈密瓜

性味：性寒，味甘
归经：归肺、胃、膀胱经
主打营养素：维生素、矿物质
热量：142千焦/100克

哈密瓜中含有维生素及钙、磷、铁等10多种矿物质，孕妇食之能明显改善内分泌和造血功能，还可以防治贫血。

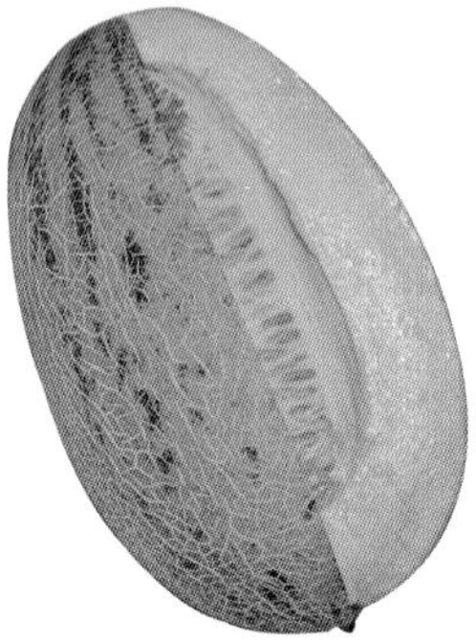

食疗功效

哈密瓜有利小便、除烦、止咳、防暑、清热解燥的作用，对发热、中暑、口鼻生疮等症有食疗作用。

孕期营养

哈密瓜含有催吐素，孕妇多吃哈密瓜可能会引起不适。越靠近瓜的两端，所含的催吐素越多，所以孕妇应尽量食用靠中间的部分。

特别提示 由于哈密瓜含糖量高且性寒，孕妇一次不能吃太多。

营养成分（每100克含量）

营养素	含量	营养素	含量
蛋白质	0.5克	脂肪	0.1克
碳水化合物	7.7克	膳食纤维	0.2克
维生素A	153微克	钾	190毫克
维生素 B_2	0.01毫克	维生素C	12毫克
镁	19毫克	钙	4毫克

哈密瓜奶

主料

哈密瓜100克，鲜牛奶100毫升。

配料

蜂蜜5毫升，矿泉水少许。

做法

1. 将哈密瓜去皮、籽，放入榨汁机中榨汁。
2. 将哈密瓜汁、鲜牛奶放入榨汁机中，加入矿泉水、蜂蜜，最后搅打均匀即可。

功效解读

将哈密瓜与牛奶搭配在一起，营养更加全面。

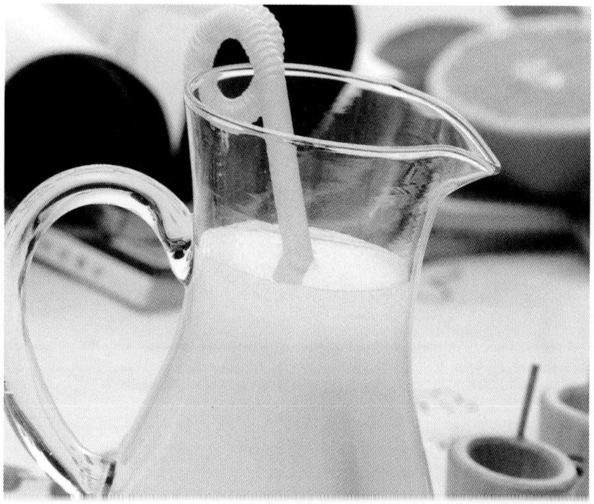

核桃

性味：性温，味甘

归经：归肾、肺、大肠经

主打营养素：蛋白质、不饱和脂肪酸、碳水化合物、维生素E

热量：2623千焦/100克

核桃中富含蛋白质和不饱和脂肪酸，能滋养脑细胞，增强脑功能；其含有的碳水化合物能为孕妇提供所需的热量；含有的维生素E可预防胎儿早产。

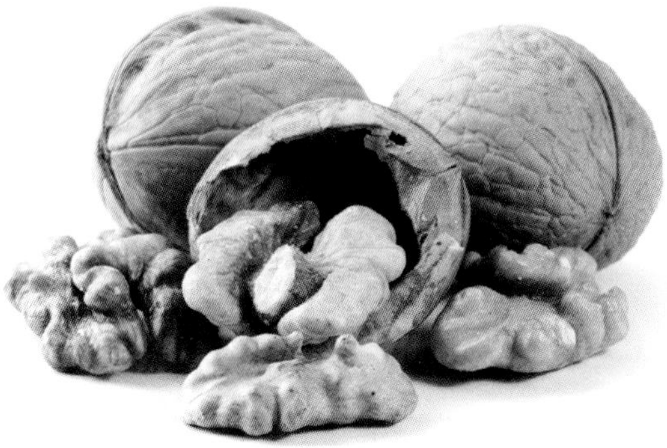

食疗功效

核桃油中油酸、亚油酸等不饱和脂肪酸的含量高于橄榄油，饱和脂肪酸的含量极微；具有滋补肝肾、强健筋骨的功效，有助于胎儿的发育。

选购保存

应选个大、外形圆整、干燥、壳薄、色泽白净、表面光洁、壳纹浅而少的核桃。带壳核桃在风干后较易保存。

特别提示 核桃仁表面的褐色薄皮不宜剥掉。

这样搭配最健康

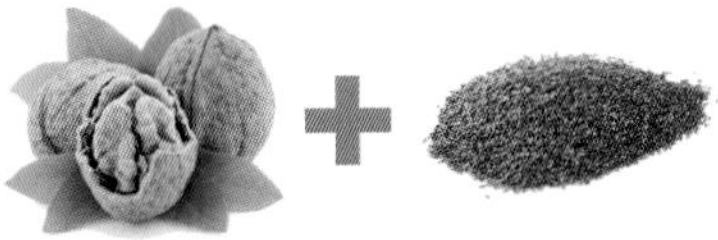

核桃 + 黑芝麻

可补肝益肾、乌发润肤。

花生核桃猪骨汤

主料

花生50克，核桃仁5个，猪骨500克。

配料

盐3克，鸡精3克，香葱段适量。

做法

1. 将猪骨洗净，斩件；将核桃仁、花生泡发。
2. 将锅中的水烧沸，放入猪骨，汆透后捞出，洗净。
3. 煲中加水烧开，下入猪骨、核桃仁、花生，煲1小时；调入盐、鸡精，最后撒上香葱段即可。

功效解读

这道汤对胎儿的大脑发育以及孕妇的身体都很有好处。核桃中的营养成分具有增强细胞活力、促进造血、增强免疫力等功效；花生所含的谷氨酸和天冬氨酸可以促进脑细胞发育。

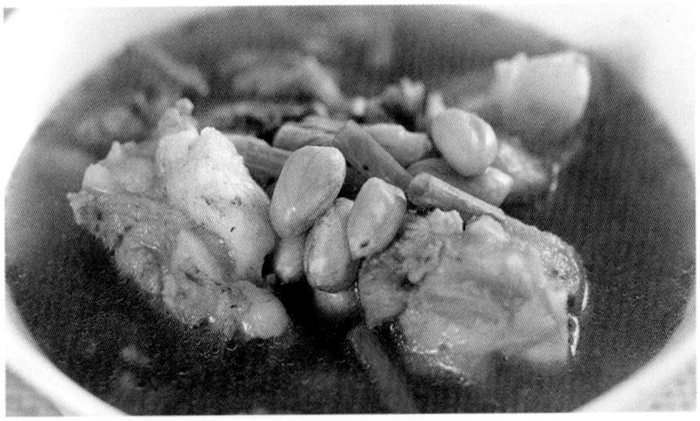

赤小豆

性味：性平，味甘、酸

归经：归心、小肠经

主打营养素：膳食纤维、碳水化合物、维生素E、铁、锌

热量：1293千焦/100克

赤小豆中含有大量的碳水化合物、维生素E、铁、锌等营养素，有提供热量、降低胆固醇、预防贫血等作用。孕妇常喝赤小豆粥可预防孕晚期水肿。

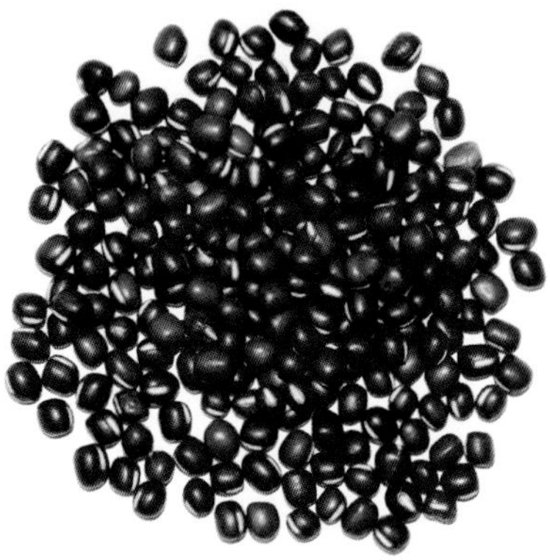

食疗功效

赤小豆有止泻、消肿、通乳、健脾养胃、清热利尿、抗菌消炎、解除毒素等功效；还可以增进食欲，促进胃肠的消化吸收，具有润肠通便的作用。

选购保存

选购赤小豆时应选择颗粒饱满、大小一致、颜色较鲜艳的。将赤小豆晒干，装入塑料袋，扎紧袋口，放于干燥处保存，效果较好。

特别提示 赤小豆是女性怀孕期的滋补佳品。

这样搭配最健康

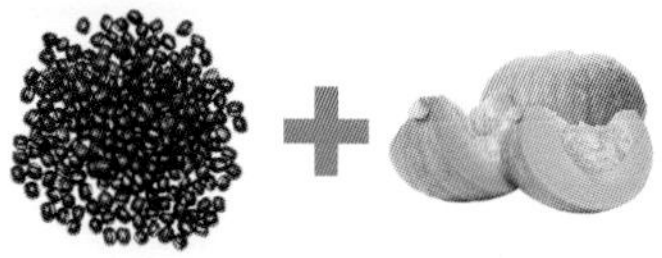

赤小豆 + 南瓜

可润肤，止咳，减肥，预防水肿。

赤小豆牛奶汤

主料

赤小豆15克，低脂鲜奶190毫升。

配料

蜂蜜5毫升。

做法

1. 将赤小豆洗净，浸泡一夜。
2. 将赤小豆放入锅中，加适量水，开中火煮约30分钟；熄火后再闷约30分钟。
3. 将赤小豆、蜂蜜、低脂鲜奶放入碗中，搅拌均匀后即可食用。亦可打成汁或糊状，以方便咀嚼困难的人食用。

功效解读

赤小豆富含蛋白质、脂肪、B族维生素、糖类和钾、铁、磷等矿物质，孕期易疲倦的孕妇应经常食用含有赤小豆的食品。

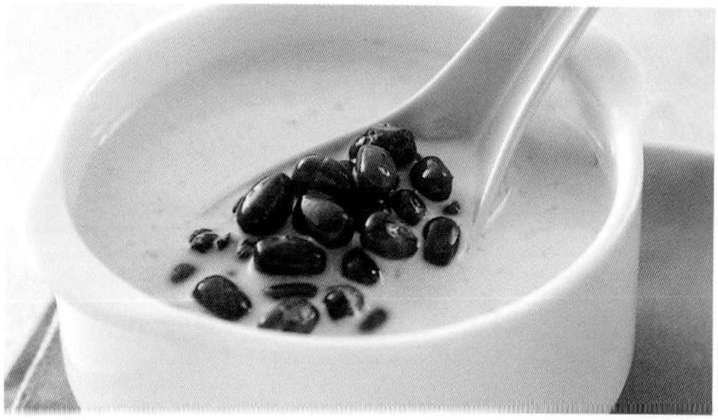

绿豆

性味：性凉，味甘

归经：归心、胃经

主打营养素：膳食纤维、蛋白质、磷脂、钙

热量：1322千焦/100克

绿豆能为机体中的许多重要脏器提供营养，还富含碳水化合物、膳食纤维和钙，能保证母体热量的供给以及筋骨的强壮。孕晚期的孕妇食用绿豆，可以去胎毒。

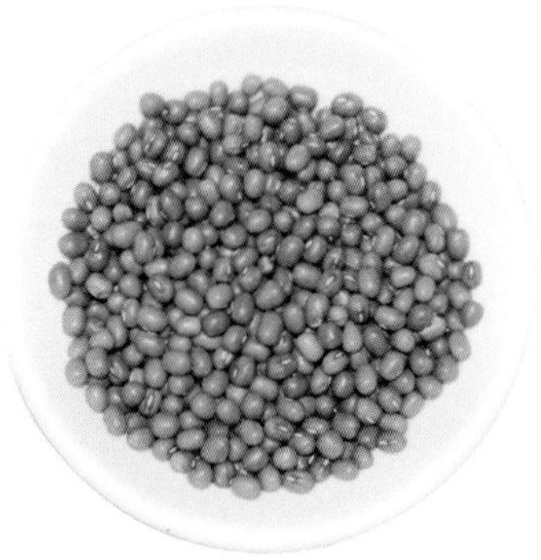

食疗功效

绿豆具有清热解毒、消暑止渴、利水消肿、保肝降压的功效。常服绿豆汤对接触有毒、有害化学物质而可能中毒者有一定的防治效果。绿豆中的鞣质既有抗菌活性，又有局部止血的作用。

孕期营养

如果孕妇要单独用绿豆煮甜水饮用，必须煮烂绿豆，才可减轻绿豆的寒性。

特别提示 绿豆不宜与狗肉同食，易引起中毒。

营养成分（每100克含量）

营养素	含量	营养素	含量
蛋白质	21.6克	碳水化合物	55.6克
膳食纤维	6.4克	维生素 A	22微克
维生素 B_1	0.25毫克	维生素 B_2	0.11毫克
维生素 E	10.9毫克	钙	81毫克

绿豆粥

主料

绿豆80克，大米50克。

配料

红糖25克。

做法

1. 将大米和绿豆清洗干净，泡水30分钟。
2. 将绿豆、大米放入锅中，加水，以大火煮开。
3. 转用小火煮至大米熟烂；粥浓时，再下入红糖，继续煮至糖化开即可。

功效解读

这道绿豆粥香甜嫩滑，有清肝泄热、和胃止呕的功效，适合孕期食欲不好的孕妇食用。其中的绿豆是孕妇补锌及防治妊娠水肿的佳品。

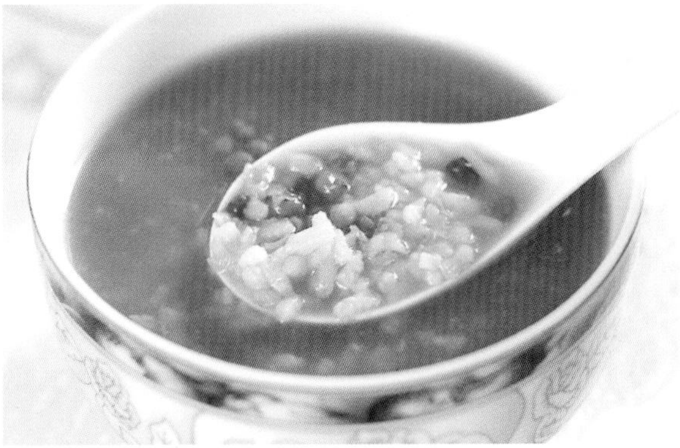

孕妇忌食的28种食物

女人怀孕后，各项生理指标或生理活动都不同于常人，若对食物不加选择，可能会对孕妇不利，也不利于胎儿的发育。因此，牢记孕妇忌食的28种食物很有必要。

孕妇要尽量避免食用容易导致水肿、妊娠高血压、妊娠糖尿病等症的食物。另外，孕妇体热，易上火，还要避免食用辛辣、易上火的食物。生冷寒凉的食物易导致滑胎，也不宜多食。

酒心糖

酒心糖中含有的酒精可导致“胎儿酒精综合征”。

腊肠

腊肠属于高盐、高热量食物，易致妊娠高血压或水肿。

甲鱼

甲鱼会抑制胎儿生长，对胎儿生长不利。

咸鱼

咸鱼属于高盐食物，易致孕妇在孕晚期水肿。

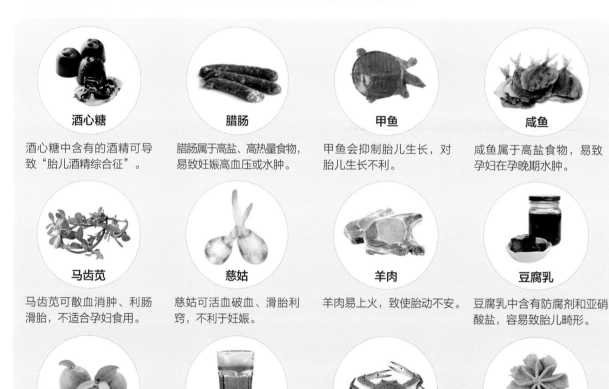

马齿苋

马齿苋可散血消肿、利肠滑胎，不适合孕妇食用。

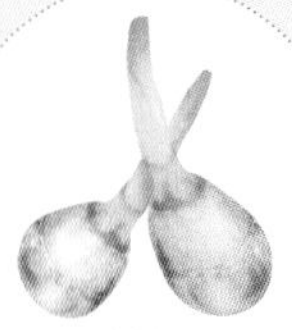

慈姑

慈姑可活血破血、滑胎利窍，不利于妊娠。

羊肉

羊肉易上火，致使胎动不安。

豆腐乳

豆腐乳中含有防腐剂和亚硝酸盐，容易致胎儿畸形。

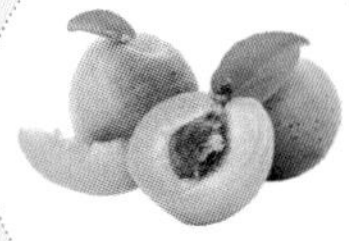

杏

杏吃多了容易引起上火，且有滑胎作用，是孕妇的大忌。

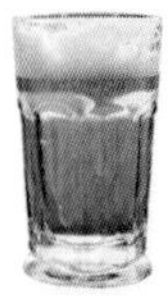

酒

酒中含有酒精，酒精会损伤胎儿的脑细胞。

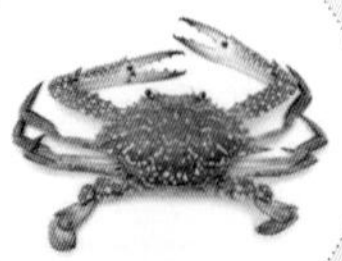

螃蟹

螃蟹性寒凉，有活血祛瘀之效，易致孕妇腹泻或流产。

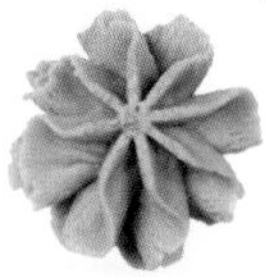

芥末

芥末带有刺激性的辣味，易使孕妇心跳加快、血压升高。

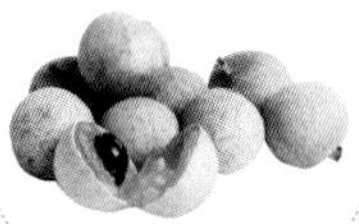

桂圆

桂圆易滋生内热，易使孕妇出现先兆流产的症状。

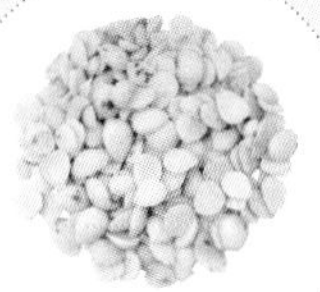

杏仁

杏仁含有有毒物质氢氰酸，多食能使胎儿窒息死亡。

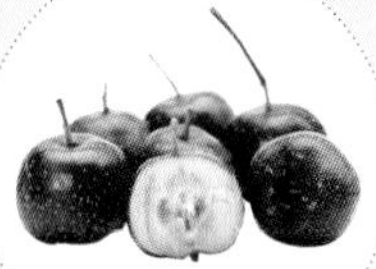

山楂

山楂能活血化瘀，兴奋子宫，使子宫收缩。

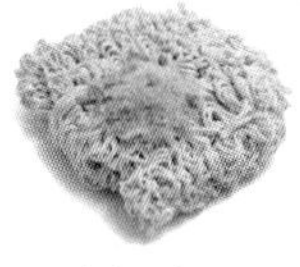

方便食品

会使孕妇的脂肪酸不足，不利于形成良好的胎盘营养。

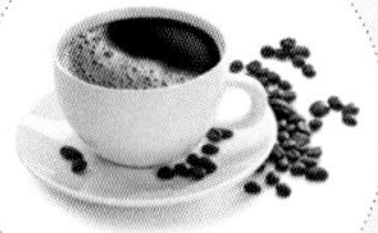

咖啡

咖啡中的咖啡因等物质会刺激孕妇的中枢神经。

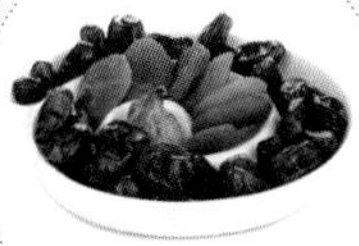

蜜饯

蜜饯中含有大量添加剂，不利于胎儿发育。

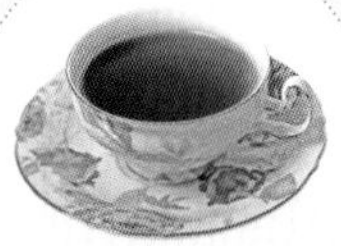

浓茶

浓茶会使孕妇兴奋，刺激胎动，影响胎儿发育。

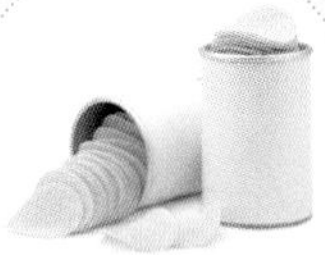

薯片

薯片含有丙烯酸酯，会影响胎儿的生长发育。

汽水

汽水中的磷酸盐会影响铁的吸收，易使孕妇缺铁。

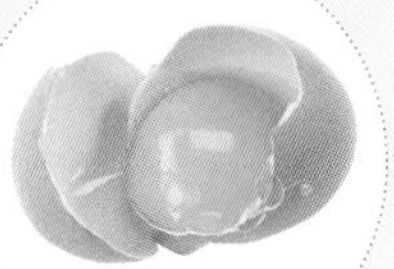

生鸡蛋

生鸡蛋易被细菌感染，生吃不利于胎儿发育。

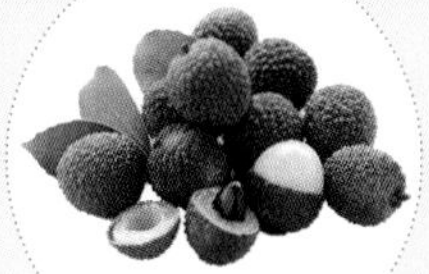

荔枝

荔枝性热，易致胎动不安，且易致妊娠糖尿病。

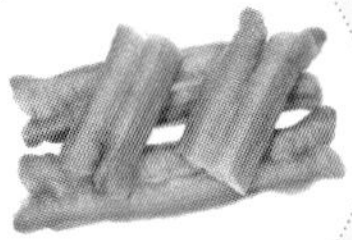

油条

油条难消化，且含有明矾，可影响胎儿的大脑发育。

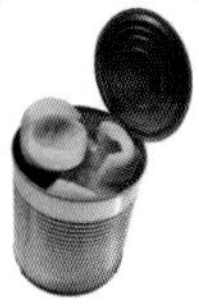

罐头食品

含有防腐剂等，会通过胎盘传染给胎儿，易致胎儿畸形。

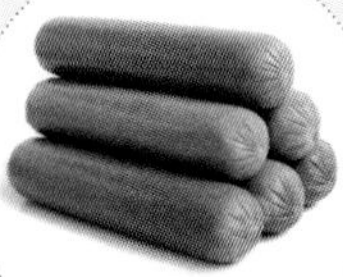

火腿肠

火腿肠中含有的添加剂、防腐剂是致畸因子。

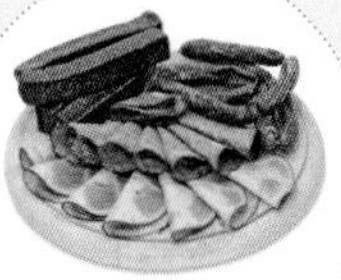

熏肉

熏肉属于高盐、高热量食物，易致妊娠高血压或水肿。

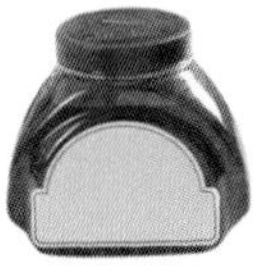

豆瓣酱

豆瓣酱含盐分多，易加重孕妇的水肿。

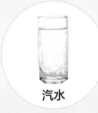

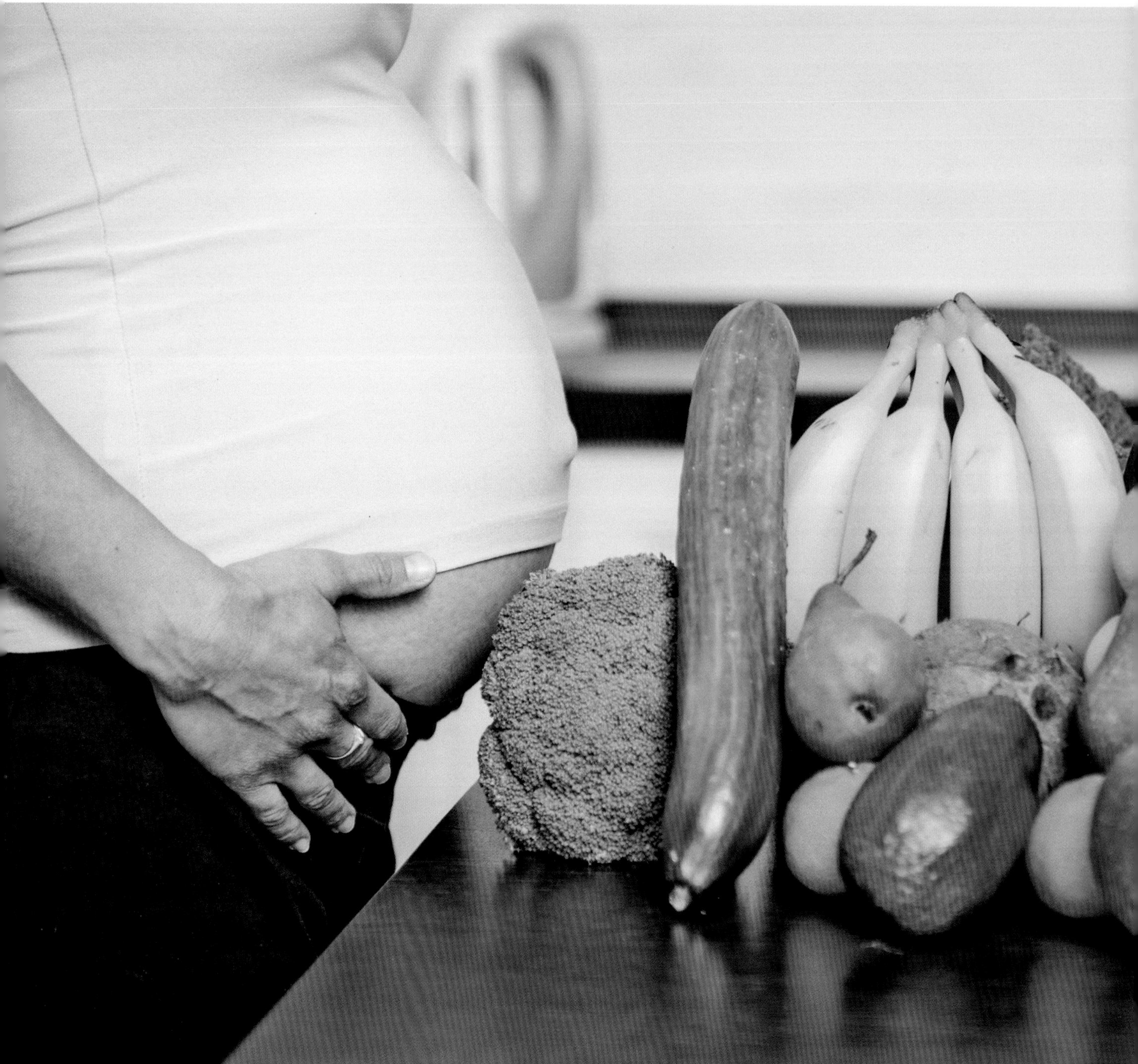

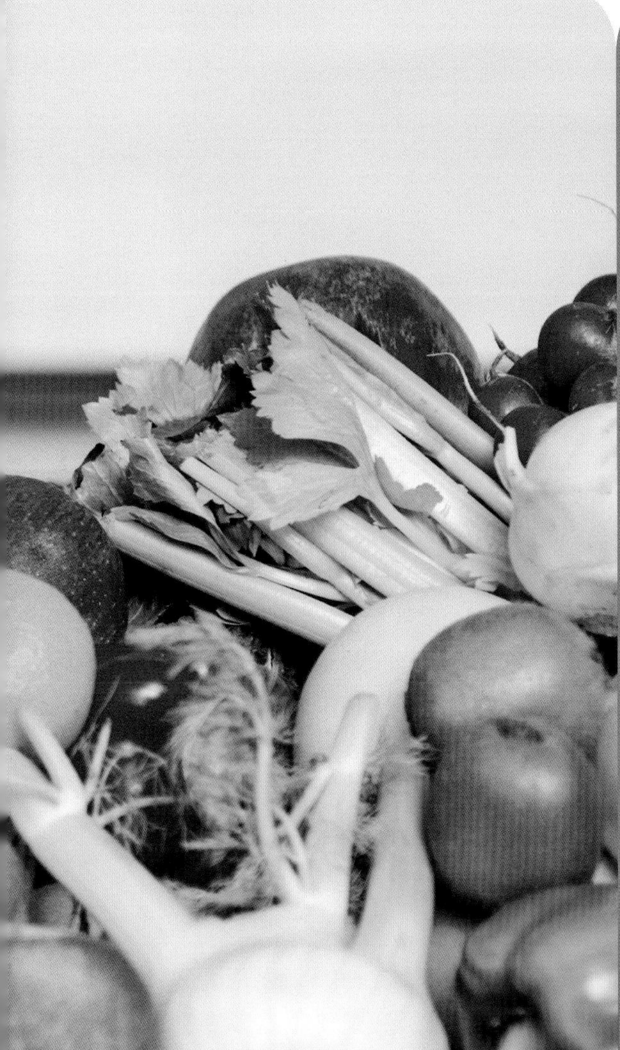

CHAPTER 03

孕妇所需的20种营养素

孕妇需补充的营养物质有：蛋白质、碳水化合物、维生素、脂肪、矿物质、叶酸等。如果孕妇体内缺乏某种必需的营养素，就可能会对胎儿造成一定的影响。当然，过量摄取这些营养素，对胎儿的发育也是不利的。因此，孕妇既要保证这些营养素的足量摄取，又不能过多地摄入。本章会重点介绍20种孕妇必须补充的营养素，以供参考。

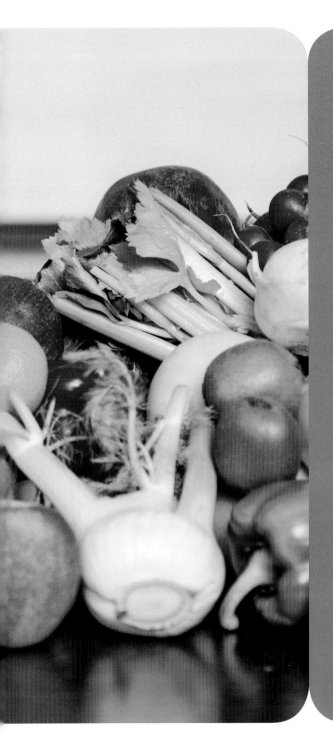

蛋白质——胎儿生长的“发电站”

蛋白质是人体必需的重要营养成分之一。食物蛋白质中各种人体必需的氨基酸的比例越接近人体蛋白质的组成成分，越易被人体消化吸收，说明其营养价值就越高。一般来说，动物性蛋白质在各种人体必需的氨基酸组成的相互比例上接近人体蛋白质，属于优质蛋白质。

功效解读

蛋白质是生命的物质基础，是机体细胞的重要组成部分，是人体组织更新和修补的主要原料。人体的每个组织——毛发、皮肤、肌肉、骨骼、内脏、大脑、血液、神经、内分泌系统等都是由蛋白质组成的，所以蛋白质对人的生长发育非常重要。

食物来源

- 牛奶
- 虾
- 肉类
- 蟹
- 鸡蛋
- 豆制品
- 鱼
- 坚果

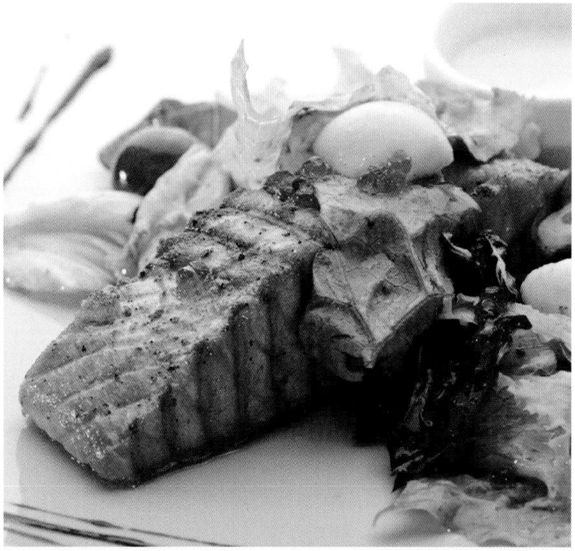

鱼肉富含优质蛋白，又容易被消化。

建议摄取量

孕妇在孕早期（孕1～3月）对蛋白质的需求量为每日75～80克，孕中期（孕4～7月）为每日80～85克，孕晚期（孕8～10月）为90～95克。

缺乏与过量的危害

孕妇缺乏蛋白质容易导致流产，并可影响胎儿的脑细胞发育，使其脑细胞分裂减缓，数目减少；并可对中枢神经系统的发育产生不良影响，使胎儿出生后发育迟缓，体重过轻，甚至影响胎儿的智力。

蛋白质摄入过量会加速骨骼中钙的丢失，影响胎儿对钙的吸收。蛋白质的酸性代谢产物还可能增加肝、肾的负担，引起泌尿系统的结石和便秘。

有效补充蛋白质“三步走”

第一步，要保证每天摄入蛋白质的质和量。每天都要进食富含优质蛋白的食物，如鸡蛋、豆制品、各种肉类；第二步，要合理安排膳食结构，使氨基酸互相补充。确保每天食用的蛋白质中，1/3来自于动物蛋白，2/3来自于植物蛋白；第三步，摄取蛋白质前，体内要有足够的热量，可适当吃一些富含碳水化合物的食物。如果热量不足，补充的蛋白质就会转化为热量，造成浪费。

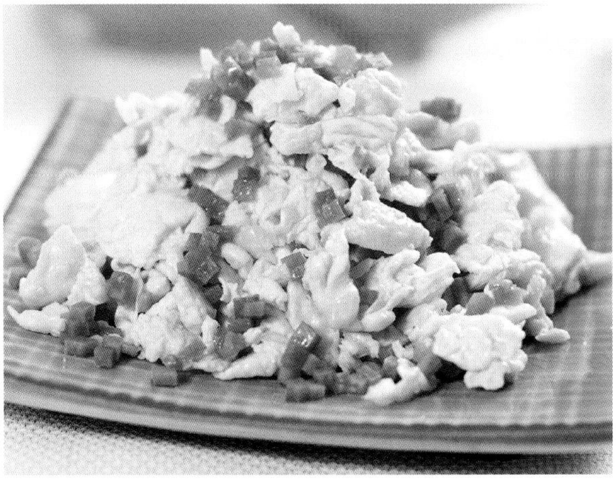

胡萝卜炒蛋

主料

鸡蛋2个，胡萝卜100克。

配料

盐5克，食用油20毫升。

做法

1. 将胡萝卜清洗干净，削皮，切成细末；将鸡蛋磕入碗中，搅打均匀，备用。
2. 将食用油入锅，烧至七成热，放入胡萝卜末，炒约1分钟。
3. 加入蛋液，炒至半凝固时转小火炒熟，加盐调味即可。

功效解读

本品不但鲜香适口，而且营养丰富，非常适合孕妇食用。胡萝卜搭配鸡蛋，可使胡萝卜中的胡萝卜素更容易被人体吸收，也增加了菜肴中优质蛋白、多种脂肪酸、胆固醇的含量，还增加了对人体的滋补性。尤其满足了孕妇对蛋白质、脂肪、卵磷脂、胆固醇以及多种维生素的需要。

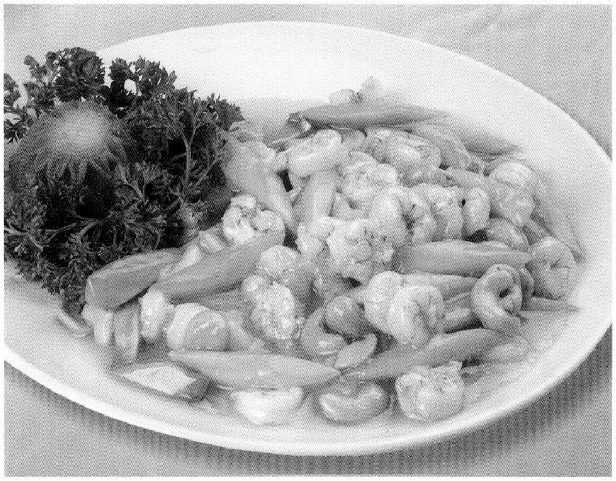

腰果虾仁

主料

虾仁200克，腰果、黄瓜各150克，胡萝卜100克。

配料

盐3克，水淀粉、食用油各适量。

做法

1. 将虾仁洗净；将黄瓜清洗干净，去皮，切成块；将胡萝卜去皮，清洗干净，切成块。
2. 热锅下油烧热，放入腰果炒香；放入虾仁，滑炒片刻；再放入黄瓜、胡萝卜同炒。
3. 加盐调味，炒熟后用水淀粉勾芡，最后装盘即可。

功效解读

腰果不但含有优质蛋白，还含有不饱和脂肪酸。常食腰果有强身健体、提高机体的抗病能力、增强体力等作用。

脂肪——大脑发育就靠它了

脂肪是构成人体组织的重要营养物质，在大脑活动中起着不可替代的作用。人体所需的亚麻油酸、次亚麻油酸、花生四烯酸等均属在人体内不能自行合成的不饱和脂肪酸，只能由食物供给。孕妇在整个孕期都要适当补充有益胎儿大脑发育的脂肪类食物。

功效解读

脂肪具有为人体储存并供给能量，保持体温恒定及缓冲外界压力，保护内脏，促进脂溶性维生素的吸收等作用，是身体活动所需能量的最主要的来源。孕妇身体内部的消化、新陈代谢要有能量的支持才能得以完成。

食物来源

- 坚果
- 蛋糕
- 动物皮肉
- 植物油
- 油炸食品
- 动物内脏
- 面食

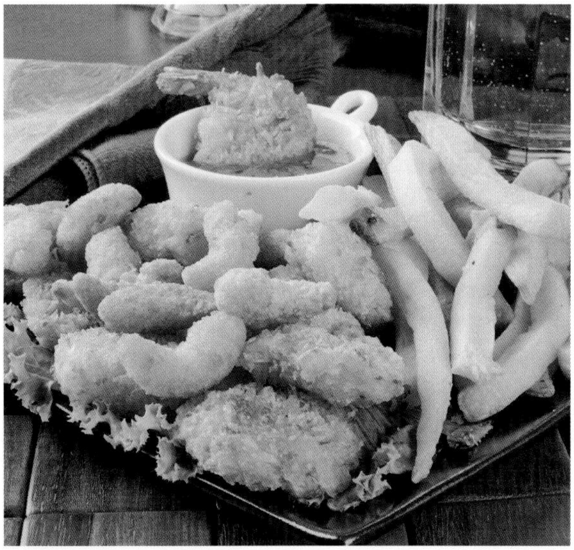

孕妈妈要坚决“抵制”油炸食品。

建议摄取量

脂肪属于油性物质，难以消化，易被人体储存，所以孕妇不需要刻意增加摄入量，只需要按平常的量——每日大约摄取60克即可。

缺乏与过量的危害

胎儿所需的必需脂肪酸是由母体通过胎盘供应的，所以孕妇需要为胎儿的发育储备足够的脂肪。如缺乏脂肪，孕妇可能发生脂溶性维生素缺乏症，引起肾脏、肝脏、神经和视觉方面的多种疾病。

脂肪摄入过多，会导致身体肥胖，让孕妇易得妊娠高血压、高血糖及妊娠合并心脏病。多余的脂肪还会影响脾胃功能。

“抵制”住油炸品、焙烤品的诱惑

补充脂肪的时候，注意远离油炸品、焙烤品。这两类食物含有对人体不利的饱和脂肪酸、反式脂肪酸；有的油炸品中还含有脂肪氧化聚合与环化产生的有毒物质。即使油炸品、焙烤品没有使用氢化植物油，也不利于人体健康；人食用之后容易升高血脂，诱发糖尿病。

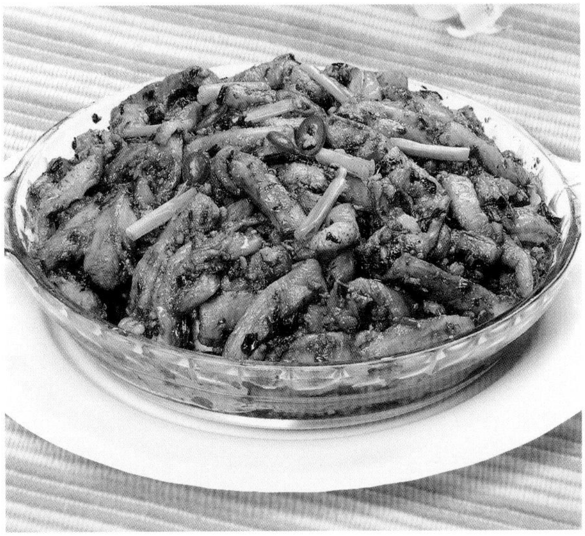

榄菜肉末蒸茄子

主料

茄子500克，猪肉、榄菜各适量。

配料

盐3克，葱、红甜椒各5克，酱油、醋各适量。

做法

1. 将猪肉清洗干净，切成末；将茄子去蒂，清洗干净，切成条；将榄菜清洗干净，切成末；将葱清洗干净，切成段；将红甜椒去蒂，清洗干净，切成圈状。
2. 锅中放入水烧开，放入茄子，焯烫片刻，捞出沥干；与肉末、榄菜、盐、酱油、醋混合拌匀，装盘；放上葱段、红甜椒圈，放入锅中蒸熟即可。

功效解读

这道菜营养丰富，常吃可增强人体的免疫力。其中，猪肉可改善产后贫血，茄子有活血化瘀、清热消肿的作用。

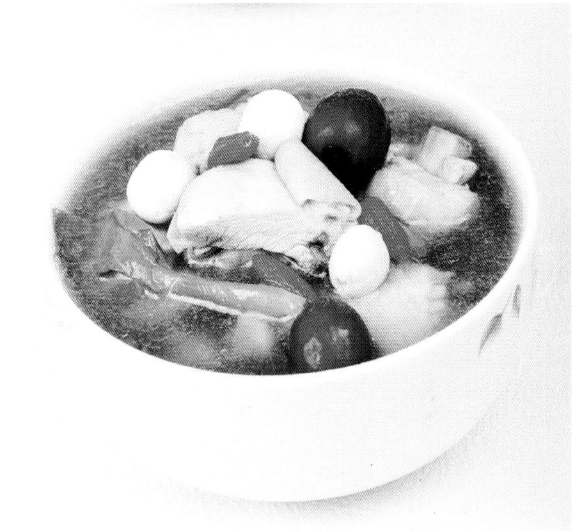

鸡块多味煲

主料

鸡肉350克，枸杞子10克，红枣5颗，水发莲子8颗，青菜适量。

配料

盐4克，葱段、姜片、食用油各适量。

做法

1. 将鸡肉清洗干净，斩成块，焯水；将枸杞子、红枣、水发莲子、青菜洗净，备用。
2. 净锅上火，倒入食用油，下入葱段、姜片炝香，再下入鸡块煸炒；倒入水，调入盐，烧沸；下入枸杞子、红枣、水发莲子、青菜，煲至熟后即可食用。

功效解读

本品含有蛋白质、脂肪、铁和多种维生素，可以提高孕妇的免疫力，预防缺铁性贫血。

碳水化合物——胎儿的“热能站”

碳水化合物是人类从食物中取得能量的最经济和最主要的来源。食物中的碳水化合物可分成两类：人体可以吸收利用的有效碳水化合物，例如单糖、双糖、多糖；人体不能消化的无效碳水化合物。糖类化合物是一切生物体维持生命活动所需能量的主要来源。

功效解读

碳水化合物是人体能量的主要来源。它不仅是营养物质，而且有些还具有特殊的生理活性。如可维持人体心脏和正常的生理活动，节省蛋白质，维持脑细胞的正常功能，为机体提供热能及保肝解毒等。

食物来源

- 糖类
- 奶制品
- 谷物
- 干果
- 水果
- 根茎类蔬菜

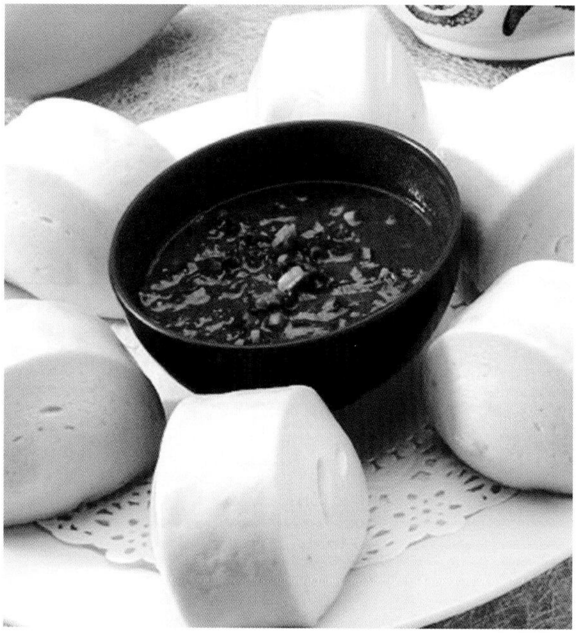

补充碳水化合物主要靠主食。

建议摄取量

主食富含碳水化合物，所以人体一般不会缺乏碳水化合物，但孕妇孕早期的妊娠反应致使能量消耗较大，故应适当增加碳水化合物的摄入量，以免缺乏。建议每日的摄入量为500克。

缺乏与过量的危害

如果孕妇缺乏碳水化合物，会产生全身无力、疲乏、头晕、心悸、脑功能障碍、低血糖昏迷等症，也会引起胎儿血糖过低，影响其正常的生长发育。

碳水化合物只有经过消化，分解成葡萄糖、果糖和半乳糖才能被人体吸收，而果糖和半乳糖经过肝脏的转换后会变成葡萄糖。如果碳水化合物摄取过量，就会使多余的葡萄糖以高能的脂肪形式储存在体内，从而易导致人体发胖。

搭配蛋白质，碳水化合物更容易被吸收

蛋白质也有产生能量的作用。当膳食结构中的碳水化合物过少时，机体会消耗蛋白质，以获得能量。因此，为了更好地吸收碳水化合物，可在饮食中适当增加蛋白质的量。一天的饮食可以这样安排：正餐包括米饭、馒头、燕麦粥等主食，同时搭配一个鸡蛋；在午餐或晚餐中摄入鱼、虾、肉、豆制品等；每天喝一杯牛奶。这样可以让蛋白质代替一部分能量的消耗。

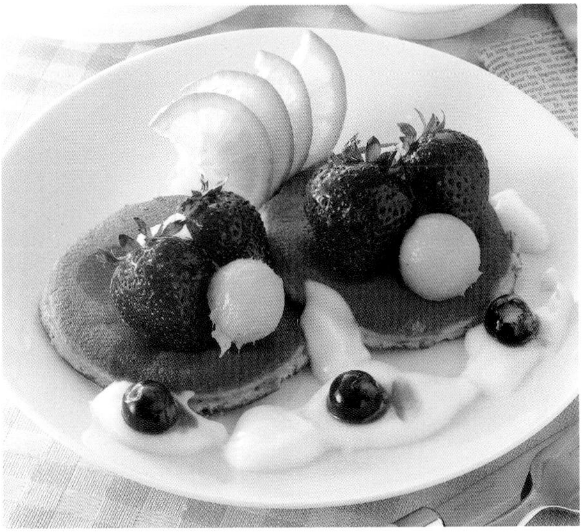

优酪乳土豆铜锣烧

主料

低筋面粉150克，鸡蛋2个，优酪乳适量，土豆50克，草莓4颗，芒果半个，小蓝莓3颗，蜂蜜（枫糖浆）20毫升。

配料

食用油10毫升，水1杯，泡打粉2克，盐少许。

做法

1. 将土豆去皮，清洗干净，蒸熟后压成泥；将芒果去皮，挖成球状。
2. 将鸡蛋打散，加低筋面粉、食用油、水、泡打粉、盐拌匀，煎成铜锣烧，盛盘。
3. 在铜锣烧上均匀铺入土豆泥，摆上芒果球、草莓；再淋上蜂蜜，倒入优酪乳，放上小蓝莓即可。

功效解读

土豆有助于补充能量，草莓酸甜可口。本品非常适合孕妇食用。

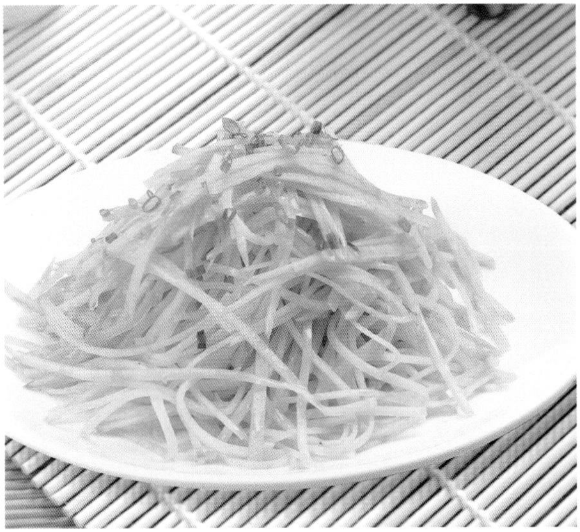

清炒红薯丝

主料

红薯200克。

配料

盐、葱花各3克，食用油适量。

做法

1. 将红薯去皮，清洗干净，切成丝，备用。
2. 锅下油烧热，放入红薯丝，炒至八成熟，加盐炒匀；待其熟后装盘，撒上葱花即可。

功效解读

红薯的蛋白质含量高，经常食用可提高人体对主食（如大米、白面等）营养的利用率，有利于孕妇的身体健康。红薯所含的膳食纤维也比较多，对促进胃肠蠕动和防止便秘非常有益。此外，红薯所含的钙和镁，可以促进胎儿的骨骼发育。

膳食纤维——肠道“清洁工”

膳食纤维一般是不易被消化的食物营养素，包含纤维素、半纤维素、树脂、果胶及木质素等。膳食纤维是人们健康饮食中不可缺少的物质，在保持消化系统健康上扮演着重要的角色；同时，摄取足够的膳食纤维也可以预防心血管疾病、癌症、糖尿病以及其他疾病。

功效解读

膳食纤维有增加肠道蠕动、减少有害物质对肠道壁的侵害、促进大便的通畅、减少便秘及其他肠道疾病的发生和增强食欲的作用；同时，膳食纤维还能降低胆固醇，以减少心血管疾病的发生；还有阻碍糖类被快速吸收，以减缓血糖蹿升的作用。

食物来源

- 大麦
- 芹菜
- 豆类
- 果皮
- 胡萝卜
- 根茎类蔬菜
- 燕麦
- 柑橘

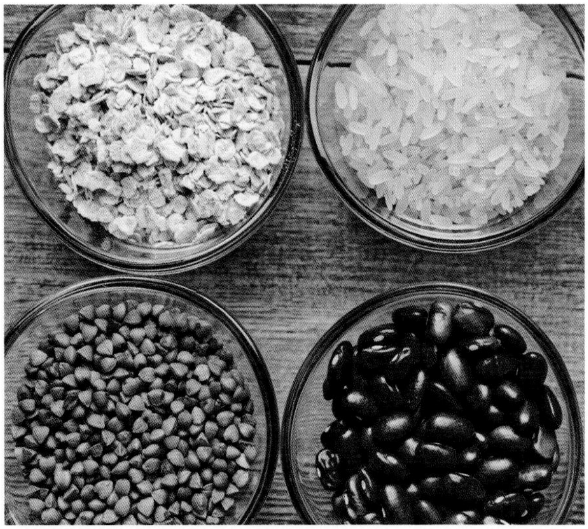

五谷杂粮食物中的水溶性纤维含量较多。

建议摄取量

孕妇由于胃酸分泌减少，体力活动减少，胃肠蠕动缓慢，加之胎儿挤压肠部，常常出现肠胀气和便秘现象。因此，孕妇可多摄入蔬菜、粗粮等膳食纤维含量高的食物。建议孕妇每日膳食纤维的摄入量为25～30克。

缺乏与过量的危害

缺乏膳食纤维，会使孕妇发生便秘，且不利于肠道排出食物中的油脂，从而间接使孕妇的身体吸收过多热量，使其超重，容易引发妊娠期糖尿病和妊娠期高血压。

膳食纤维虽有好处，但摄入太多，会引起腹胀，让排便次数增加，也会使钙、锌、铁等无机盐的排出增加。

膳食纤维不同于润肠通便产品

膳食纤维是人体的“第七营养素”，在人体内起着增加大便体积、促进肠道蠕动的作用，可刺激肠道，起到润肠通便的作用。这个过程是人体自然的排泄过程，可促进脂肪排泄，有助于预防营养过剩性疾病，不会使人产生依赖性。市面上卖的润肠通便产品多为利用药物助排泄，“治标不治本”，远不如补充膳食纤维健康。

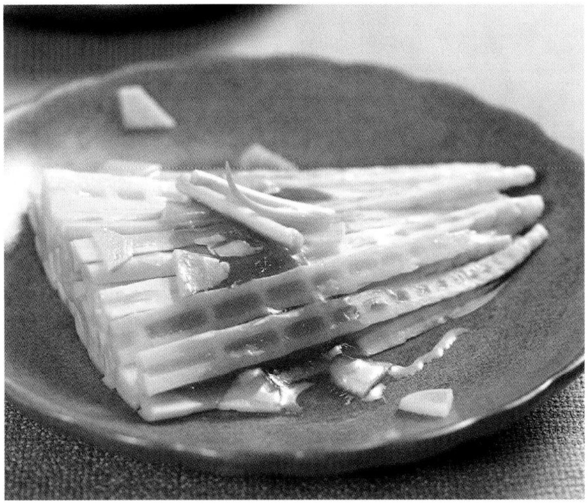

清炒竹笋

主料
竹笋250克。

配料
葱、姜、盐、食用油各适量，味精少许。

做法
1. 将竹笋剥去皮，除去老的部分，清洗干净后对半切开，备用。
2. 锅烧热，放入食用油；烧至七成热时，放葱、姜入锅煸香。
3. 将竹笋、盐放入锅内，翻炒至笋熟时，加味精；再翻炒几下，起锅装盘即可。

功效解读
竹笋中含有大量的优质蛋白以及人体所必需的8种氨基酸，适合孕妇食用。竹笋还具有开胃、促进消化、增强食欲的作用，可辅助治疗消化不良。另外，本品对妊娠高血压有一定的预防作用。

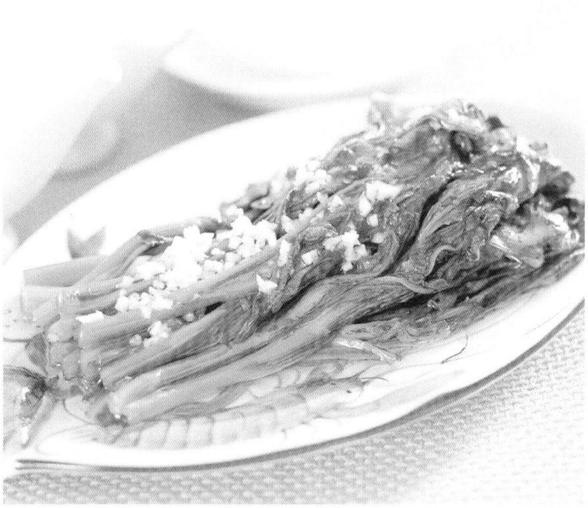

蒜蓉菜心

主料
菜心400克。

配料
盐3克，味精2克，大蒜20克，食用油适量。

做法
1. 将大蒜去皮，洗净，剁成细末；将菜心去掉黄叶，清洗干净。
2. 锅内加水，烧沸，将菜心稍微焯水后捞出。
3. 锅中加油，炒香蒜蓉；再下入菜心、盐、味精，翻炒均匀即可。

功效解读
菜心含有的丰富的粗纤维有助于肠道蠕动，促进排便。孕妇食用这道菜，不仅能补充身体所需的营养物质，还能调节体内的水液代谢，通利小便，消除水肿。

维生素A——打造健全胎儿

维生素A是最早被发现的维生素，主要存在于海产品（尤其是鱼类）的肝脏中。维生素A有两种：一种是维生素A醇，是最初的维生素A的形态（只存在于动物性食物中）；另一种是β-胡萝卜素，在体内可转变为维生素A的预成物质（可从植物性或动物性食物中摄取）。

功效解读

维生素A具有维持人的正常视力，维护上皮组织健全的功能，可保持皮肤、骨骼、牙齿、毛发的健康生长，还能促进生殖功能的良好发展。胎儿的早期发育离不开维生素A，但切记：孕妇不能摄入大剂量的维生素A。

食物来源

- 鱼肝油
- 鸡蛋
- 绿叶类蔬菜
- 黄色蔬菜
- 水果
- 动物肝脏
- 奶制品

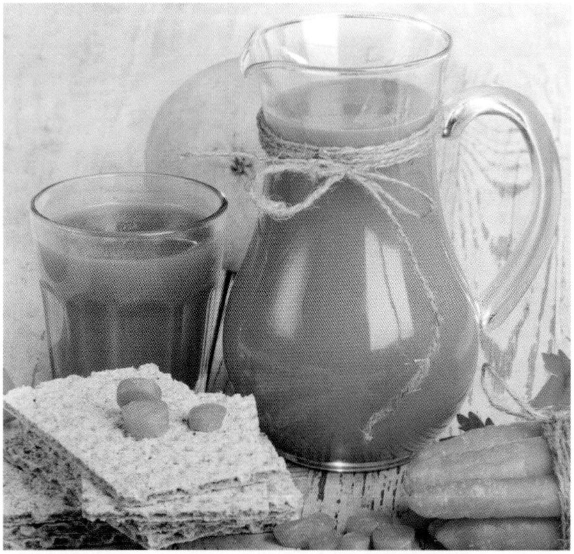

新鲜水果中的β-胡萝卜素在体内可转化成维生素A。

建议摄取量

孕妇每日维生素A的摄入量应根据不同的妊娠阶段摄取：孕初期建议每日摄取0.8毫克；孕中期和孕晚期建议每日摄取0.9毫克。

缺乏与过量的危害

维生素A是胎儿视力发育，生长，上皮组织及骨骼发育必需的物质。孕妇缺乏维生素A，可导致流产、胚胎发育不良或胎儿生长缓慢，严重时还可引起胎儿畸形。

一般情况下，维生素A通过饮食即可满足，不需要额外补充。若孕妇对维生素A补充过量，易导致新生儿出现唇裂、腭裂、脑积水、颅骨缝早闭或心脏缺陷等疾病。

类胡萝卜素有助于促进维生素A的吸收

天然的维生素A只存在于动物肝脏、奶类、蛋类、鱼卵等动物性食品中。但可进食红色、橙色、深绿色植物性食物，如胡萝卜、番茄、芒果、绿叶蔬菜等来间接补充维生素A。因为这类植物性食物中含有类胡萝卜素，通过人体中某些酶的催化作用，可催化生成维生素A。

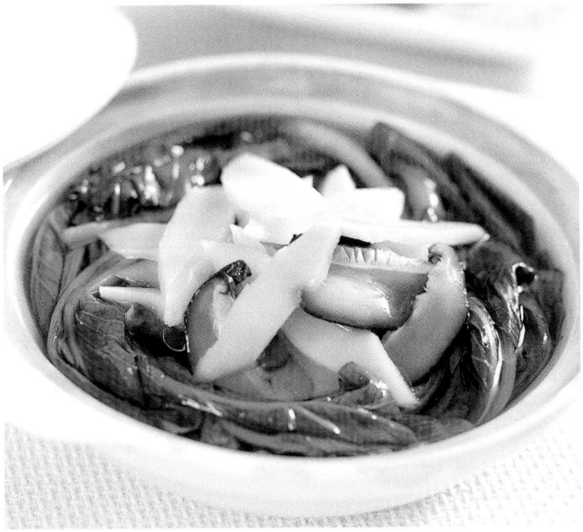

笋菇菜心汤

主料
冬笋200克，水发香菇50克，菜心150克。

配料
盐3克，味精1克，水淀粉15克，素鲜汤、食用油各适量。

做法
1. 将冬笋清洗干净，斜切成片；将水发香菇清洗干净，去蒂，切成片；将菜心洗净，稍焯后捞出。
2. 炒锅加油烧热，分别将冬笋片和菜心下锅过油，随即捞出，沥油。
3. 净锅加素鲜汤烧沸，放入冬笋片、香菇片、油，数分钟后再放入菜心；加盐、味精调味，最后用水淀粉勾芡即可。

功效解读
这道菜品质柔嫩，风味可口，营养丰富，含膳食纤维、维生素A、B族维生素、维生素C、矿物质、叶绿素及蛋白质，是孕妇保持美丽的“秘密武器”。

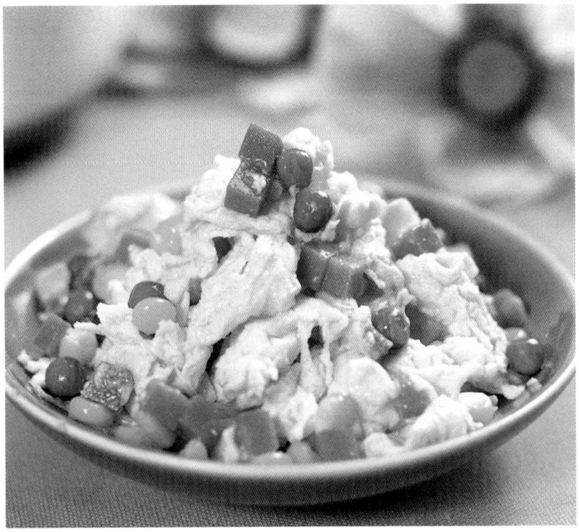

玉米炒蛋

主料
玉米粒、胡萝卜丁各100克，鸡蛋1个，青豆10克。

配料
盐3克，葱5克，水淀粉、食用油各适量。

做法
1. 将胡萝卜丁、玉米粒、青豆洗净后共同放入沸水中煮熟；将鸡蛋打散，加入盐和水淀粉调匀；将葱洗净，将葱白切成段、葱叶切成末。
2. 锅内注入食用油，倒入蛋液，待其凝固时盛出；锅内再放油炒葱白。
3. 接着放玉米粒、胡萝卜丁、青豆，炒香时再放蛋块，并加盐调味，炒匀盛出时撒入葱花即成。

功效解读
这道菜具有健脾养胃的功效，可以激发孕妇的食欲，促进胎儿发育。

维生素B_1——神经系统发育的“好帮手”

维生素B_1又称硫胺素或抗神经炎素，也被称为“精神性”的维生素，因为维生素B_1对维护神经组织和精神状态有良好的作用。在孕晚期，孕妇需要充足的水溶性维生素，尤其是维生素B_1，因为孕妇需要维持良好的食欲与正常的肠道蠕动。

功效解读

维生素B_1是人体内物质与能量代谢的关键物质，也是糖类代谢所必需的营养素。维生素B_1有调节神经系统生理活动的作用，也是维持心脏、神经以及消化系统正常功能所必需的营养素。它可以促进人体的生长发育，帮助消化，改善人的精神状况，缓解孕妇的孕吐。

食物来源

- 谷类
- 豆类
- 干果
- 酵母
- 硬壳果类
- 动物肝脏
- 蛋类
- 绿叶类蔬菜

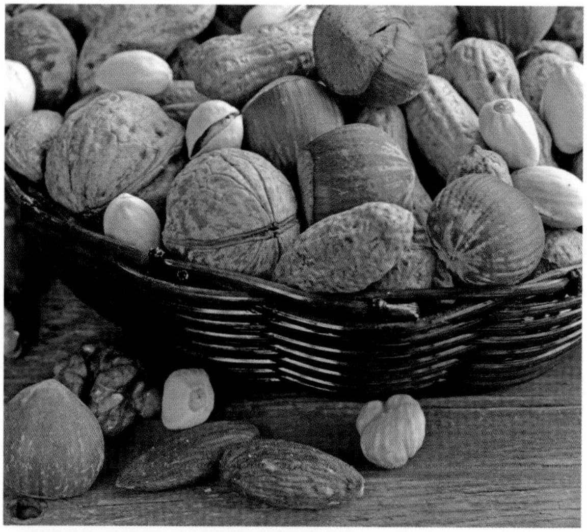

坚果中维生素 B_1 的含量比较丰富。

建议摄取量

维生素B_1是维持人体正常功能与代谢活动不可或缺的水溶性维生素，人体无法自行合成。孕妇可以补充之，以缓解恶心、呕吐、食欲不振等妊娠反应，预防水肿。建议摄入量为每日1.5～1.6毫克。

缺乏与过量的危害

孕妇缺乏维生素B_1，会出现多种神经炎症，如食欲不佳、呕吐、呼吸急促、面色苍白、心率加快等，并可导致胎儿的出生体重低，且易患神经炎。

维生素B_1在经人体消化吸收后，经肾脏排出，一般不会严重威胁健康，目前尚无发现维生素B_1中毒的现象，所以维生素B_1摄入过量对人体的健康危害不大。但孕妇体质特殊，为安全起见，最好按照每天建议的摄取量补充维生素B_1，不宜过量。

宜常吃全麦食物

维生素B_1主要存在于粮谷类、豆类、干果、酵母、硬壳果类中，粮谷类食物的表皮中维生素B_1的含量尤其多。要注意的是，维生素B_1在高温、碱性环境、紫外线环境中不稳定，将粗粮熬粥时，切忌加碱面。另外，鱼类中含有破坏维生素B_1的硫胺类物质，因此补充维生素B_1时不宜吃鱼。

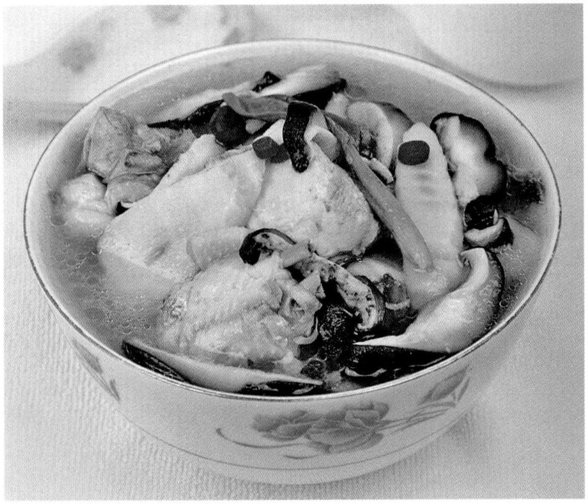

香菇冬笋煲小鸡

主料

小公鸡250克，鲜香菇100克，冬笋6克，油菜8棵。

配料

盐少许，香油2毫升，葱末、姜末、枸杞子各3克，食用油适量。

做法

1. 将小公鸡处理干净，剁成块，汆水；将鲜香菇去根，洗净，切成片；将冬笋洗净，切成片；将油菜洗净。
2. 炒锅上火，倒入油，将葱末、姜末爆香；倒入水，下入鸡肉、鲜香菇、冬笋、枸杞子；调入盐，烧沸，最后放入油菜和香油即可。

功效解读

这道汤食材丰富，可滋补养身、清热化痰、利水消肿、润肠通便。其中，香菇是一种高蛋白、低脂肪的健康食品，它的蛋白质中含有多种氨基酸，对胎儿大脑的发育有益。

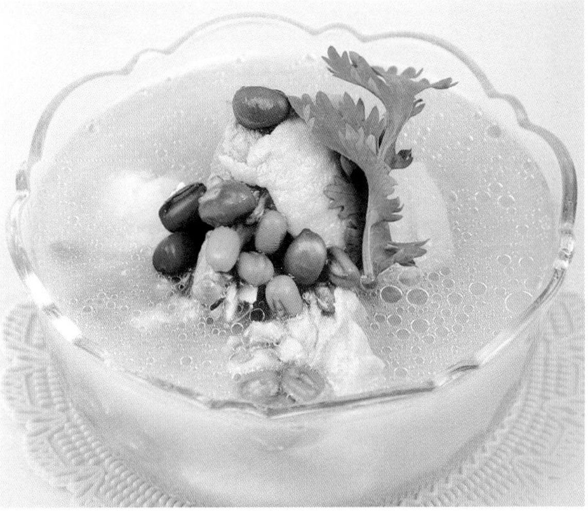

绿豆鸭子汤

主料

鸭半只，绿豆、赤小豆各15克。

配料

盐、香菜各适量。

做法

1. 将鸭肉洗干净，切成块；将绿豆、赤小豆淘洗干净，备用。
2. 净锅上火，倒入水，调入盐；下入鸭肉、绿豆、赤小豆，煲至熟，最后撒上香菜即可。

功效解读

绿豆中富含淀粉、脂肪、蛋白质、多种维生素及锌、钙等多种矿物质，有清热解毒、消暑止渴、利水消肿之功效，是孕妇补锌及防治妊娠水肿的食疗佳品。鸭肉有滋阴养胃、利水消肿、强腰健骨的功效。

维生素B_2——预防胎儿发育迟缓

维生素B_2又叫核黄素，是水溶性维生素，容易被人体消化和吸收，排出的量随人体体内的需要以及可能随蛋白质的流失程度而增减。它在人体体内的储存是有限的，所以时常要通过摄入食物或营养补品来补充。

功效解读

维生素B_2参与人体体内的生物氧化与能量代谢，在碳水化合物、蛋白质、核酸和脂肪的代谢中有重要作用。可提高机体对蛋白质的利用率，促进生长发育，维护皮肤和细胞膜的完整性。它还有保护皮肤毛囊黏膜及皮脂腺，消除口舌炎症，改善视力等功能。

食物来源

- 动物肝肾
- 鸡蛋
- 奶制品
- 蔬菜
- 香菇
- 豆制品
- 鱼

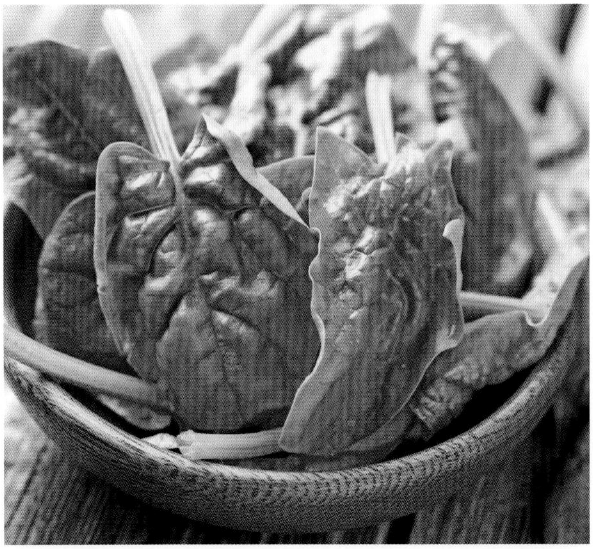

菠菜中维生素B_2的含量较高。

建议摄取量

只要不偏食、不挑食，孕妇一般不会缺乏维生素B_2。建议孕妇每天摄取1.8毫克的维生素B_2。

缺乏与过量的危害

如果维生素B_2摄入不足，蛋白质、脂肪、糖类等所有能量代谢都无法顺利进行，容易导致各种炎症的产生。孕妇在孕早期若缺乏维生素B_2，会加重妊娠呕吐，影响胎儿神经系统的发育，可能造成胎儿神经系统畸形或骨骼畸形；孕妇在孕中期和孕晚期缺乏维生素B_2，容易发生口角炎、舌炎或唇炎等，并可能导致早产。

维生素B_2是水溶性维生素，每天都会随着肾脏排出。肾功能正常的人，摄入过量维生素B_2一般没有危害。孕妇在孕晚期肾脏负担大，最好不要摄取过量的维生素B_2。

预防烹饪对维生素B_2的破坏

维生素B_2的性质很不稳定，食物的加工和烹饪方式对维生素B_2的破坏较大。维生素B_2易溶于水，容易随着水流失；高温水煮的方式最易破坏维生素B_2，所以补充维生素B_2最好不要采用水煮的方式。碱性环境也会破坏维生素B_2，所以在烹饪绿色蔬菜的时候，不要加碱性调料。另外，光线也会影响和破坏维生素B_2，因此在保存食物或维生素B_2制剂的时候要避光。

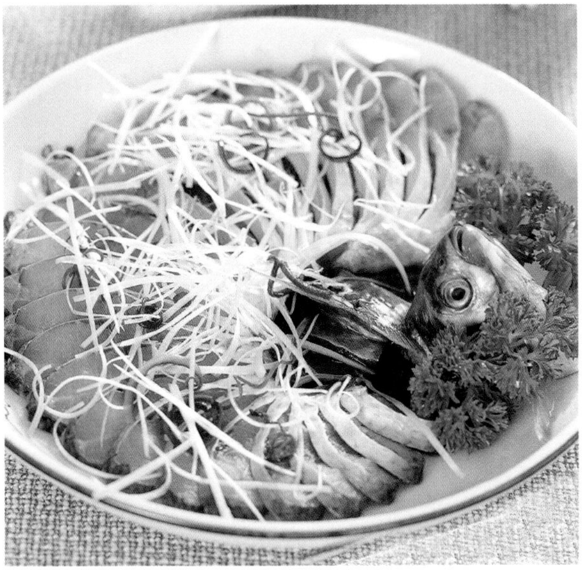

开屏武昌鱼

主料

武昌鱼1条，红甜椒1个。

配料

盐3克，生抽5毫升，葱20克，热食用油适量。

做法

❶ 将武昌鱼处理干净；将葱、红甜椒清洗干净，切成丝。

❷ 将武昌鱼切成连刀片，加盐、生抽腌渍10分钟。

❸ 放入蒸锅蒸8分钟后取出，撒上葱丝、甜椒丝，最后浇上热食用油即可。

功效解读

武昌鱼的肉纤维短、柔软，孕妇食用后易消化。它之所以味道鲜美，也是因为含有多种氨基酸，其中还有一种叫牛磺酸的氨基酸，对调节血压、降低血脂、防止动脉硬化、改善视力都能起到作用。

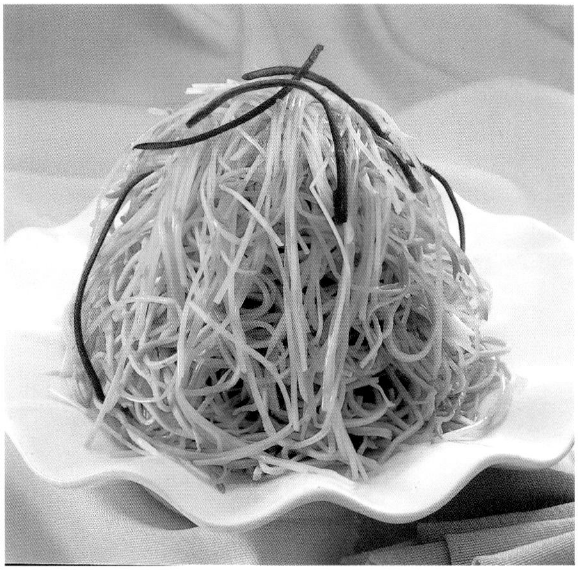

豆腐皮拌豆芽

主料

豆腐皮300克，绿豆芽200克，甜椒30克。

配料

盐4克，味精2克，生抽8毫升，香油适量。

做法

❶ 将豆腐皮、甜椒清洗干净，切成丝；将绿豆芽清洗干净，掐头去尾，备用。

❷ 将备好的材料放入开水中稍烫后捞出；沥干水分，放入容器里。

❸ 往容器里加盐、味精、生抽、香油，搅拌均匀，最后装盘即可。

功效解读

绿豆芽有利于其他营养素的吸收，并有助于胎儿的发育与生长。

维生素B_6——缓解孕吐的“好帮手”

维生素B_6又称吡哆素，是一种水溶性维生素，遇光或碱易被破坏，不耐高温。维生素B_6是几种物质的集合，是制造抗体和红细胞的必要物质，摄取高蛋白食物时要增加对它的摄取量。肠内的细菌具有合成维生素B_6的能力。

功效解读

维生素B_6有助于人体体内蛋白质、脂肪和碳水化合物的代谢，还能帮助转换氨基酸，形成新的红细胞、抗体和神经递质；而且维生素B_6对胎儿的大脑和神经系统的发育至关重要。在消化维生素B_{12}、合成烟酸和镁时，维生素B_6都是必不可少的。

食物来源

- 动物肝脏
- 谷类
- 肉类
- 鸡蛋
- 香菇
- 豆制品

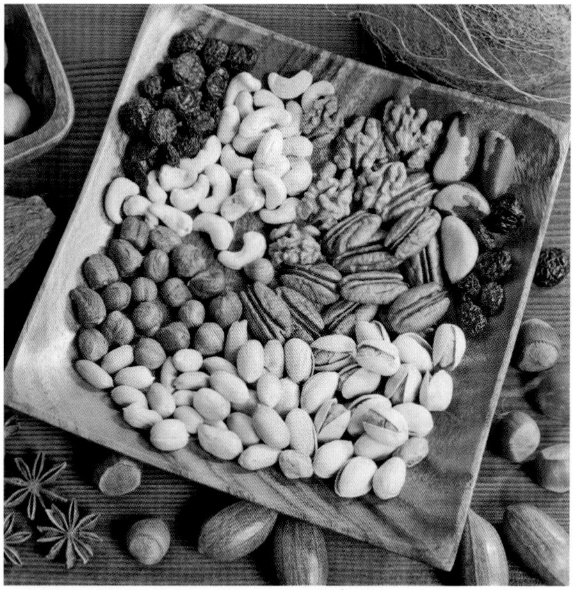

孕妇可适量食用干果，以补充维生素 B_6。

建议摄取量

如果孕妇服用过量维生素B_6或服用的时间过长，会导致胎儿对它产生依赖性。因此对维生素B_6要控制好摄入量，建议每日摄取1.9毫克。

缺乏与过量的危害

孕妇在孕早期适量服用维生素B_6可以有效缓解妊娠呕吐，控制水肿。如果缺乏维生素B_6，会引起神经系统功能障碍、脂溢性皮炎等；并会导致胎儿脑结构的改变，或中枢神经系统发育延迟等。孕妇在孕中期若缺乏维生素B_6，会导致精力不足，容易出现虚弱、精神萎靡、嗜睡、神经质等症状，还会使免疫力下降。

维生素B_6属于水溶性维生素，即使摄取过量，一般也不会危害人体健康，但最好不要长期大剂量服用。

避免食用含硼食物

补充维生素B_6的时候，要避免食用含硼的食物，如叶类蔬菜、葡萄、苹果、茄子、南瓜、胡萝卜等。因为硼元素与人体内的消化液相遇后，会发生复杂的生化反应，生成不易被人体吸收的络合物，影响对维生素B_6的吸收和利用。另外，某些药物也会影响维生素B_6的吸收，如雌激素丸会加剧维生素B_6的消耗，需要额外增补。

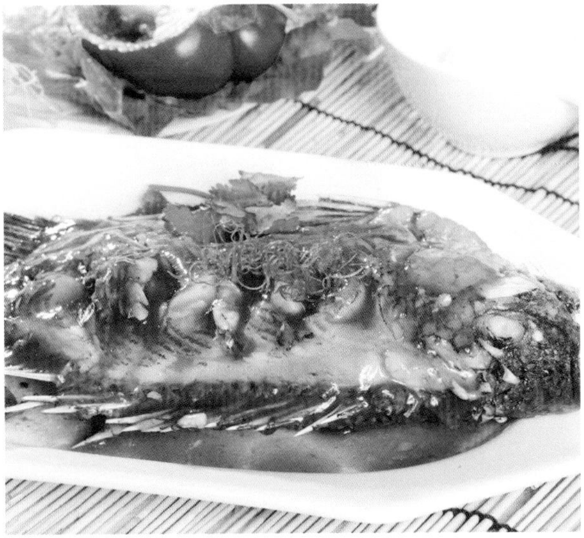

番茄酱罗非鱼

主料

罗非鱼1条（约500克）。

配料

葱1棵，姜片、蒜片各5克，白糖、盐、料酒、番茄酱、淀粉、水淀粉、食用油各适量。

做法

1. 将罗非鱼处理干净，在鱼身两边切花刀，用盐、料酒腌制；将葱洗净，将葱白切成段，葱叶切成丝。
2. 在鱼身上抹上淀粉，下油锅炸至金黄，捞出，沥油。
3. 锅底留油，放入葱段、姜片、蒜片爆香；捞出葱、姜蒜，锅中加入白糖、料酒、番茄酱及适量清水煮沸；用水淀粉勾芡；将鱼放进锅里，装盘，最后撒上葱丝即可。

功效解读

本品可补阴血，通血脉。

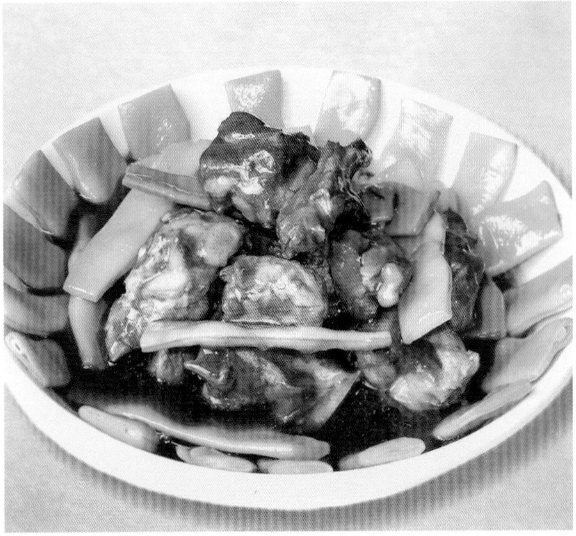

扁豆炖排骨

主料

扁豆200克，猪排骨500克。

配料

盐3克，味精2克，醋8毫升，老抽15毫升，白糖、食用油各适量。

做法

1. 将扁豆清洗干净，撕去头尾；将猪排骨清洗干净，剁成块。
2. 油锅烧热，放入猪排骨，翻炒至金黄色时，调入盐；再放入扁豆，并烹入醋、老抽、白糖，加适量水焖煮。
3. 至汤汁收浓时，加入味精调味，最后起锅装盘即可。

功效解读

这道菜富含蛋白质及多种氨基酸，常吃能健脾胃，增进食欲。

维生素C——保护孕妇健康的“卫兵”

维生素C普遍存在于蔬菜、水果中，但容易因外在环境的改变而遭到破坏，很容易流失。维生素C关系到毛细血管、肌肉和骨骼的形成。妊娠过程中，孕妇血液中维生素C的含量是逐渐下降的，分娩时仅为孕早期的一半。维生素C严重摄入不足的孕妇容易得病。

功效解读

维生素C可以促进伤口愈合，增强机体的抗病能力，对维护牙齿、骨骼、血管、肌肉的正常功能起着重要作用。同时，维生素C还可以促进铁的吸收，改善贫血，提高免疫力，对抗应激等。

食物来源

- 樱桃
- 番石榴
- 彩椒
- 柿子
- 西蓝花
- 草莓
- 柠檬
- 猕猴桃

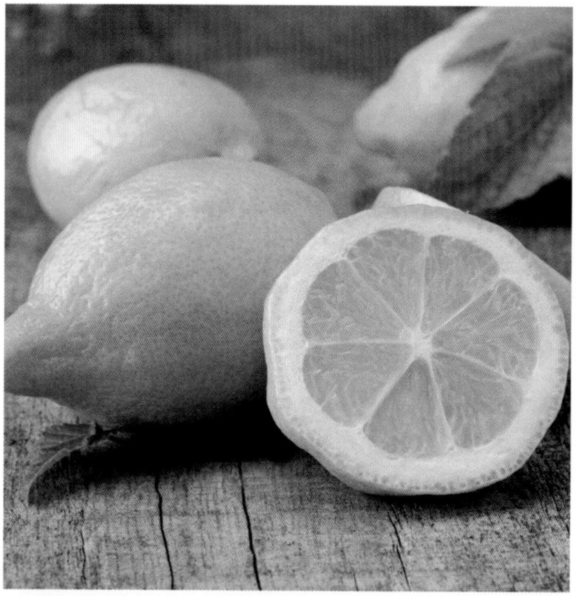

柠檬是含有维生素 C 较多的水果。

建议摄取量

孕早期的孕妇每日应摄入100毫克的维生素C，孕中期及孕晚期的孕妇均应摄入130毫克，孕妇可耐受的最高的维生素C摄入量为每日1 000毫克。

缺乏与过量的危害

孕妇严重缺乏维生素C，容易患坏血病，表现为乏力、食欲差、体重减轻、下肢肌肉或关节疼痛、牙龈肿胀等，还可引起胎膜早破、早产、新生儿体重低或新生儿死亡率增加等。

每日摄取维生素C超过1 000毫克会导致腹泻，严重时甚至会引起基因缺损。短期内服用维生素C制剂过量，易使孕妇多尿、下痢、皮肤发疹，新生儿可能还会产生骨骼方面的疾病。不过一般通过饮食补充维生素C不会出现过量的问题，只有大量服用维生素C的制剂才会出现过量的情况。

不宜用果汁机加工新鲜蔬果

维生素C在搅拌的过程中会被不断氧化或破坏，损耗较大。有人喜欢将很多新鲜果蔬混合在一起做沙拉吃，但注意不要将胡萝卜、黄瓜、苹果或香蕉等蔬果与其他蔬果放在一起吃。因为这些蔬果中含有维生素C分解酶，会破坏其他食物中的维生素C。另外需注意，蔬果沙拉的浸泡时间不宜过长，否则会导致维生素C流失到水里，不利于人体吸收。

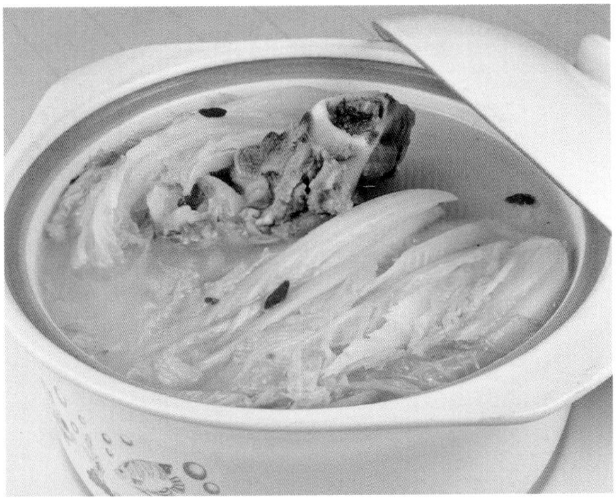

筒子骨娃娃菜

主料

筒子骨200克，娃娃菜250克，枸杞子少许。

配料

盐2克，醋、高汤、老姜各适量。

做法

1. 将筒子骨洗净，砍成段，放入开水锅中汆水，捞出，沥水，待用；将娃娃菜洗净，一剖为四大瓣；将枸杞子泡发，洗净；将老姜去皮，切成薄片。
2. 锅内倒入高汤，烧沸，下入筒子骨、姜片，滴入几滴醋。
3. 煮香后，放入娃娃菜煮熟；加盐调味后，撒上枸杞子即可。

功效解读

这道菜清鲜爽淡，有增强抵抗力、益髓健骨、补气养血的功效。筒子骨可为孕妇提供钙质，有益精补血的功效。

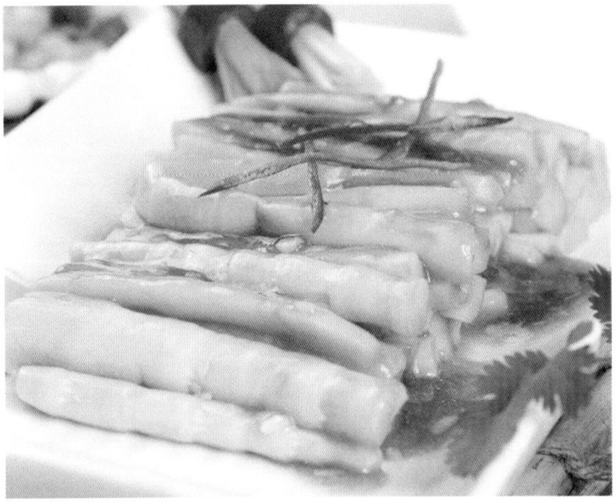

酱烧春笋

主料

春笋500克。

配料

蚝油、甜面酱各10克，姜末、蒜末各5克，白糖、鸡精、香油、鲜汤、食用油、红甜椒丝各适量。

做法

1. 将春笋削去老皮，洗净，切成长条，放入沸水中焯一会儿。
2. 锅中加油烧热，放入姜末、蒜末炝锅，再放入笋段翻炒。
3. 放入鲜汤，烧煮至汤汁快干时调入蚝油、甜面酱、白糖、鸡精、香油，炒匀后即可出锅，最后撒上红甜椒丝。

功效解读

酱烧春笋鲜香脆嫩，纤维素的含量丰富，有润肠通便的功效。春笋富含植物蛋白及钙、磷、铁等人体必需的营养成分。

维生素D——人体骨骼的“建筑师”

维生素D是脂溶性维生素，也是孕妇不可缺少的一种重要的维生素。它被称作“阳光维生素”，皮肤只要适度接受太阳光照射，便不会缺乏维生素D。由于孕妇晒太阳的机会不多，而胎儿对维生素D的需求量较多，因此在孕妇的食物中对维生素D的供给量应增加。

功效解读

维生素D是钙、磷代谢的重要调节因子之一，可以提高机体对钙、磷的吸收，促进生长和防止骨骼钙化，健全牙齿，并可防止氨基酸通过肾脏后损失。维生素D也被称为“抗佝偻病维生素”，是人体骨骼正常生长的必要营养素。

食物来源

- 海鱼
- 鸡肝
- 猪肝
- 坚果
- 鸡蛋
- 奶酪
- 瘦肉

建议摄取量

在不同的妊娠阶段，孕妇对维生素D的需求量不同。在孕妇的孕早期建议摄入量为每日5微克，孕中期和孕晚期建议为10微克。孕妇可耐受的维生素D的最高摄入量为每日20微克。

缺乏与过量的危害

孕妇缺乏维生素D，可导致钙代谢紊乱，骨质软化，胎儿及新生儿的骨骼钙化障碍以及牙齿发育缺陷；并可引发细菌性阴道炎，从而导致胎儿早产。维生素D严重缺乏时，会使胎儿出生后产生先天性佝偻病。

若长期过量摄入维生素D，会使人体内的钙含量增加，导致高血钙和高尿钙，表现为异常口渴、恶心、呕吐或烦躁，还会损害胎儿的神经系统和肾脏。

补充维生素D要多晒太阳

孕妇除了通过食用富含维生素D的天然食物来补充，还可通过晒太阳的方式补充维生素D。人体内的胆固醇经太阳中的紫外线照射后，会转化为维生素D。因此，孕妇可以有意识地将手脚露出30厘米，在太阳下晒20分钟；至少每周两次有意识地晒太阳——注意不要在酷热的夏天晒太阳，防止中暑；在其他季节晒太阳的时候，记得不要涂抹防晒霜。

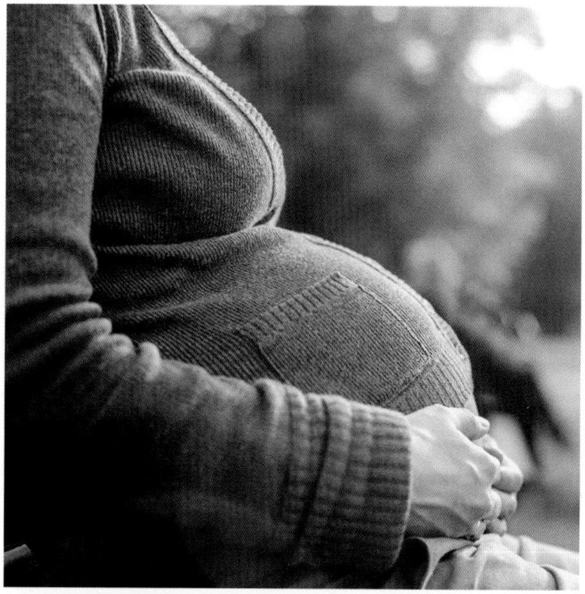

孕妈妈要多晒太阳，防止缺钙。

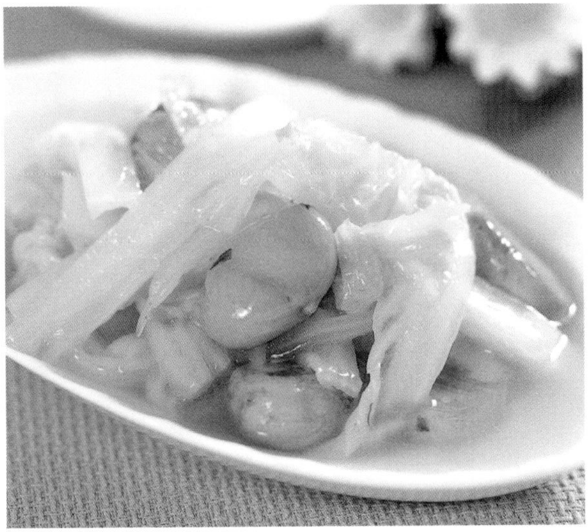

板栗煨白菜

主料

白菜200克，生板栗50克。

配料

葱、姜、盐、鸡汤、水淀粉、料酒、味精、食用油各适量。

做法

1. 将白菜清洗干净，切成段，用开水煮透后捞出；将葱清洗干净，切成段；将姜清洗干净，切成片；将生板栗煮熟，剥去壳。
2. 锅上火，放油烧热，将葱段、姜片爆香；下入白菜、板栗炒匀；加入鸡汤，煨入味后用水淀粉勾芡；加入料酒、味精、盐，炒匀后即可出锅。

功效解读

板栗吃多了容易引发便秘，所以这道菜加了富含膳食纤维的白菜；既可以避免孕妇便秘，又可为胎儿补充发育所需的多种营养。

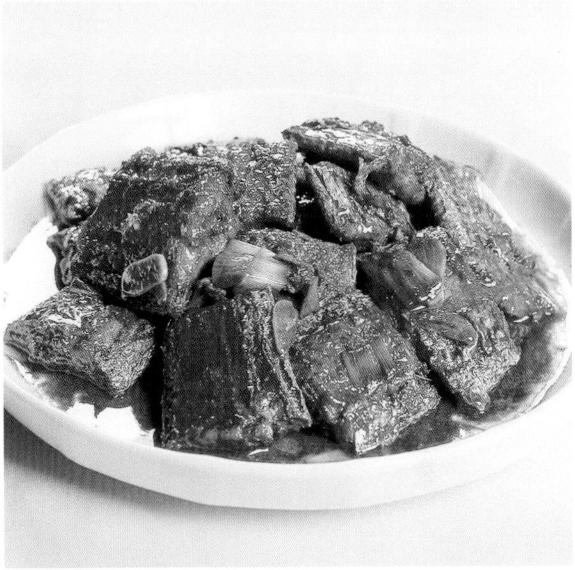

家常烧带鱼

主料

带鱼800克。

配料

盐5克，葱白10克，料酒15毫升，蒜20克，淀粉30克，香油少许，食用油、水淀粉各适量。

做法

1. 将带鱼处理干净，切成块；将葱白清洗干净，切成段；将蒜去皮，洗净，切成片，备用。
2. 将带鱼加盐、料酒腌制5分钟，再抹上一些淀粉，下油锅中炸至金黄色。
3. 添入水，在带鱼烧熟后，加入葱白、蒜片炒匀；以水淀粉勾芡，最后淋上香油即可。

功效解读

带鱼营养丰富，脂肪含量较少，味道鲜美。孕妇吃这道菜有滋补强壮、和中开胃及养肝补血的功效。

维生素E——养颜又安胎

维生素E在体内可保护其他可被氧化的物质，接触空气或紫外线的照射则可氧化变质。维生素E是一种很重要的血管扩张剂和抗凝血剂，在食用油、水果、蔬菜及粮食中均存在。孕早期的孕妇适当服用一些维生素E具有保胎的作用。

功效解读

维生素E是一种很强的抗氧化剂，可以改善血液循环、修复组织，对延缓衰老、预防癌症及心脑血管疾病非常有益；它还有保护视力、提高人体的免疫力、抗不孕等功效。另外，维生素E还能减少黑色素的生成，预防色斑、黄褐斑，美容护肤。

食物来源

- 芝麻
- 花生
- 榛子
- 鸡蛋
- 猕猴桃
- 油脂
- 山药
- 牛奶

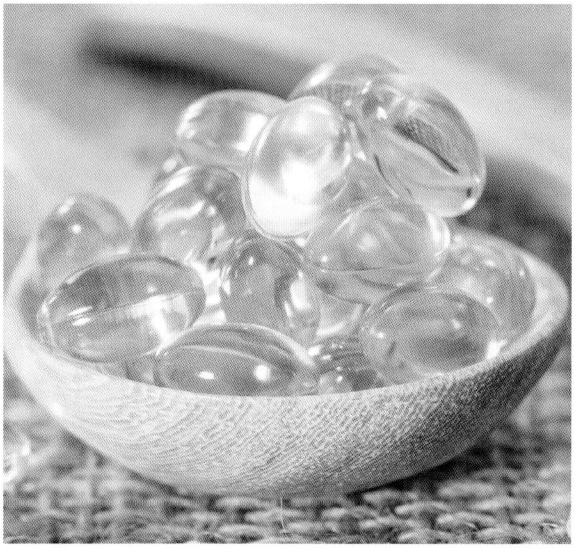

孕妈妈要每天补充维生素 E。

建议摄取量

维生素E对孕妇的主要作用是保胎、安胎、预防流产。建议孕妇每日摄入14毫克的维生素E。在孕早期，可适当增加摄入量，以食物补充即可，不必吃制剂。

缺乏与过量的危害

缺乏维生素E会造成孕妇流产或早产，或使胎儿出生后发生黄疸；还可导致孕妇及胎儿贫血；严重时可引发眼睛的疾患、肺栓塞、中风或心脏病等。

维生素E有抗凝活性，每天的服用量超过300毫克，会妨碍其他脂溶性维生素的吸收和功能发挥，免疫功能减退；并且会引起乳房肥大、头痛、头晕、眩晕、视力模糊、肌肉衰弱、唇炎、口角炎或荨麻疹；严重时会引起血栓性静脉炎或肺栓塞。

摄取维生素E的有效方法

维生素E应该每天补充。维生素E在人体内的储存时间比较短，人体每天所摄取的维生素E有60%～70%会随着排泄物流失掉，所以建议每天补充天然维生素E。另外需注意，维生素E应避光保存，预防分解；某些药物对维生素E有抑制或破坏作用，如维生素K、阿司匹林、洋地黄、新霉素、雌激素等，服用它们时先不要服用维生素E。

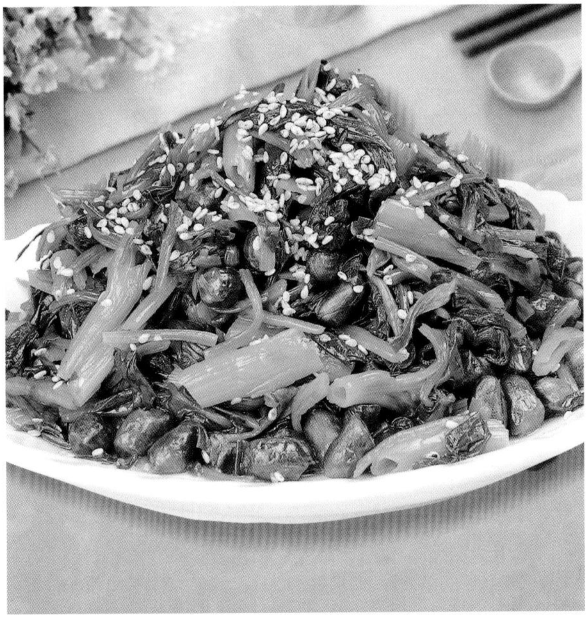

芝麻花生仁拌菠菜

主料

菠菜400克，花生仁150克，白芝麻50克。

配料

醋、香油各15毫升，盐4克，鸡精2克，食用油适量。

做法

1. 将菠菜清洗干净，切成段，焯水后捞出，装盘待用；将花生仁清洗干净，入油锅炸熟；将白芝麻炒香。
2. 将菠菜、花生仁、白芝麻搅拌均匀，再加入醋、香油、盐和鸡精等调味料充分搅拌入味。

功效解读

本品有补血养颜、防癌抗癌、通便润肠的作用。菠菜中含有大量植物粗纤维，有润肠排便的作用；花生中含有丰富的卵磷脂，是孕妇补充营养的佳品。

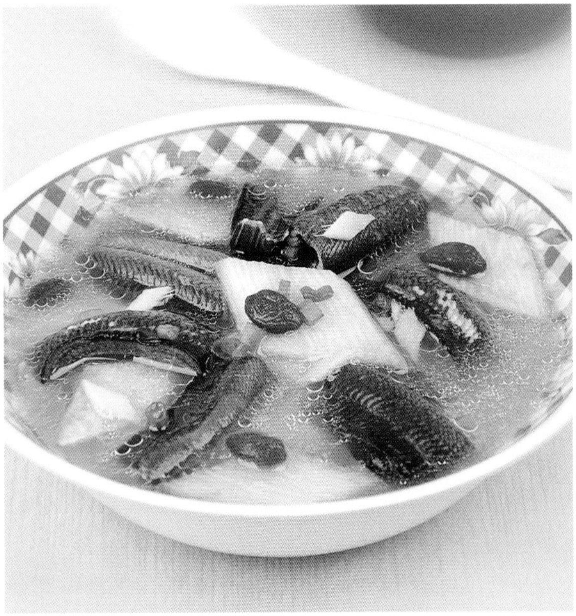

山药鳝鱼汤

主料

鳝鱼2条，山药25克，枸杞子3克。

配料

盐5克，葱花、姜片各2克。

做法

1. 将鳝鱼处理干净，切成段，汆水；将山药去皮，清洗干净，切成片；将枸杞子洗净，备用。
2. 净锅上火，倒入适量水，调入盐、葱花、姜片；下入鳝鱼、山药、枸杞子，煲至熟即可。

功效解读

鳝鱼的营养价值很高，可以预防因食物不消化引起的腹泻。同时，鳝鱼还具有补血益气、宣痹通络的保健功效。而山药是强肾补虚的佳品，可益脾补肾、补中益气。

维生素K是“止血功臣”

维生素K是促进血液正常凝固及骨骼生长的重要维生素，也是形成凝血酶原不可或缺的物质。它能够合成血液凝固所必需的凝血酶原，这对孕妇的凝血障碍和新生儿出血有重要作用。在妊娠期最后的数周，给孕妇服用维生素K，可以预防其凝血功能障碍。

功效解读

人体对维生素K的需求量非常少，但它对促进骨骼生长和血液正常凝固具有重要作用。它可以减少女性在月经期大量出血，促进血液的正常凝固，防治内出血及痔疮。维生素K参与骨骼代谢，还可以预防骨质疏松，有助于预防孕妇和胎儿的钙的缺乏。

食物来源

- 菠菜
- 空心菜
- 木耳菜
- 香菜
- 牛奶
- 瘦肉
- 海藻

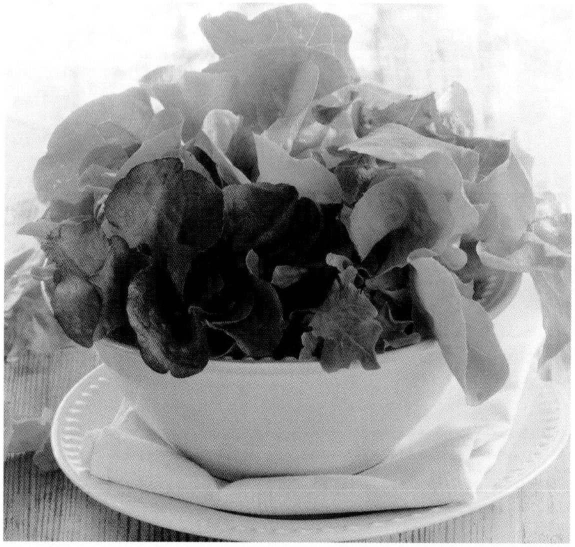

绿叶蔬菜中维生素 K 的含量非常高。

建议摄取量

维生素K有助于钙的新陈代谢，对肝脏中凝血物质的形成起着非常重要的作用。建议孕妇每日摄入1.3微克/千克体重。

缺乏与过量的危害

孕妇缺乏维生素K会引起凝血障碍，发生出血症，而且还易导致流产、死胎，或引起胎儿出生后先天性失明，智力发育迟缓及出血性疾病。有时还可能会导致孕妇贫血，新生儿吐血，肠、脐带及包皮部位出血等出血性疾病。

人体对维生素K的需求量很少，摄入过量，可能会导致孕妇和新生儿的溶血性贫血，有的新生儿还会出现高胆红素血症。

不要滥用维生素K制剂

维生素K最好从食物中补充，一般不需要服用维生素K制剂。孕妇、哺乳期妇女一定要避免大量服用维生素K的补充品。但孕妇若使用了抗生素，就要适当增加维生素K的摄入量。因为抗生素会减少肠内细菌的数量，降低肠内细菌的功能，需要维生素K来强化。若服用维生素K制剂之后出现了不良反应，要立即送医，以后再食补。绿叶蔬菜中维生素K的含量最高。

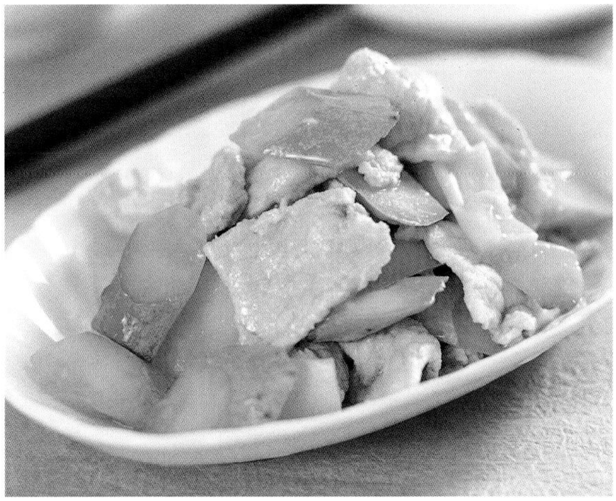

黄瓜熘肉片

主料

黄瓜1根，猪瘦肉200克，鸡蛋1个。

配料

食用水淀粉30克，葱丝、青蒜段、姜末、料酒、盐、味精、食用油各适量。

做法

1. 将猪瘦肉洗净，切成片；将黄瓜洗净，切成片。
2. 将肉片用鸡蛋清、约20克水淀粉浆好，再把剩余的水淀粉、葱丝、青蒜段、姜末、味精、盐、料酒调成芡汁。
3. 将肉片放入油锅中滑熟，捞出后沥油；锅内留底油，放入肉片、黄瓜共同翻炒几下；放入芡汁，搅匀，出锅后装盘即成。

功效解读

猪肉为人体提供了蛋白质、脂肪等必需的热量；黄瓜所含的植物纤维可促进肠蠕动。二者搭配有助于促进母婴健康，有利于胎儿发育。

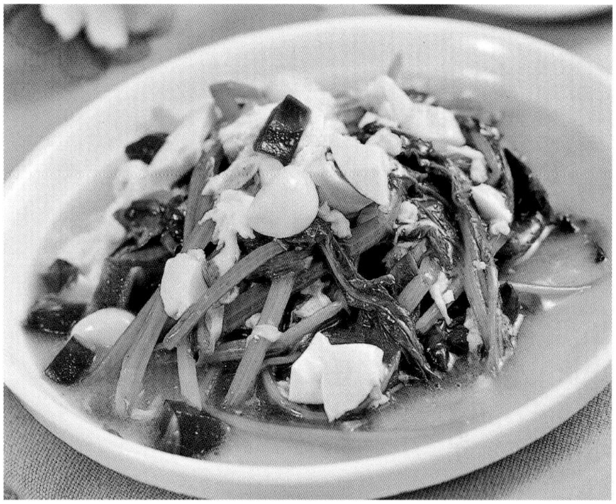

上汤菠菜

主料

菠菜500克，咸蛋、皮蛋各1个，三花淡奶50毫升。

配料

盐3克，蒜6粒，鸡蛋清适量。

做法

1. 将菠菜清洗干净，放入盐水中焯烫，装盘；将咸蛋、皮蛋各切成丁状；将蒜洗净。
2. 锅中放入100毫升水，倒入咸蛋、皮蛋、蒜、盐煮开，再加入三花淡奶煮沸，后下入鸡蛋清煮匀，即成美味的上汤。
3. 将上汤倒在菠菜上即可。

功效解读

本品是孕妇较佳的菜品选择之一。菠菜中含有丰富的维生素C、胡萝卜素及铁、钙、磷等矿物质，可帮助孕妇预防缺铁性贫血。

叶酸——预防缺陷儿的必备品

叶酸是一种水溶性B族维生素，因为最初是从菠菜叶中分离提取出来的，故得名叶酸。叶酸最重要的功能是制造红细胞和白细胞，可预防治疗叶酸贫血症，因此又被称为“造血维生素”。叶酸还是合成核酸所需的辅酶，孕妇服用叶酸有助于预防胎儿畸形。

功效解读

叶酸是人体利用糖分和氨基酸时的必要物质，是机体细胞生长和繁殖所必需的物质。叶酸可促进骨髓中幼细胞的成熟，还有杀死癌细胞的作用，是一种天然的抗癌维生素。此外，叶酸还能保护黏膜，抑制自由基破坏染色体，预防癌症。

食物来源

- 猪肝
- 鸡腿菇
- 牛奶
- 胡萝卜
- 莴笋
- 红皮鸡蛋
- 油菜

建议摄取量

孕前3个月就应该开始补充叶酸了。建议孕妇平均每日摄入0.4毫克叶酸。

缺乏与过量的危害

叶酸不足，孕妇易发生胎盘早剥、妊娠高血压综合征、巨幼红细胞性贫血；可导致胎儿神经管畸形，还可使眼、口唇、腭、胃肠道、心血管、肾、骨骼等器官的畸形率增加。这样的胎儿出生后，其生长发育和智力发育都会受到影响。

当服用过多叶酸时，某些女性的身体不能对过剩的叶酸做出调整，导致维生素B_{12}缺乏症。有些素食者容易出现这种疾病。因此，叶酸虽然是孕育胎儿所必需的营养素，但也要适量服用。

孕前3个月至整个孕早期，孕妇都要补充叶酸

人体不能合成叶酸，必须从食物中摄取，然后再消化吸收。菜花、油菜、菠菜、番茄、口蘑、橙子等新鲜蔬果富含叶酸，孕妇除了多吃这些食物，还要吃专门的叶酸片，有助于防止新生儿体重过轻、早产或婴儿唇腭裂（兔唇）等先天性畸形病症。目前，市场上唯一被国家卫生部门批准的叶酸制剂是“斯利安”片，每片含叶酸400微克，每天服用一片即可。

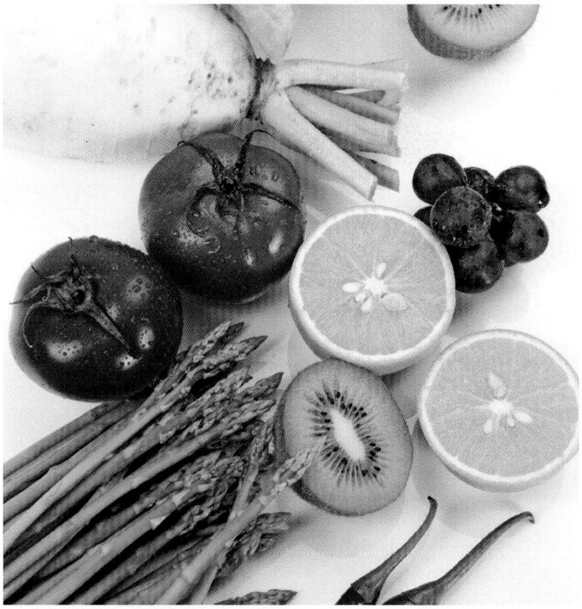

部分食物也可帮助孕妈妈补充叶酸。

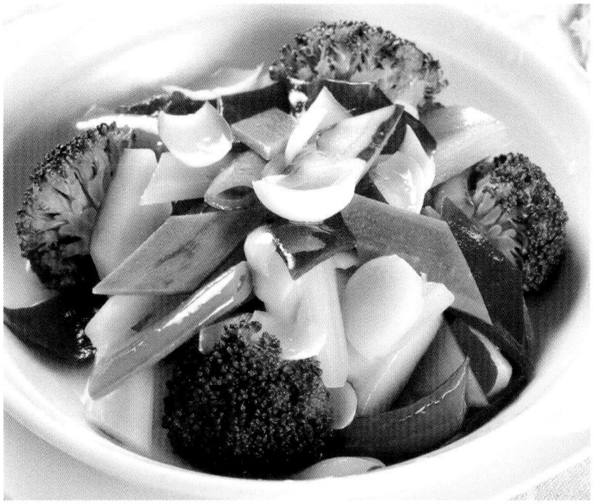

什锦西蓝花

主料

胡萝卜30克，黄瓜50克，西蓝花200克，荷兰豆100克，黑木耳10克，百合50克。

配料

蒜蓉10克，盐4克，食用油适量。

做法

1. 将黄瓜清洗干净，去皮，切成片；将西蓝花洗净，去根，切成朵；将百合清洗干净，剥成片；将胡萝卜去皮，切成片；将荷兰豆去筋，洗净，切成菱形段；将黑木耳泡发，切成片。
2. 将水烧沸，放入备好的材料焯烫，捞出。
3. 净锅入油，烧至四成热，放进蒜蓉炒香；倒入焯过的材料翻炒，调入盐，炒匀至香后即可出锅。

功效解读

西蓝花有滋补之功效，有助于提高孕妇的身体素质，预防先兆流产。

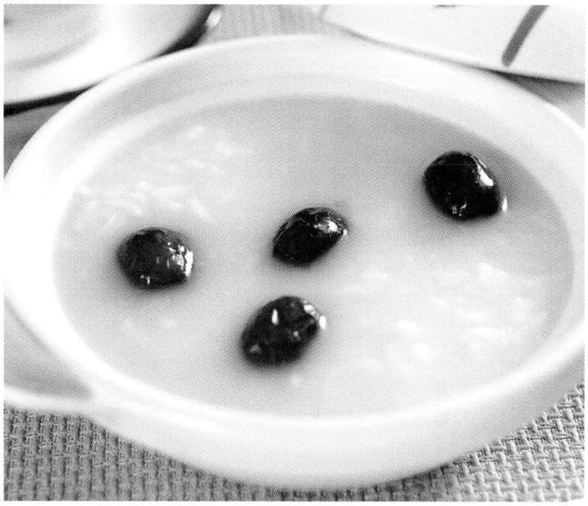

牛奶红枣大米粥

主料

红枣20颗，大米100克，牛奶150毫升。

配料

红糖适量。

做法

1. 将大米、红枣一起清洗干净后泡发。
2. 再将泡好的大米、红枣加入适量水煮开，之后改小火煮约30分钟，再加牛奶煮开。
3. 待煮成粥后，加入红糖，继续煮溶即可。

功效解读

牛奶营养丰富，容易被消化吸收；红枣富含胡萝卜素、磷、钾、铁、叶酸、维生素A、维生素C、维生素E等营养成分，有提高人体免疫力，预防妊娠贫血的作用；大米可以改善肠胃功能。

DHA——胎儿的“脑黄金”

DHA、EPA和脑磷脂、卵磷脂等物质合在一起，被称为“脑黄金”。DHA能优化胎儿大脑锥体细胞膜磷脂的构成，是人体大脑发育必需的不饱和脂肪酸之一，也是细胞脂质结构中重要的组成成分。它存在于许多组织器官中，特别是在神经、视网膜组织器官中的含量丰富。

功效解读

“脑黄金”DHA能预防早产，增加胎儿出生时的体重。服用“脑黄金”的孕妇妊娠期较长，比一般产妇的早产率下降1%，胎儿出生时的体重会增加100克。“脑黄金”对大脑细胞，特别是神经传导系统的生长、发育起着重要作用。

食物来源

- 青石斑鱼
- 银枪鱼
- 坚果
- 东星斑
- 鸡蛋
- 海参
- 海藻

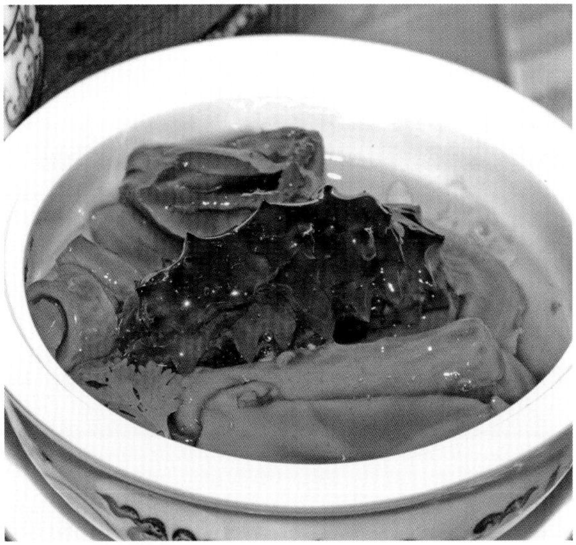

食用深海鱼有助于补充DHA。

建议摄取量

从胎儿期第10周开始至孩子6岁，是其大脑及视网膜发育的黄金阶段，此时人体需要大量的DHA。孕妇在一周之内至少要吃1～2次鱼，以吸收足够的DHA。建议孕妇每日摄入不低于300毫克的DHA。

缺乏与过量的危害

如果孕妇体内缺少“脑黄金”，胎儿的脑细胞膜和视网膜中的脑磷脂就会不足，对胎儿大脑及视网膜的形成和发育极为不利，甚至会造成胎儿流产、早产、死胎或胎儿发育迟缓。

DHA摄入过量会打破人体的平衡，影响人体健康，还可能会导致新生儿视力减弱、免疫力低下。新生儿的奶粉中若DHA过量，还会加重婴儿消化系统的负担。

适当服用α－亚麻酸

α－亚麻酸是构成人体必需的脂肪酸的重要成分，它主要存在于芝麻、花生、松子、核桃、腰果等坚果中，只能通过饮食来获得。它能在人体内合成DHA和EPA，对于大脑细胞的分裂、增殖，神经传导，突触、树突的生长发育起着极为重要的作用，是大脑形成和智商开发的必需物质。同时它对视觉、大脑活动、脂肪代谢、胎儿生长以及免疫功能都有极大的影响。孕妇适当服用α－亚麻酸，有助于促进胎儿的大脑发育。

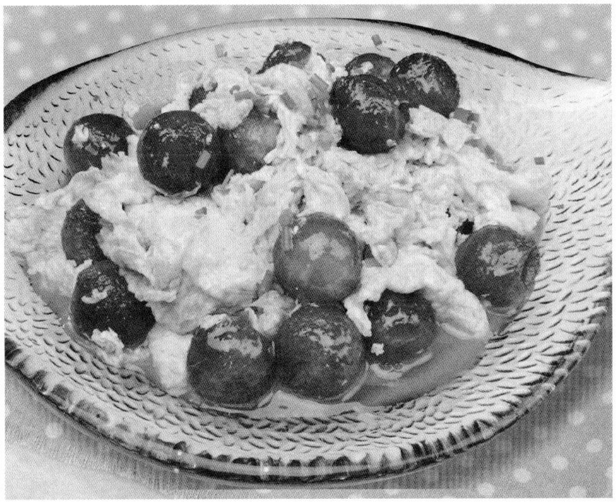

西瓜炒鸡蛋

主料
西瓜100克，鸡蛋3个。

配料
盐3克，葱、生抽、香油、鸡精、食用油各适量。

做法
1. 将葱清洗干净，切成碎末；将鸡蛋打入碗中，加盐，用筷子沿顺时针方向搅拌均匀；将西瓜用挖球器挖成小球。
2. 炒锅上火，下油烧至六成热；下入鸡蛋炒散，炒至金黄色时，下入西瓜炒匀。
3. 再放入盐、鸡精、生抽、香油调味；撒上葱末后盛盘即可。

功效解读
这道菜营养丰富，几乎包含人体所需要的各种营养成分。它含有大量的蔗糖、果糖、葡萄糖，丰富的维生素A、B族维生素、维生素C、维生素P、DHA，可开胃、助消化、解渴生津、滋补身体。

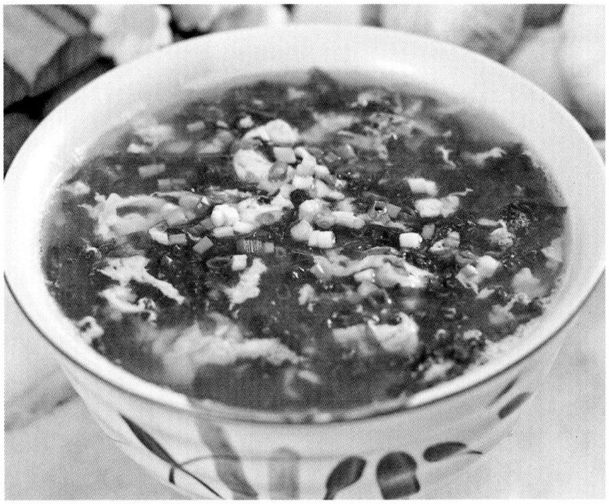

紫菜蛋花汤

主料
紫菜250克，鸡蛋2个，姜5克，葱2克。

配料
盐、味精各3克。

做法
1. 将紫菜用清水泡发后，捞出，清洗干净；将葱清洗干净，切成葱花；将姜去皮，洗净，切成末。
2. 锅上火，加入水煮沸后，下入紫菜。
3. 待紫菜再煮沸时，打入鸡蛋；至鸡蛋成形后，下入姜末、葱花，调入调味料后即可食用。

功效解读
这道汤除了可以给孕妇滋补身体，还可以给产妇滋补身体，加快其身体恢复的速度。

钙——骨骼发育的“密码”

钙是人体中含量最丰富的矿物质，是骨骼和牙齿的主要组成物质。胎儿骨组织的生长和发育及孕妇的生理代谢，均需大量的钙。组织液等其他组织中也有一定的钙含量，虽然它们占人体的含钙量不到1%，但对骨骼的代谢和生命体征的维持有着重要的作用。

功效解读

钙可有效降低孕妇子宫的收缩压、舒张压及预防子痫前症，保证大脑正常工作；对脑的异常兴奋进行抑制，使脑细胞避免有害刺激；维护骨骼和牙齿的健康，维持心脏、肾脏功能和血管健康，有效防治孕妇的炎症和水肿。

食物来源

- 牛奶
- 酸奶
- 奶酪
- 泥鳅
- 河蚌
- 虾
- 海带
- 花生

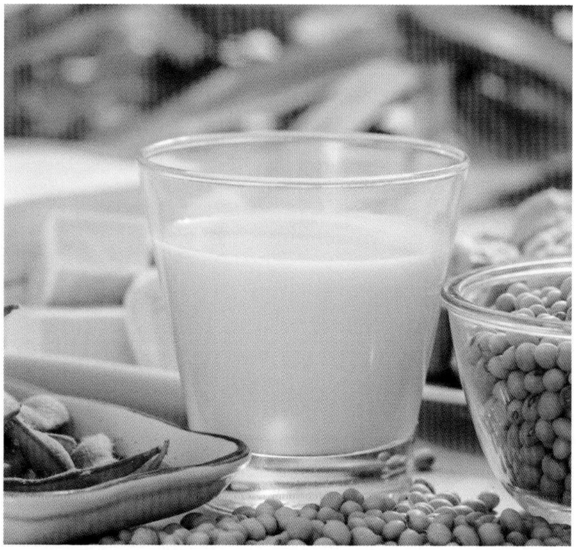

以豆制品补钙总是被人们津津乐道。

建议摄取量

建议备孕妈妈或孕早期的孕妇每日补充800毫克的钙，孕中期每日补充1 000毫克，孕晚期每日补充1 500毫克。每日可饮用200～300毫升牛奶或其他的奶类，膳食不足的孕妇可补充钙制剂。

缺乏与过量的危害

孕妇缺乏钙，会对各种刺激变得敏感，情绪易激动，烦躁不安，易患骨质疏松症，进而导致软骨症；还会使骨盆变形，造成难产，而且对胎儿有一定的影响：如智力发育不良，新生儿体重过轻，颅骨钙化不好，还易患先天性佝偻病。

补钙过量，会让孕妇产生厌食、恶心等反应。长期补钙过量，会造成高钙尿症、低血压，增加妊娠合并心脏病的概率。

让补钙变得常规起来

从孕4月开始，孕妇应坚持有规律地补充适量的钙，从而有助于胎儿的正常发育。孕妇经常喝孕妇奶粉，有助于增加各种维生素以及矿物质。而且2杯按照标准冲调的孕妇奶粉的含钙量约为1 000毫克，因此孕中期的孕妇每天应坚持喝2杯孕妇奶粉。孕妇还可以经常喝鲜牛奶，每天至少要喝250毫升的鲜牛奶。此外，孕妇还可以根据自己的身体状况同时喝孕妇奶粉和鲜牛奶。

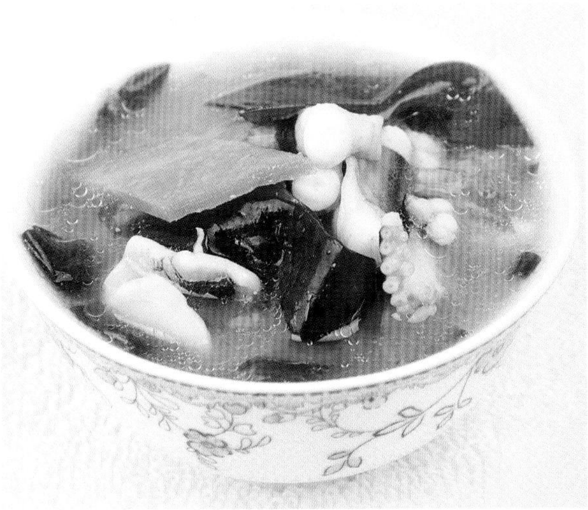

章鱼海带汤

主料

章鱼150克，胡萝卜75克，海带片45克。

配料

盐少许，味精3克，高汤适量。

做法

1. 将章鱼处理干净，切成块；将胡萝卜去皮，清洗干净，切成片；将海带片清洗干净，备用。
2. 净锅上火，倒入高汤，用大火烧开。
3. 高汤煮沸后，下入章鱼、海带片、胡萝卜片烧开；调入盐、味精，煲至熟后即可食用。

功效解读

本品有健脾开胃、养阴生津的功效。其中，海带含有大量的矿物质，有助于增强机体的功能；章鱼可抑制血液中的胆固醇含量，缓解疲劳，恢复视力，改善肝脏功能；将胡萝卜入汤，具有促进机体生长，防止呼吸道感染及保护视力的作用。

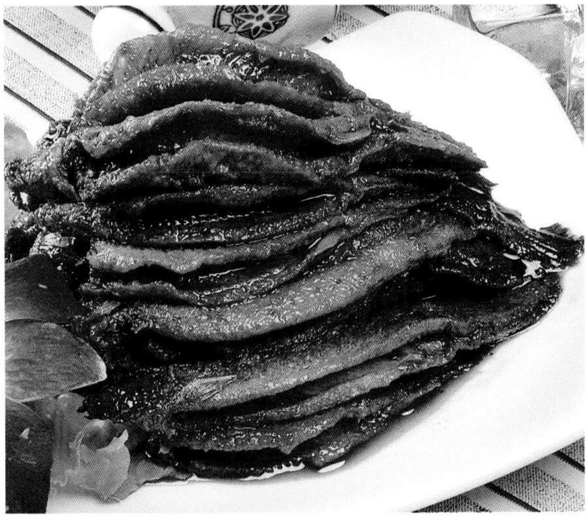

酥香泥鳅

主料

泥鳅350克，生菜100克。

配料

盐3克，食用油、味精、酱油、料酒、大葱各少许。

做法

1. 将泥鳅处理干净，切成片；将生菜清洗干净，铺在盘底；将大葱清洗干净，切成段。
2. 油锅烧热，放入大葱炒香；捞出葱，留葱油；下入泥鳅，煎至变色后捞出。
3. 在原锅调入酱油、料酒，再放入泥鳅回锅；加盐、味精，烧至收汁后即可装盘。

功效解读

这道菜营养丰富，有暖中益气之功效。泥鳅富含多种维生素及钙、磷、铁、锌等营养素，孕妇食之可强身补血。

铁——远离缺铁性贫血

铁元素在人体内的含量很少，它主要和血液有关，负责氧的运输和储存。它的2/3存在于血红蛋白中，是构成血红蛋白和肌红蛋白的元素。铁又是人体合成红细胞的主要原料之一。孕妇在激素的作用下能增加对铁的吸收率。因此，要通过饮食来适当补充体内所需的铁。

功效解读

铁参与机体内部氧的输送和组织的呼吸。孕妇体内铁的营养状况直接影响胎儿的发育和生长。孕妇的血红蛋白、血清铁及血铁蛋白水平与新生儿的血中此三种物质的含量正相关，新生儿身长与产妇的血清铁和血红蛋白含量亦成正相关的关系。

食物来源

- 鸡蛋
- 海带
- 紫菜
- 黑木耳
- 猪肝
- 桂圆
- 猪血
- 新鲜蔬果

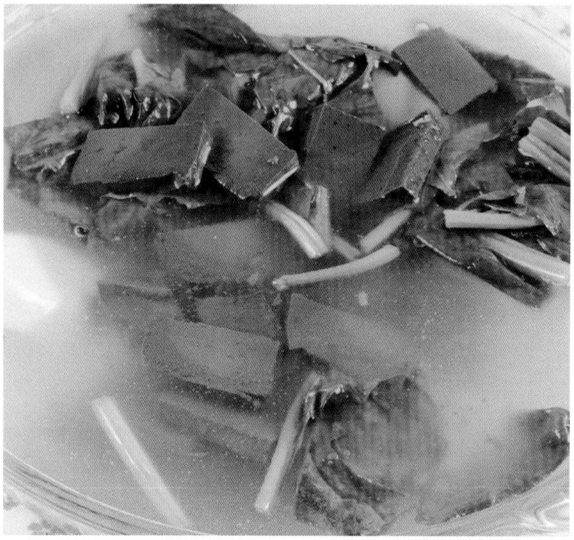

动物血中的含铁量较高。

建议摄取量

从妊娠的第16周起，孕妇体内对铁的需求开始增加，到孕6～9月，对铁的需求达到高峰。孕早期的孕妇每天应至少摄入15～20毫克铁，孕中期每日应至少摄入18 毫克铁，孕晚期每天应摄入20～30毫克铁。

缺乏与过量的危害

缺乏铁会影响细胞免疫力和机体系统的功能，降低机体的抵抗力，使感染率增加。孕期缺铁性贫血，会导致孕妇出现心慌气短、头晕、乏力，也会导致胎儿在宫内缺氧，生长发育迟缓，出生后出现智力发育障碍。

孕妇摄入铁过量，多余的铁难以排泄出去，就会以铁蛋白的形式储存起来，加重心脏负担，容易导致妊娠期心脏病。

既要食补，又要药补

孕妇所需的铁可以从两方面来获取：一是食物，二是药物。在食物中，肉类含有丰富的血红素铁，植物中含有非血红素铁。对孕妇来说，对这两类铁的需求量都很大。从孕初期开始，按照每千克体重补充1毫克铁的原则，每周服用一次铁剂，一直坚持到产后哺乳期。为了增加人体对铁的吸收，孕妇在补铁的时候可适当服用一些维生素C，这样可以帮助人体吸收。

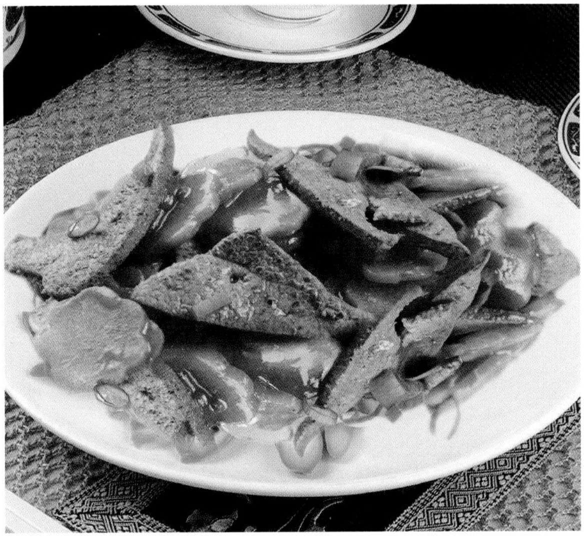

胡萝卜炒猪肝

主料

猪肝250克，胡萝卜150克。

配料

水淀粉20克，盐2克，味精1克，葱末、姜末、料酒、食用油各适量。

做法

1. 将胡萝卜、猪肝均洗净，切成薄片，猪肝片加盐、味精、水淀粉拌匀。
2. 将浆好的猪肝片焯一下，沥水。
3. 锅内加油烧热，将葱末、姜末爆香，加胡萝卜略炒；倒入猪肝，加料酒、盐、味精，快速翻炒至熟。

功效解读

本品采用猪肝和胡萝卜一同做菜，使营养互补，更加全面，还有抗贫血、保护视力的食疗作用。猪肝不仅鲜嫩可口，还是最理想的补血佳品之一。

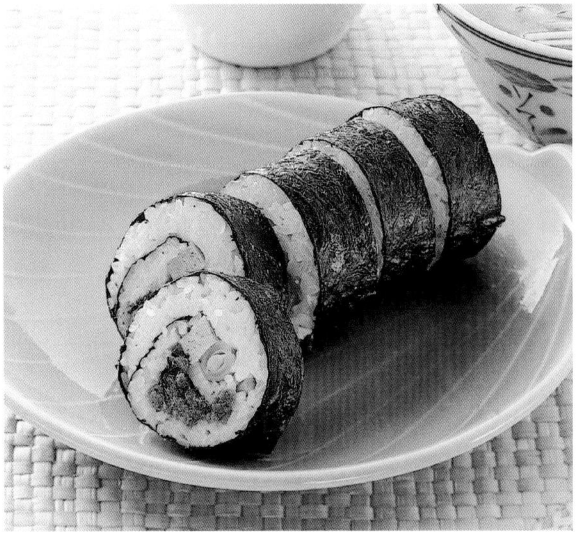

紫菜寿司

主料

米饭60克，紫菜皮1张，肉松15克，素火腿条、黄瓜各30克，嫩姜2块。

配料

白醋1汤匙，代糖1克。

做法

1. 将准备好的材料洗净，将黄瓜、嫩姜分别切成条。
2. 将米饭加入调味料，拌匀。
3. 将紫菜皮放在竹卷帘上，把饭平铺于紫菜的三分之一面上，依序放入素火腿条、肉松、黄瓜、嫩姜；卷起竹帘，待寿司固定后取出，切成片。

功效解读

本品热量低、脂肪低，是健康、营养的食品之一。搭配肉松，既营养又方便；再加上素火腿条、黄瓜、嫩姜，让口感更好的同时，营养也更均衡。

锌——“生命之花”

锌是人体必需的微量元素，被科学家称为“生命之素”，它对人体许多正常生理功能的完成起着极为重要的作用。锌是一些酶的组成要素，参与人体多种酶的活动，也参与核酸和蛋白质的合成，能提高人体的免疫功能。

功效解读

锌可增强与子宫有关的酶的活性，促进子宫肌收缩，让孕妇把胎儿娩出宫腔。锌在核酸、蛋白质的生物合成中起着重要作用。锌还参与了碳水化合物和维生素A的代谢过程，还能维持胰腺、性腺、脑下垂体、消化系统和皮肤的正常功能。

食物来源

- 牡蛎
- 动物内脏
- 海产品
- 瘦肉
- 鱼类
- 鸡蛋
- 豆制品
- 花生

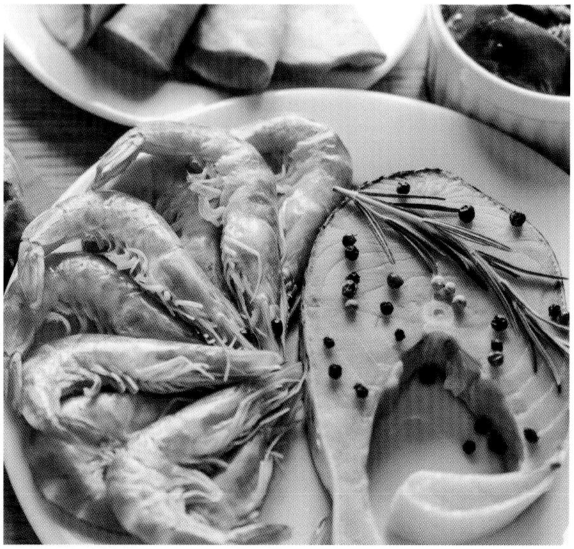

孕妈妈可适量吃些动物性食物。

建议摄取量

建议孕妇每日摄入11～16毫克的锌。

缺乏与过量的危害

孕妇缺锌会使自身的免疫力降低，容易生病；且会造成味觉和嗅觉异常，食欲减退，消化和吸收不良。同时，缺锌可造成胎儿生长发育迟缓，影响胎儿大脑的发育，使其体重减轻，甚至导致其先天畸形。

锌补充过量会出现锌中毒现象，表现为呕吐、头痛、腹泻、抽搐、贫血、血脂代谢紊乱及免疫功能下降；严重时会损伤神经元，致使胎儿的神经管畸形。人体若长期处于高锌状态，还会抑制对铁和铜的吸收，引起缺铁性贫血，损伤脑功能，不利于胎儿的智力发育。

膳食营养多样化

多样化的膳食才能够保证锌的摄入量，使胎儿营养全面。如孕妇出现缺锌症状，那除了补锌，还要保证营养均衡。一般富含锌的食物有牡蛎、肉、肝、蛋类、蟹、花生、核桃、杏仁、麦类、鱼类（尤其是鲱鱼）、胡萝卜等。孕妇在膳食中可增添这些食物的摄入量。动物性食物中的锌更易被人体吸收，所以，孕妇的膳食结构要有所侧重，应多吃一些动物性食物。

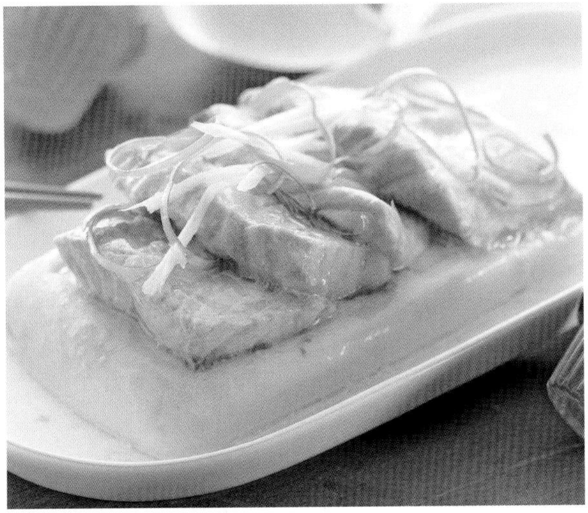

豆腐蒸三文鱼

主料

老豆腐400克，三文鱼300克。

配料

葱丝、姜丝各5克，盐3克。

做法

1. 将老豆腐洗净，从横面平剖为两半，平摆在盘中；将三文鱼处理干净，斜切成约1厘米厚的片状，依序排列在豆腐上。
2. 将葱丝、姜丝铺在鱼上，均匀地撒上盐。
3. 在蒸锅中加2碗水，煮开后，将盘子移入，以大火蒸3～5分钟即可。

功效解读

三文鱼含有多种维生素和矿物质。另外，三文鱼含有不饱和脂肪，能有效预防慢性传染病、糖尿病及某些癌症，减少积聚在血管内的脂肪。常吃三文鱼，对脑部发育十分有益，对孕妇和胎儿的健康很有好处。

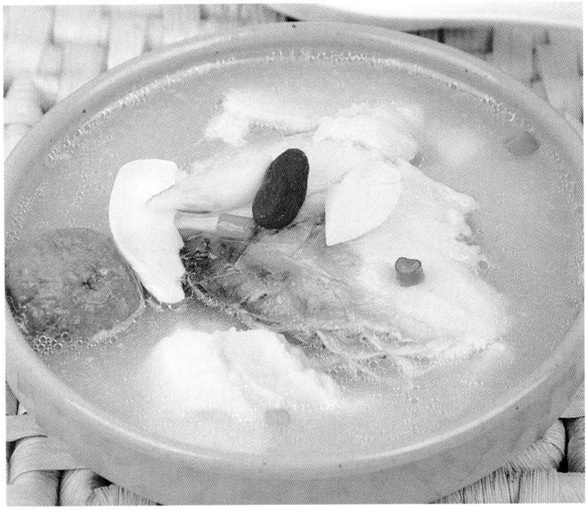

润肺鱼片汤

主料

草鱼肉200克，水发百合10克，干无花果4颗，马蹄（罐装）5个。

配料

盐5克，香油3毫升，枸杞子、葱花各少许。

做法

1. 将草鱼肉清洗干净，切成片；将水发百合清洗干净；将干无花果浸泡后清洗干净；将马蹄稍洗，切成片，备用。
2. 净锅上火，倒入水，调入盐，下入草鱼肉、水发百合、干无花果、马蹄、枸杞子，煲至熟；最后淋入香油，撒上葱花即可。

功效解读

百合配以有凉血解毒、清热止渴、利尿通便功效的马蹄，及有美容驻颜、促进食欲的无花果煲草鱼片为汤，鲜爽可口，有滋阴润燥、开胃健食之效。

碘——胎儿发育的“动力素”

碘是人体必需的微量元素，是合成甲状腺素的重要原料。碘主要通过甲状腺素而对人体起作用。甲状腺素是人体正常生长、大脑智力发育及生理代谢不可缺少的激素，所以碘又被称为“智力元素”。如果人体内含碘量不足，将直接限制甲状腺素的分泌。

功效解读

碘的作用是能量代谢，促进胎儿机体增长、体重增加、肌肉增长和性发育，促进神经细胞的增殖、迁移、分化和细胞的髓鞘化。同时，碘还可以通过合成甲状腺素来调节机体的生理代谢，从而促进生长发育，维护中枢神经系统的正常结构。

食物来源

- 裙带菜
- 豆制品
- 海带
- 鹌鹑蛋
- 紫菜
- 鸡蛋
- 虾皮

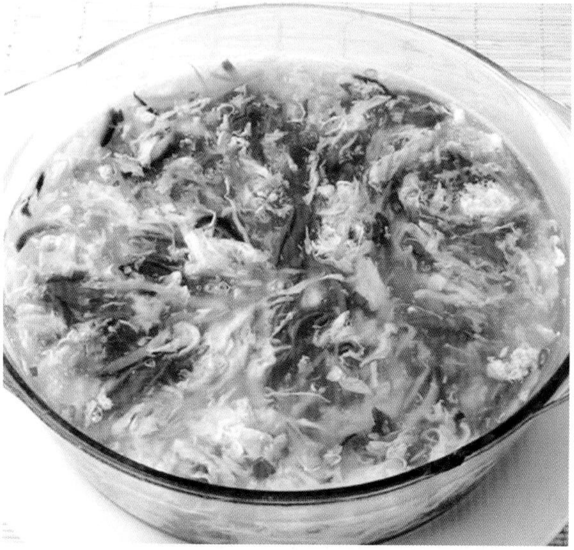

海产品制成菜肴可补充碘。

建议摄取量

人体的碘中有80%～90%来源于食物，通过盐和海产品就能得到补充。建议孕妇每日摄入220微克碘。

缺乏与过量的危害

碘缺乏可使甲状腺分泌的甲状腺素减少，降低机体的能量代谢，导致异位性甲状腺肿。孕妇缺碘可引起胎儿早产、死胎、甲状腺发育不全，并可影响胎儿中枢神经系统的发育，引起胎儿先天畸形、甲状腺肿大、克汀病、脑功能减退等。

长期碘过量，会导致隐性甲状腺自身免疫疾病转变为显性疾病，发生甲状腺肿大；使人出现体重减轻、肌肉无力等人体代谢紊乱症状，增加甲减和亚甲减的患病概率，不利于人体健康。

重视食用碘盐的作用

调查显示，很多孕妇都存在着碘缺乏和锌缺乏的问题，尤其是碘。日常人们补碘主要通过饮水、粮食和蔬菜。如果某个地区的水质中碘含量少，长期生活在当地的人们就会出现碘摄入不足的情况，通过食物获得碘也就比较有限。食用碘盐是碘摄入的稳固来源。因为盐是人们生活的必需品，人们在一日三餐中都可补碘，既方便，又可预防碘缺乏。

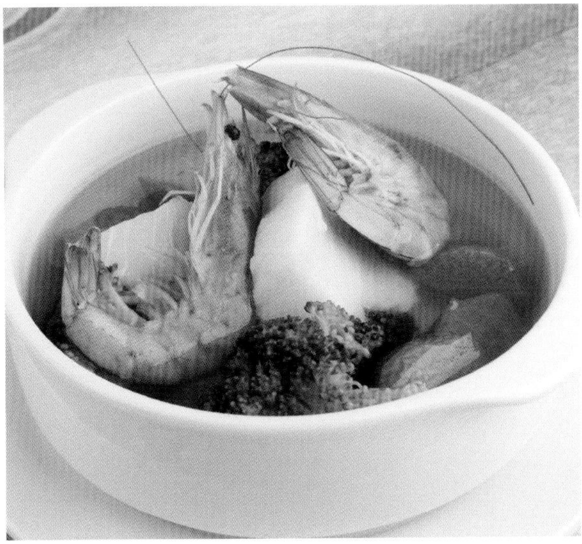

蔬菜海鲜汤

主料

虾、鱼肉、西蓝花各30克。

配料

盐、鸡精各适量。

做法

1. 将虾处理干净；将鱼肉处理干净，切成块；将西蓝花清洗干净，切成块。
2. 将适量清水放入瓦煲内，煮沸后放入虾、鱼肉、西蓝花；用大火煲沸后，改用小火煲30分钟。
3. 加盐、鸡精调味后即可食用。

功效解读

虾肉中钙的含量为各种动植物食品之冠，特别适合孕妇食用。虾还含有微量碘。将虾与营养丰富的鱼肉、西蓝花一起煲出的汤，富含孕妇所需的蛋白质、维生素、钙、铁、锌等多种营养素，有强固骨骼、牙齿的作用。

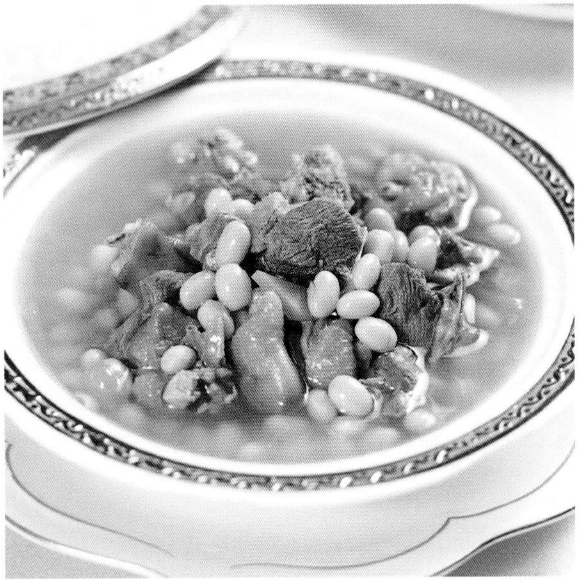

鸭子炖黄豆

主料

鸭半只，黄豆200克。

配料

姜5克，上汤750毫升，盐、味精各3克。

做法

1. 将鸭洗净，斩成块；将黄豆洗净；将姜洗净，切成片。
2. 将鸭块与黄豆一起放入锅中过沸水，捞出。
3. 将上汤倒入锅中，放入鸭块、黄豆和姜片；炖1小时后，调入盐、味精即可。

功效解读

黄豆的蛋白质含量丰富，有助于降低血浆胆固醇水平。黄豆的脂肪中含有50%以上人体必需的脂肪酸，可制成优质的食用油。将黄豆与有滋阴清热、活血利水的鸭同煲成汤，很适合孕妇在胃口不佳时食用。

铜——造血“助手”

铜是人体饮食结构中必不可少的组成部分，它在人的很多生理过程中起着重要的作用，尤其是在人快速生长和发育的时期。胎儿是通过母体的胎盘来吸收铜的。铜是胎儿生长和发育所必需的营养素，在胎儿出生前的3个月起着更为重要的作用。所以，孕妇要补充足够的铜。

功效解读

铜是人体不可缺少的微量营养素，是体内多种重要酶系的成分，能够促进铁的吸收和利用，预防贫血；还能够维持中枢神经系统的功能，促进大脑发育。而且铜对血液、头发、皮肤、骨骼组织以及肝、心等内脏的发育和功能发挥起着重要作用。

食物来源

- 口蘑
- 芝麻酱
- 海米
- 青豆
- 榛子
- 黑米
- 葵花子
- 花生

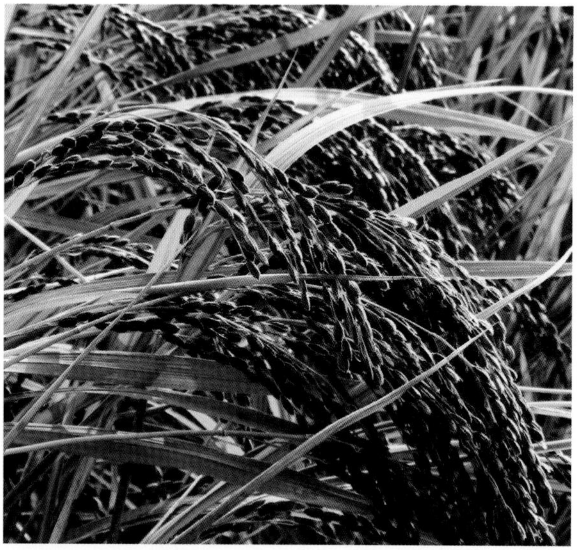

黑米中矿物质含量非常丰富。

建议摄取量

孕妇要保证营养均衡，每日应摄入2毫克的铜。

缺乏与过量的危害

孕妇缺铜可影响胚胎的正常分化及胎儿的发育，导致胎儿先天性畸形，表现为胎儿的大脑萎缩、大脑皮层变薄；心血管异常、大脑血管弯曲扩张、血管壁及弹力层变薄；并可导致孕妇羊膜变薄，从而发生胎膜早破、流产、死胎、低体重儿或胎儿发育不良等各种异常现象。

铜摄入过量会导致铜中毒。一次性摄入过量的铜会出现胃肠道中毒的症状，如口内有金属味、上腹痛、恶心呕吐或腹泻。慢性铜中毒会表现出慢性肝病的症状，还可能影响神经系统。一般只通过饮食摄取铜不会造成铜中毒。

补铜要多吃黑米和青豆

黑米中所含的蛋白质比大米多，锰、锌、铜等矿物质含量比大米高1～3倍，更含有大米中所缺乏的维生素C、叶绿素、花青素、胡萝卜素及强心苷等特殊成分，因此黑米比普通大米更具营养。青豆富含B族维生素、铜、锌、镁、钾、膳食纤维、杂多糖类。青豆不含胆固醇，可预防心血管疾病，并减少癌症发生的概率。每天吃两盘青豆，可降低血液中的胆固醇，有助于孕妇预防妊娠合并心脏病。

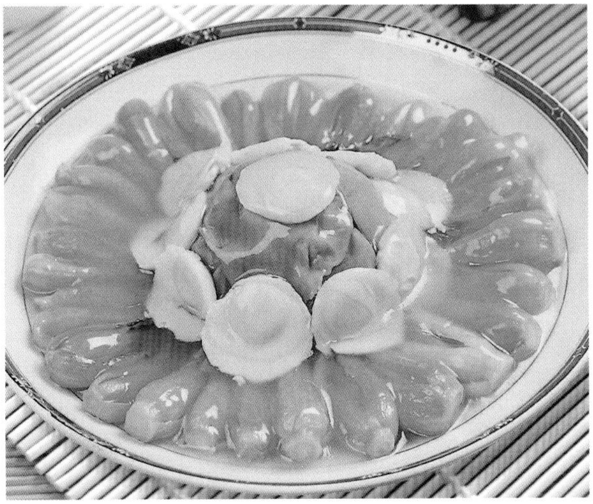

口蘑鹌鹑蛋

主料

鹌鹑蛋10个，口蘑100克，油菜200克。

配料

盐3克，醋少许，生抽10毫升，水淀粉10克，高汤、食用油各适量。

做法

1. 煎锅烧热，将鹌鹑蛋煎成荷包蛋，备用；将口蘑泡发，洗净；将油菜洗净，烫熟后装盘备用。
2. 锅内注油烧热，下入口蘑，翻炒至熟后，捞出摆在油菜上，再摆上鹌鹑蛋。
3. 锅中加少许高汤烧沸，加入盐、醋、生抽调味；用水淀粉勾芡，淋于盘中。

功效解读

这道菜具有促进胎儿发育的功效。鹌鹑蛋不仅能促进胎儿发育，还有健脑的作用。口蘑中铜的含量丰富，有助于促进铁的吸收。

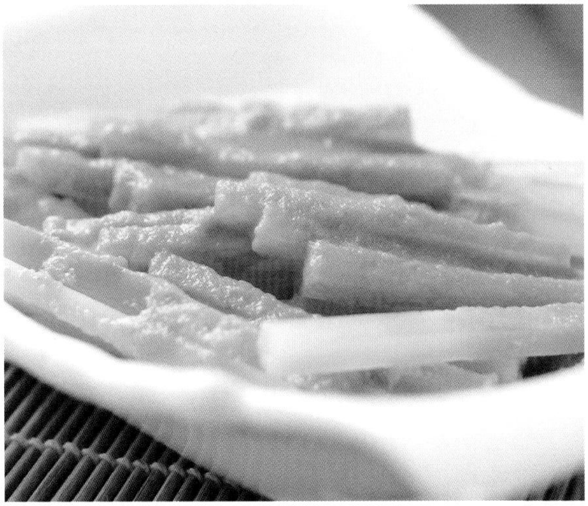

麻酱莴笋

主料

莴笋300克，芝麻酱30克。

配料

白糖、盐各3克，鸡精1克。

做法

1. 将莴笋去皮，洗净，切成条；用沸水汆烫一下，捞出后沥干水分。
2. 将芝麻酱放入碗中，加适量温水，再加入盐、白糖、鸡精，调匀。
3. 将调好的芝麻酱淋在莴笋上，拌匀即可。

功效解读

莴笋富含多种营养素，对人的基础代谢、大脑和体格发育都有促进作用。孕妇多吃此菜有利于胎儿的大脑和骨骼发育。

硒——增强免疫力

硒为人体必需的微量元素，是一种比较稀有的准金属元素，被称为“抗癌之王”。目前，天然食品中硒的含量很少，硒产品大多为含有有机硒的各种制品。硒可以降低孕妇的血压，消除水肿，改善血管不良的症状，防治妊娠高血压病。因此，孕妇要摄入足量的硒。

功效解读

硒能清除体内的自由基，排出体内毒素，抗氧化，有效抑制过氧化脂质的产生；防止血凝块，清除胆固醇，增强人体的免疫功能。同时，还有促进糖分代谢，降血糖，提高视力，防止白内障，预防心脑血管疾病，护肝，防癌等作用。

食物来源

- 鱼
- 瘦肉
- 龙虾
- 谷物
- 奶制品
- 甲壳类水产品
- 动物内脏

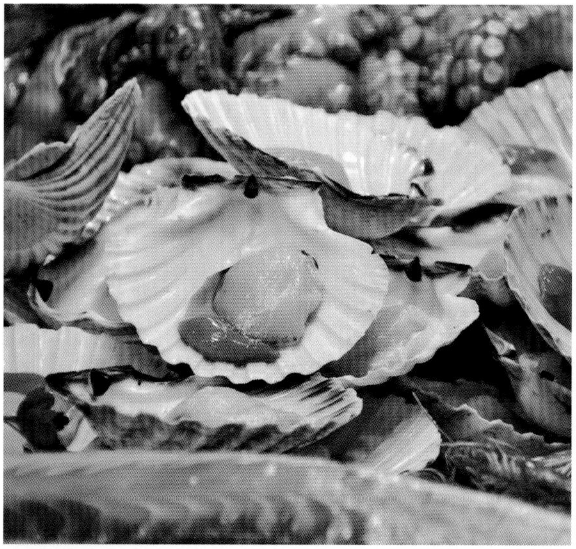

海鲜中含有丰富的硒。

建议摄取量

人体对硒的需求量很少，孕妇每日只需摄入50～200微克的硒。

缺乏与过量的危害

硒具有抗氧化作用，可以阻断身体的过氧化反应，从而起到抗辐射的作用。孕妇缺硒可引发克山病，诱发肝坏死和心血管疾病，还容易发生早产。严重缺硒时，还可发生先兆子痫，导致胎儿畸形。

补硒不能过量（人体中血硒的含量不高于0.1毫克/千克），否则会导致脱发、脱指甲、皮肤黄染、口臭、疲劳，严重者会呼吸困难、胃胀气、高热、虚脱，并因呼吸衰竭而死亡。孕妇通过食物补硒就足够了，一般不需要服用纳米硒等补硒品。

补硒具有一定的地域性

一般来讲，肝、肾、海产品以及肉类为硒的良好来源。谷类的含硒量随产地土壤的含量而异，蔬菜和水果一般含量较少。食物的含硒量随地理环境条件的不同而异，不同地区的土壤和水的含硒量差异较大，因而食物的含硒量也有很大差异。所以在补硒的时候，要先了解本地自然环境中硒含量的多少，从而安排合理的膳食结构。硒的摄取量可在标准摄取量上下稍微浮动。

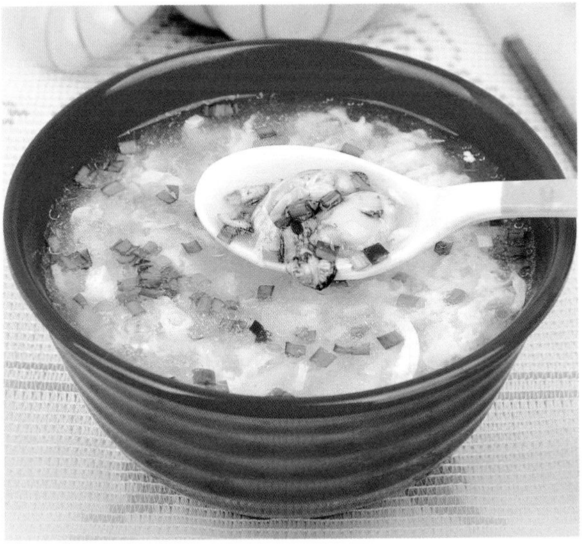

牡蛎豆腐羹

主料
牡蛎肉150克，豆腐100克，鸡蛋80克，韭菜50克。

配料
食用油、盐、香葱段、香油、高汤各适量。

做法
1. 将牡蛎肉清洗干净；将豆腐洗净，均匀地切成细丝；将韭菜清洗干净，切成末；将鸡蛋打入碗中，备用。
2. 将香葱段放入油锅炒香，倒入高汤；下入牡蛎肉、豆腐丝，调入盐，煲至入味；再下入韭菜末、鸡蛋，最后淋入香油即可。

功效解读
牡蛎肉肥爽滑，营养丰富，含有丰富的蛋白质、脂肪、钙、磷、铁等营养成分，素有“海底牛奶”之美称。

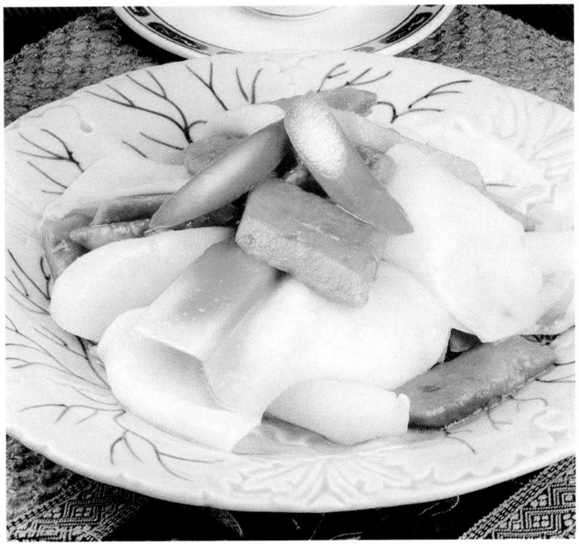

木瓜炒墨鱼片

主料
墨鱼300克，木瓜150克，芦笋、莴笋各适量。

配料
盐4克，味精2克，食用油适量。

做法
1. 将墨鱼处理干净，切成片；将木瓜去皮，洗净，切成块；将芦笋清洗干净，切成段；将莴笋清洗干净，去皮，切成块，备用。
2. 将墨鱼汆水后捞出，沥干；油锅烧热，放入墨鱼、盐炒匀，再加入木瓜、芦笋、莴笋翻炒；最后加入味精炒匀即可。

功效解读
这道菜色香味俱全，可激发食欲；还具有补气强身、滋补肝肾、养血滋阴的作用。此菜还有止血、催乳等功效，所以特别适合产妇食用。

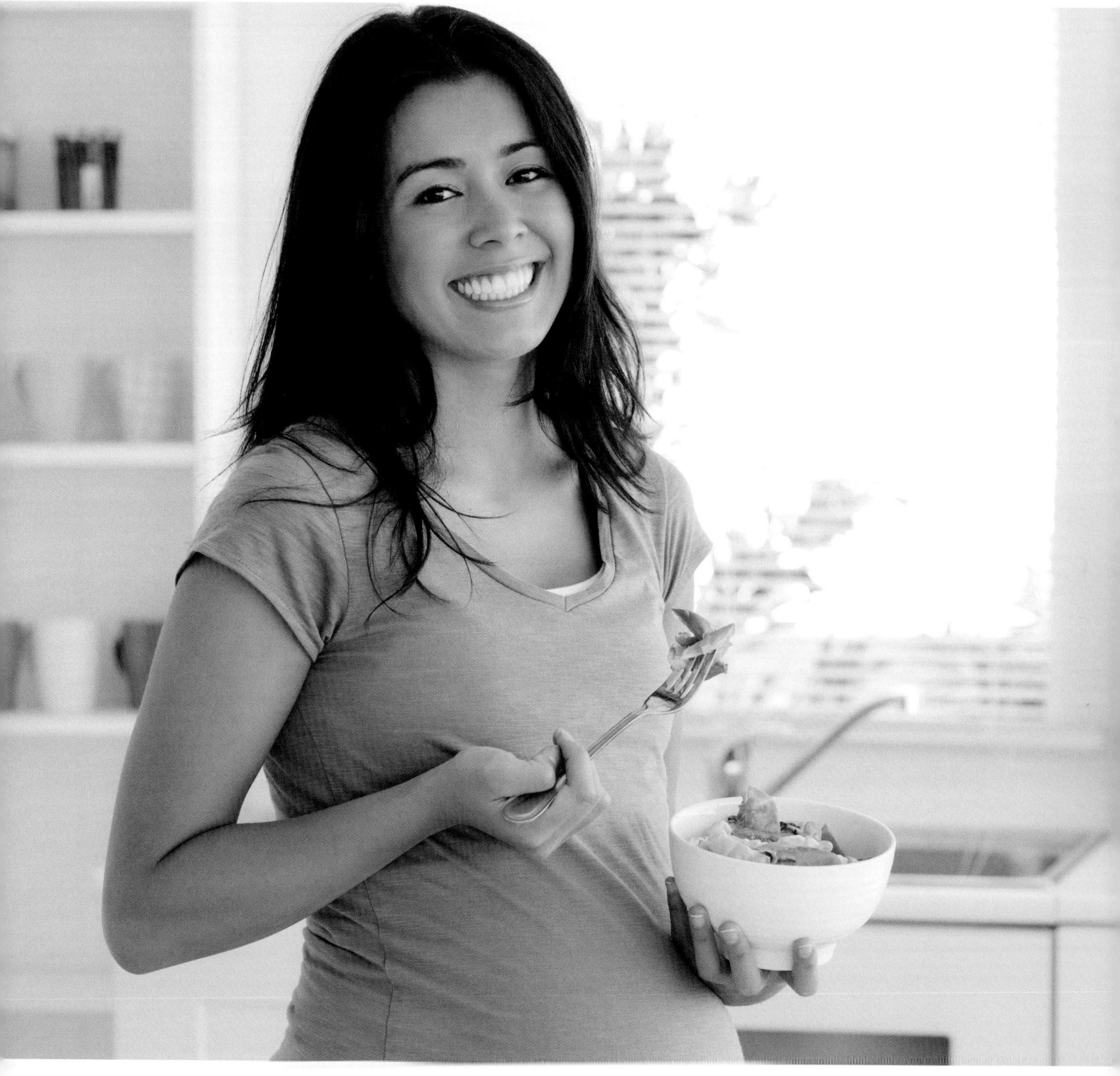

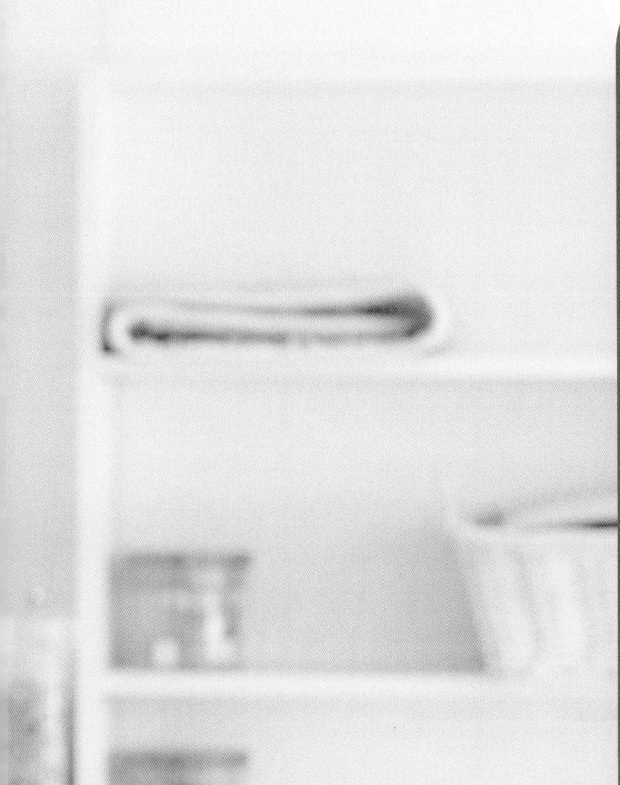

CHAPTER 04

产妇饮食调养全攻略

分娩后，产妇就进入了为期一个月的产褥期，也就是俗称的“坐月子”。在这段时间里，产妇既要尽快恢复自身的各项生理功能，又要留出足够的精力来照顾婴儿，还要担负起哺乳的重任。因此，产妇必须增强营养，以拥有一个健康的体魄；在照顾好婴儿的同时，尽快恢复自身的体质。

产后第1周的营养餐推荐

产后一周，产妇的身体非常虚弱，肠胃的消化功能较弱，胃口不好，也很容易产生肠胃胀气、腹泻。所以，产后一周的饮食既要营养，又要易于消化吸收。

产妇身体状况

- 疲乏无力
- 面色苍白
- 易出虚汗
- 食欲不振
- 饥不思食
- 食而无味

饮食调养原则

“开胃”是产妇在产后一周饮食的关键，只有调养好胃口，才能更好地吸收营养，所以饮食要清淡、开胃、易吸收。不要给产妇吃过于油腻的食物，否则会让产妇更没胃口，还会加重肠胃的负担。

饮食要容易消化，有助于下奶。应以半流质食物、软饭为宜，可选用稀粥、汤面、馄饨、牛奶、豆浆这些蛋白质丰富的食物。

产妇的饮食要尽量平衡，多元化地摄取人体所需的营养。最好是荤素搭配、粗细混合，以帮助产妇更好地吸收营养。产妇除了3顿主食之外，可以加餐2～3次。

护理提示

分娩后，产妇的生理和心理都会发生很大的变化。家人应让产妇获取足够的休息时间，放松心情。要给产妇创造一个清洁舒适的环境，保证产妇的休息，及时通风换气。丈夫要重视夫妻之间情感的交流，在语言上和行动上给予妻子温暖和体贴，并鼓励妻子展示母爱。家人要帮助产妇和婴儿更换、清洗衣服，预防母婴感染。

预防产妇产后抑郁

分娩之后，产妇体内的雌激素、黄酮体等激素较孕期迅速减少，会影响其脑部的高级活动。此时，家人若照顾不周，产妇易发生产后抑郁。

产后第1周的食材推荐

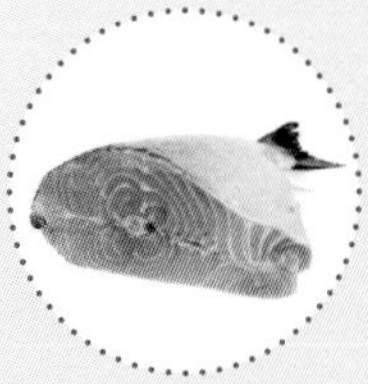

鱼肉

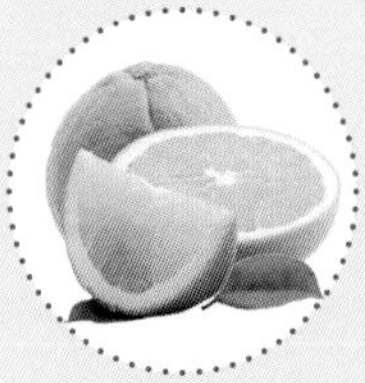

橙子

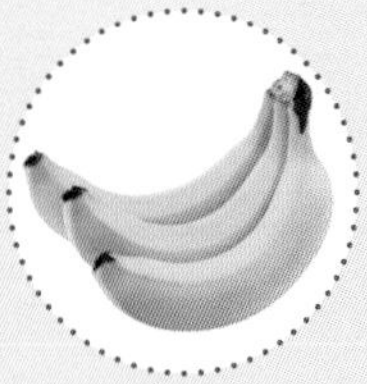

香蕉

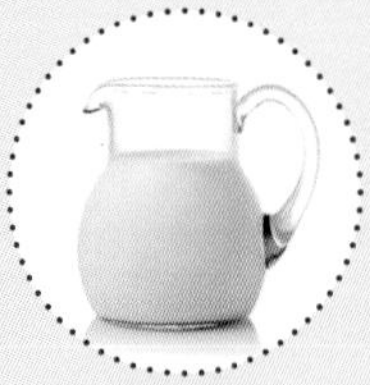

牛奶

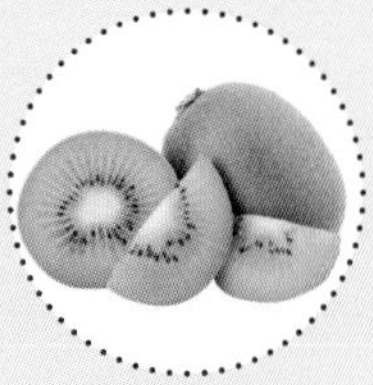

猕猴桃

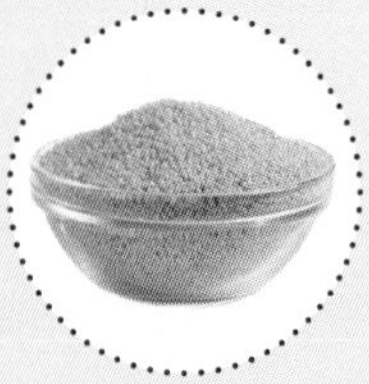

小米

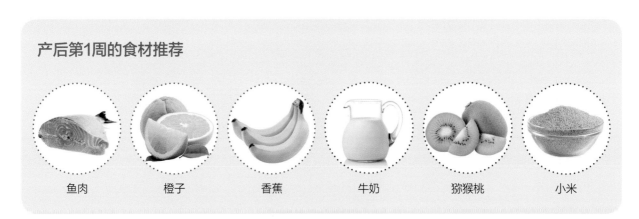

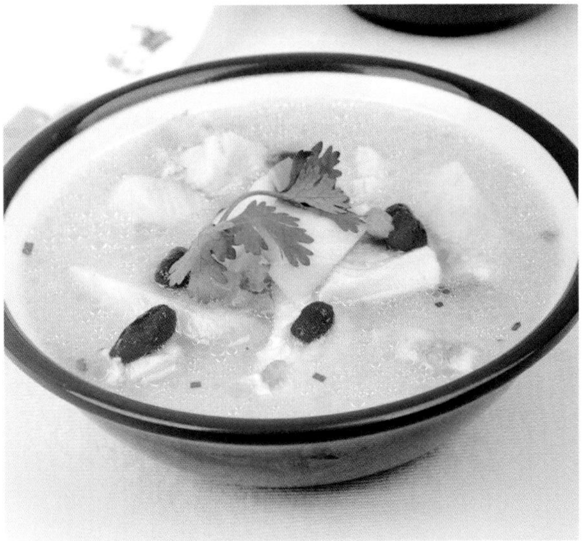

山药鱼头汤

主料

鲢鱼头400克，山药80克，枸杞子10克。

配料

盐2克，鸡精3克，香菜、葱花、姜末各5克，食用油适量。

做法

❶ 将鲢鱼头冲洗干净，剁成块；将山药洗净，去皮，切成块；将枸杞子洗净；将香菜洗净，切成段。

❷ 将葱花、姜末放入油锅爆香，下入鲢鱼头，略煎后加水；下入山药、枸杞子，调入盐、鸡精，煲至熟，最后撒入香菜。

功效解读

这道汤含有丰富的蛋白质、脂肪、钙、铁、锌等营养成分，有助于产妇的产后康复，并能促进婴儿大脑及身体的发育。

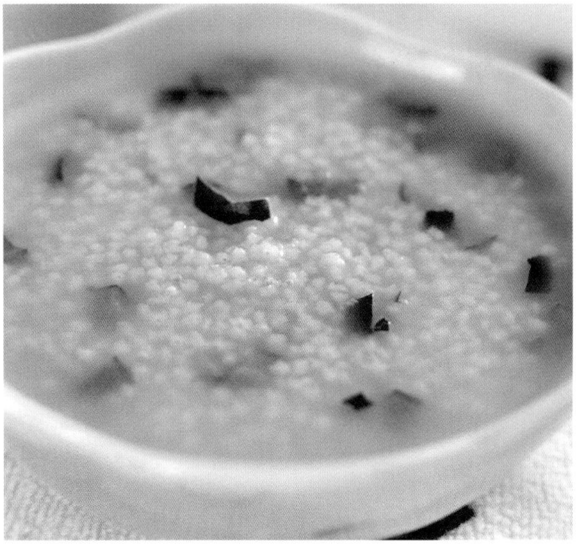

小米红枣粥

主料

小米100克，红枣20颗。

配料

蜂蜜20毫升。

做法

❶ 将红枣清洗干净，去核，切成碎末。

❷ 将小米放入清水中清洗干净。

❸ 将小米加水煮开，加入红枣末，熬煮成粥；关火后晾至温热，调入蜂蜜即可。

功效解读

开胃养胃，滋阴养血。

产后第2周的营养餐推荐

本周产妇能像常人一样进食了，婴儿的吃奶量大增。所以产后8～14天，产妇要多吃具有催乳作用的食物。同时，此时产妇处于恶露排出的高峰期，饮食要侧重于补气养血。

产妇身体状况

- 恶露变黄
- 可能会头晕
- 尿痛、大腿痛
- 大量出汗
- 小便困难
- 乳汁分泌趋于正常

饮食调养原则

进行母乳喂养的产妇每天大概需要12 970千焦的热量，而不哺乳的产妇每天需要的热量要少2 092～2 929千焦。为了能够摄入充足的热量，米饭、米粥、鸡蛋、牛肉、猪肉、面包等要进行合理的搭配，这样才能保障产妇摄入充足的热量。

母乳中80%的成分都是水。如果产妇缺乏水和蛋白质，就不能分泌足够的母乳来喂养婴儿，所以产妇一定要多喝水。此外，水果也能补充水分，并且其中的膳食纤维还可以预防产妇便秘。

护理提示

产妇容易出汗，会频繁地更换衣物；再加上婴儿的衣服，这些衣物需要当天清洗，脏的衣物不要放在卧室，否则容易滋生细菌。产妇的身体虚弱，很容易感染。此外，产妇初次照顾婴儿可能会手忙脚乱，丈夫除了要帮助产妇照顾婴儿之外，还要多关心、鼓励产妇，不要埋怨产妇，否则会影响其乳汁的分泌和乳汁的质量。

注意卫生，预防产褥感染

民间认为，产妇在产褥期不能沾凉水，不能开窗，不能洗澡，不能洗脸，这些说法是没有科学根据的。产妇应保持个人卫生，坚持每天洗脸，刷牙，洗脚，定期洗头。尤其要注意会阴部的清洁，要保证早晚各清洗一次。

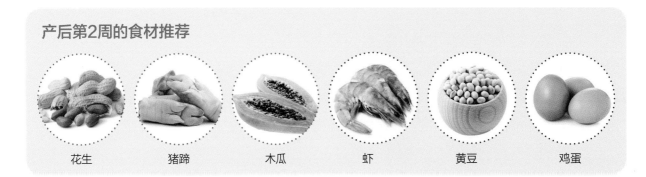

产后第2周的食材推荐

花生

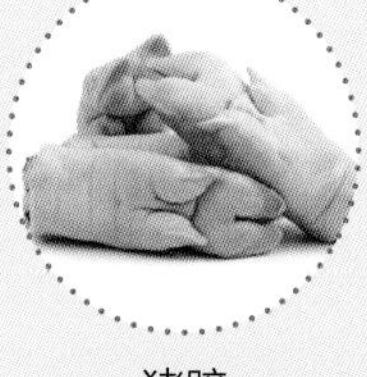
猪蹄

木瓜

虾

黄豆

鸡蛋

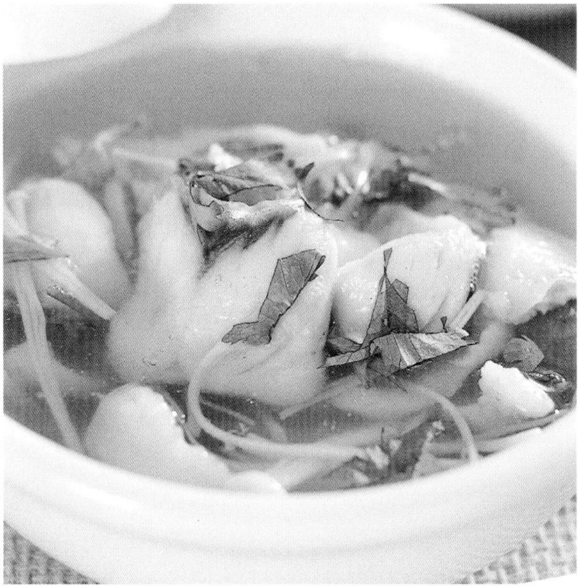

黄花菜香菜鱼汤

主料

水发黄花菜30克，鱼肉100克，香菜20克。

配料

盐适量。

做法

1. 将香菜清洗干净，切碎；将水发黄花菜清洗干净，切成段，备用。
2. 将鱼肉清洗干净后切成片。
3. 将黄花菜加水煮滚后，再放入鱼片煮5分钟；最后加香菜、盐调味即成。

功效解读

黄花菜有很高的营养价值，是孕产妇必吃的食品。它更含有丰富的膳食纤维，能促进排泄；可防治肠道疾病，促进肠道健康。

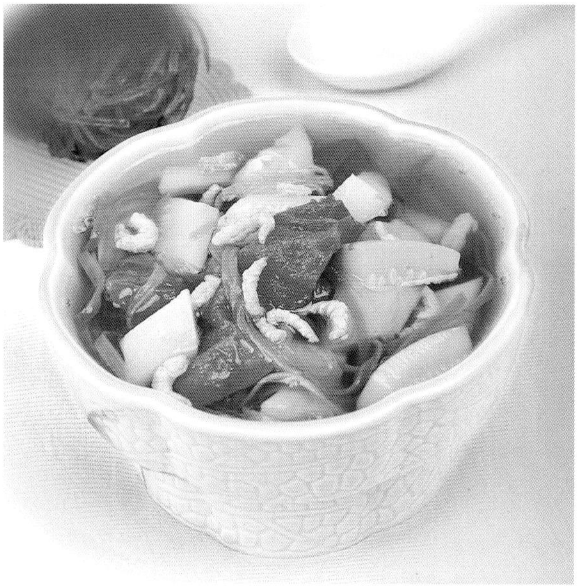

虾米茭白粉条汤

主料

茭白150克，水发虾米30克，水发粉条20克，番茄1个。

配料

食用油20毫升，盐4克。

做法

1. 将茭白洗净，切成块；将水发虾米洗净；将水发粉条清洗干净，切成段；将番茄洗净，切成块。
2. 将水发虾米、茭白、番茄放入油锅煸炒数下；倒入水，调入盐，下入粉条煲至熟。

功效解读

本品可补虚、利尿、补血。

产后第3周的营养餐推荐

本周以后，产妇花在婴儿身上的时间增多。为了保持体力，产妇要多吃具有补气血作用的食物，促进机体康复。产妇仍然要多吃具有催乳作用的食物，将精力放在提高乳汁的质量上，还要多吃健脑食物。

产妇身体状况

- 伤口基本愈合
- 身体逐渐恢复
- 会阴部肿胀
- 恶露变成奶油状
- 精力不足
- 气血不足

饮食调养原则

充足优质的蛋白质才能保障产妇的乳汁分泌充沛，保证婴儿的健康成长。在鸡、鸭、鱼、瘦肉、动物肝、鸡蛋、牛奶、羊肉、牛肉等中都含有丰富的蛋白质。在夏天，用鲜嫩的鸡鸭炖汤最能刺激产妇的胃口。而且，鸡蛋和牛奶中的蛋白质、氨基酸的比例与人体的最接近，容易被吸收，因而产妇要多吃牛奶冲鸡蛋。

适当吃脂肪类食物。有的产妇为了使自己的体形快速恢复，所以很少吃一些热量充足、脂肪含量高的食物。但是她们不知道，脂肪是婴儿大脑发育的重要物质；如果产妇摄入的脂肪不足，就会损伤婴儿的智力。并且，产妇还应该知道，只要吃得合理，并进行适当地运动，即使摄入脂肪也不会发胖。

护理提示

家人要为产妇提供一个静养环境，空间不需要很大，但是一定要安静、整洁、舒适、光线好、空气新鲜。产妇静养期间，不适合太多的亲友前去探望。

怎样处理产后恶露

在对恶露进行处理之前，产妇需要清洁双手，用消毒纸由阴道向肛门进行擦拭消毒。消毒纸和药棉都可以在医院进行配置。如果会阴部位有伤口，在擦拭的时候要尽量避免触碰到伤口部位。另外，产妇还要经常更换卫生巾和内衣、内裤。

产后第3周的食材推荐

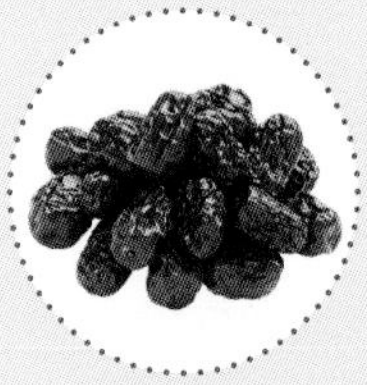
红枣

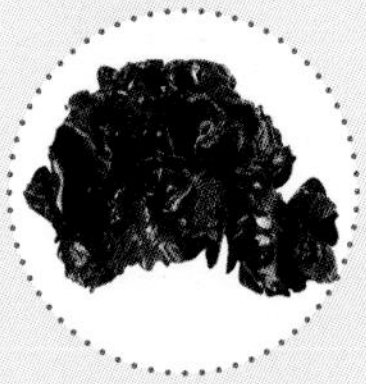
黑木耳

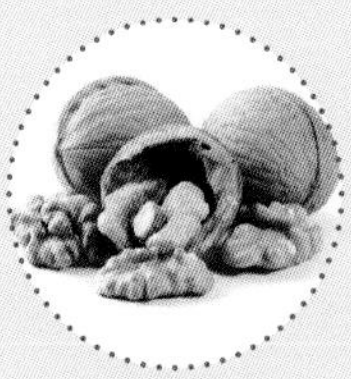
核桃

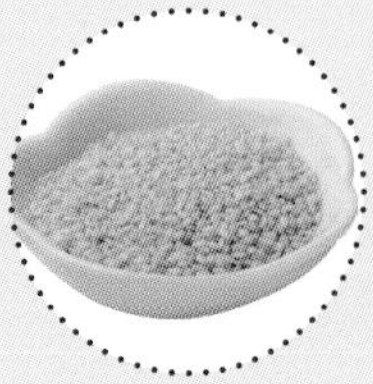
芝麻

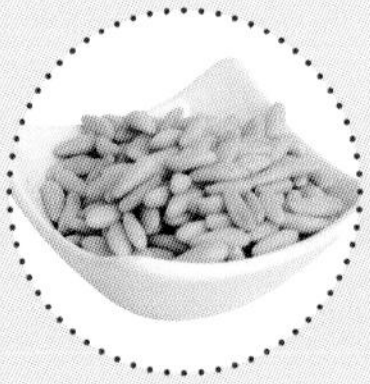
松子

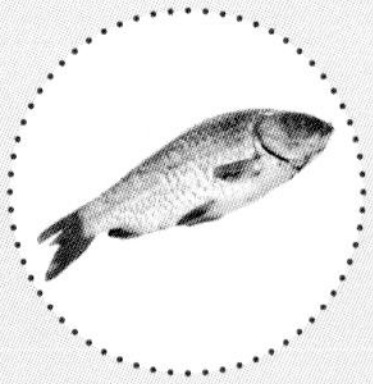
鱼

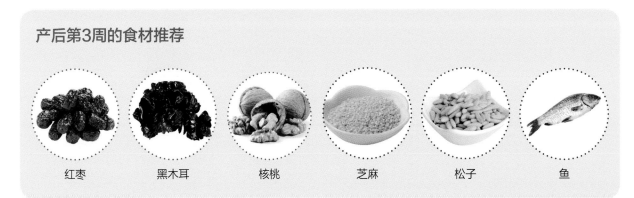

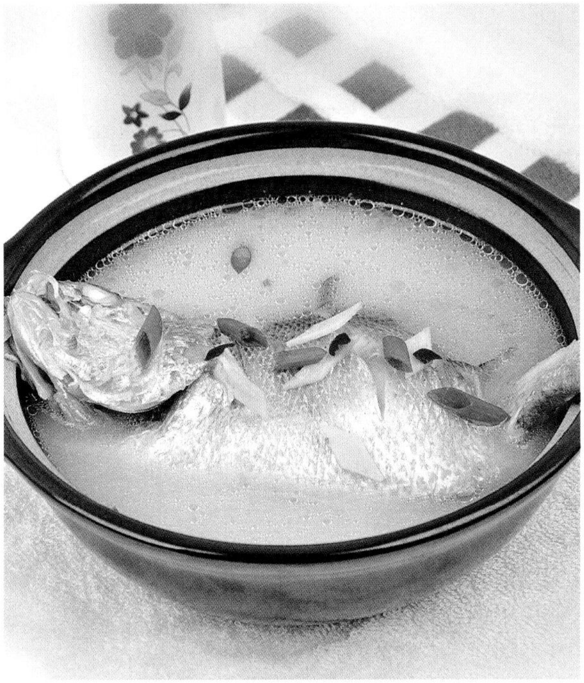

清汤黄鱼

主料

黄鱼1条。

配料

盐3克，葱段、姜片各2克。

做法

❶ 将黄鱼宰杀后处理干净，备用。

❷ 净锅上火，倒入水，放入葱段、姜片，再下入黄鱼，煲至熟，最后调入盐即可。

功效解读

黄鱼肉质鲜嫩，营养丰富，是优质的食用鱼种；它还含有丰富的蛋白质、微量元素和维生素。

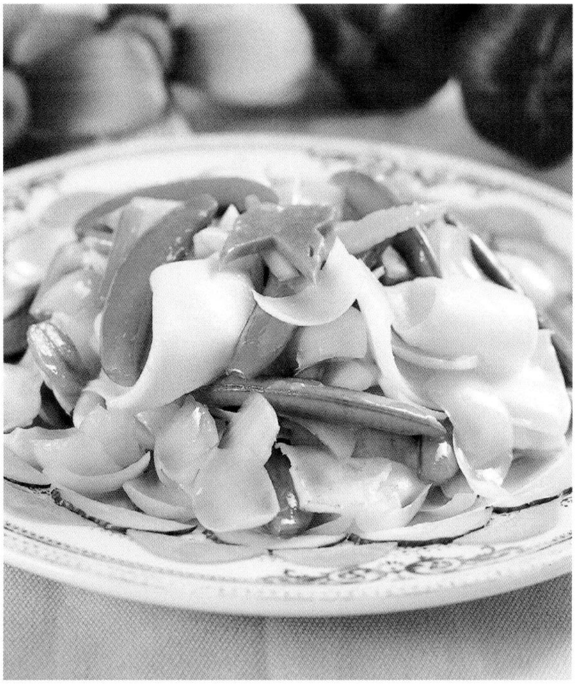

荷兰豆炒墨鱼

主料

百合、荷兰豆各100克，墨鱼片150克。

配料

味精、鸡精各3克，白糖5克，蒜片、姜片、葱白各15克，水淀粉10克，食用油10毫升，盐2克。

做法

❶ 将所有食材处理好，洗净。用油将姜片、蒜片、葱白炒香，加入百合、荷兰豆、墨鱼片一起翻炒。

❷ 加入调味料炒匀，再用水淀粉勾芡即可。

功效解读

本品有通乳、补血益气的功效。

产后第4周的营养餐推荐

本周是产妇恢复的关键时期，如果产妇的身体基本复原，以后整个产褥期的饮食调养就要遵循“滋补元气、膳食营养丰富、荤素合理搭配”的原则了。

产妇身体状况

- 子宫基本复原
- 生理功能恢复
- 恶露消失
- 恶露变成白带
- 腹部收缩
- 性器官基本恢复

饮食调养原则

要保证产妇的营养均衡，就要充分地摄入高蛋白、水分、脂肪、矿物质和维生素等营养成分。适当的粗粮可以预防产妇便秘，适当的动物内脏和肉类可以补充铁和蛋白质等，促进婴儿的健康成长。

蔬菜和水果可以促进产妇的食欲，帮助其消化和吸收，同时还能补充维生素和膳食纤维。产妇可以多食用番茄、黄瓜、油菜、白菜、茄子、胡萝卜、冬瓜、口蘑、海带、香蕉、桃子、柑橘、西瓜、梨等。

钙、铁、锌、碘和维生素是产妇必需的营养元素。据调查，很多产妇都存在缺碘和缺锌的状况。缺碘会使婴儿患上甲状腺类疾病，而缺锌很容易使婴儿厌食，使其生长发育滞后。所以要引起足够的重视。

护理提示

在产妇静养的时期，每天要保证开窗通风1小时，让室内能够有新鲜的空气流通，这样有助于消除产妇的疲劳，给产妇和婴儿提供充足的氧气。但产妇不宜长期卧床，否则不利于身体的恢复和恶露的排出。

产后的恶露何时排干净

产后3～7天，恶露颜色鲜红，带有小血块，量很大。1周后变为浆液性恶露，出血量减少，颜色变淡。2～4周后，变成白色恶露，量越来越少，色越来越淡。整个恶露的排出会持续4～6周的时间。如果超时或异常，要及时就医。

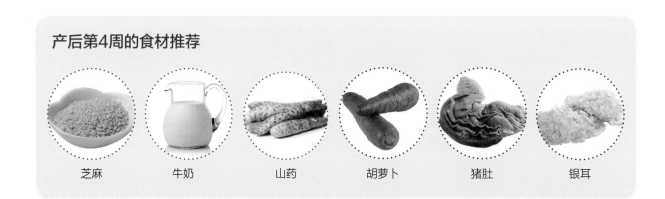

产后第4周的食材推荐

芝麻

牛奶

山药

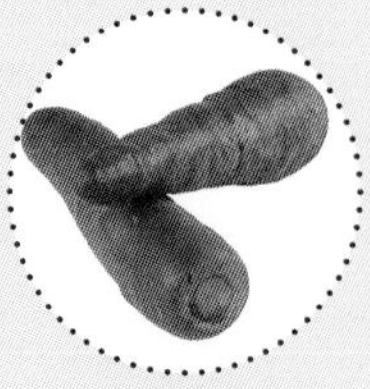
胡萝卜

猪肚

银耳

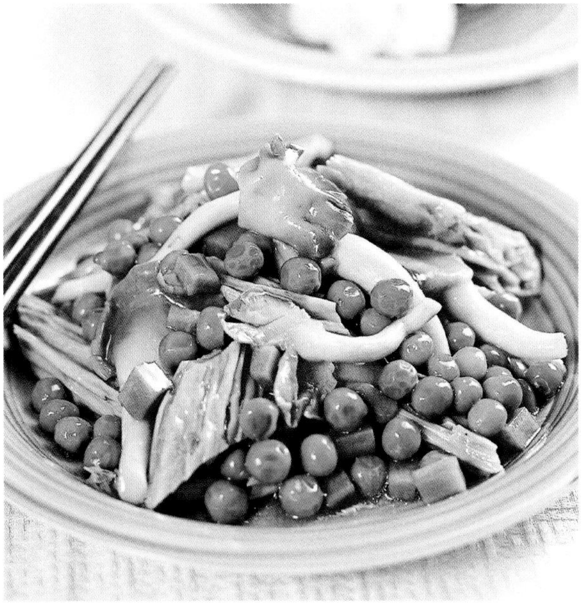

平菇烧腐竹

主料

干腐竹200克，平菇150克，青豆、胡萝卜丁各20克。

配料

料酒5毫升，水淀粉5克，清汤200毫升，姜末1克，盐3克，食用油50毫升。

做法

❶ 将干腐竹泡软，煮熟，切成寸段；将青豆泡软，煮熟；将平菇择洗干净，切成片。

❷ 起锅放油，放入姜末炒香，放入胡萝卜丁煸炒；烹入料酒、清汤、盐，调好味，下入泡软的腐竹、青豆、平菇；煨入味后，淋入水淀粉，盛盘。

功效解读

本品清淡味鲜，有调补脾胃的作用。

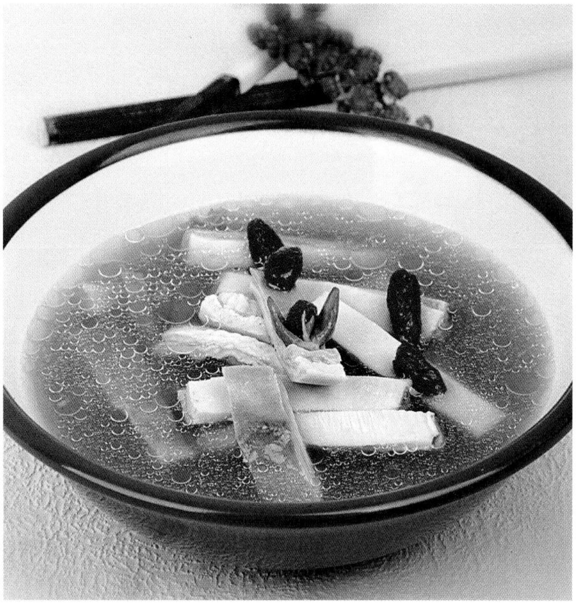

鸡骨草猪肚汤

主料

猪肚250克，鸡骨草100克，枸杞子10克。

配料

盐、高汤各适量。

做法

❶ 将猪肚清洗干净，切成条。

❷ 将鸡骨草、枸杞子清洗干净，备用。

❸ 净锅上火，倒入高汤，调入盐；下入猪肚、鸡骨草、枸杞子，煲至熟即可。

功效解读

这道汤可滋阴养血、润燥滑肠，适合产后血虚津亏，症见大便燥结的产妇食用。

产后催乳调养方

母乳是营养素最完整、食用最安全、最自然、最方便的婴儿食物，含有婴儿成长所需要的全部营养和抗体，是婴儿正常生长发育的物质基础。产妇的乳汁不足，或者乳汁质量不高，不但会影响婴儿的健康，还容易使产妇产生压力，让其易产生焦虑情绪，反过来更不利于乳汁的分泌。掌握正确的催乳方法可一举解决这一问题。

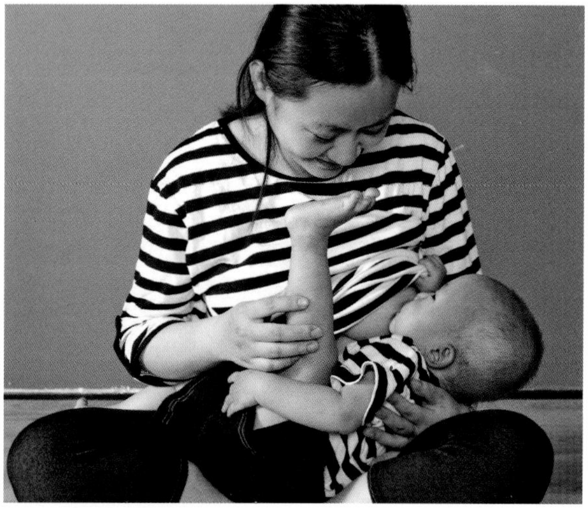

要采取正确的哺乳方式。

催乳方法

饮食催乳　多吃具有催乳作用的食物，如猪蹄、鲫鱼、花生、木瓜、虾、蛤、黄豆、赤小豆、豆腐、核桃、燕麦、芝麻，多喝催乳粥、汤或饮品。

按摩催乳　手上擦上爽身粉，一手固定乳房，另一只手由乳房根部向乳头进行螺旋式按摩；双手放在乳房两边，慢慢地由根部向乳头按摩1～2分钟。

起居催乳　可以利用增加哺乳次数的方法来刺激乳房分泌乳汁。尽量保持心态平和、心情愉快，并且养成规律的生活习惯，注意休息，保证充足的睡眠。

怎样判断母乳是否充足

根据乳房的满胀情况来判断：乳房就像快要被撑破一般，有乳汁不断地从乳头溢出；或乳头挺立、乳尖有触电感。满足任一情况就说明乳汁充足，反之则为不足。

根据婴儿的体重增长来判断：如果婴儿在一周之后，体重增加150克，在满月之后体重增加500～1 000克，就说明母乳充足，反之则说明母乳不足。

根据喂奶的状况来判断：哺乳时能听见婴儿的吞咽声；哺乳之后可以看到婴儿很满足，表情快乐，眼睛很亮，反应灵敏，入睡安静。在平均每3个小时哺乳一次时能看到以上情况，说明乳汁充足。反之，则说明乳汁不足。

根据婴儿的排便情况来判断：如果母乳充足，婴儿每天一般会换6次以上的尿布，每天会有2～4次的大便。反之，婴儿的排尿和排便次数会大大减少。

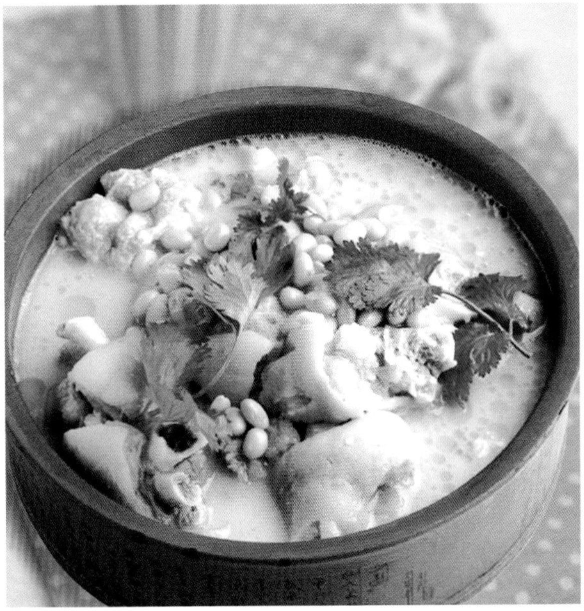

黄豆猪蹄汤

主料

猪蹄1只，黄豆60克，黄花菜30克。

配料

食用油、盐、鸡精各适量。

做法

❶ 先将猪蹄洗净，剁成块。

❷ 在锅内加入适量清水，将猪蹄放入锅内后加水煮沸，转小火煮。待猪蹄煮到八成熟的时候，将洗净的黄豆和黄花菜放入锅中，同煮至烂。最后，加入适当的食用油、盐、鸡精等即可。

功效解读

本品能够滋阴补血、活血通乳，有助于促进产妇的乳汁分泌。

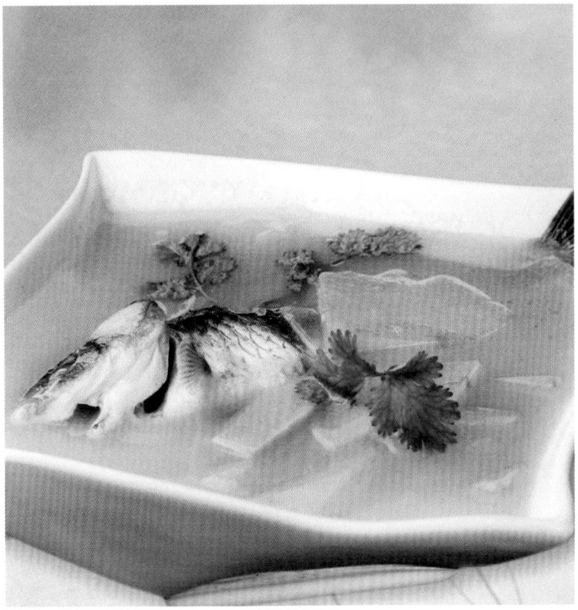

冬瓜鲫鱼汤

主料

鲫鱼500克，冬瓜100克，葱1棵。

配料

香菜少许，姜5克，盐少许。

做法

❶ 认真清洗鲫鱼，并剖腹处理好；将葱姜改刀，将冬瓜切成小片，备用。

❷ 将鱼下入冷水锅中烧开，加入葱、姜，改小火慢炖。

❸ 当汤汁颜色呈奶白色时下入冬瓜，并加盐调味；稍煮，盛出后撒上香菜即可。

功效解读

鲫鱼汤是通乳汁的传统食疗方，其中的蛋白质是促进乳汁分泌的必备营养元素。

产后恢复调养方

产妇生产会消耗很大的体力，导致气血亏损严重，身体比较虚弱；加上妊娠期间子宫对五脏六腑的挤压以及生产时造成的撕裂伤等，会严重损害女人的健康。产妇若不注意及时调养恢复，很容易患上难以医治的“月子病”。所以在产褥期，产妇要有意识地调养身体，并通过运动等辅助方式，促进体形恢复和身体康复。

产后恢复方法

饮食恢复　产妇要多吃具有补血、补气及滋养五脏作用的食物，如红枣、桂圆、发菜、金针菇、花生；多吃高蛋白和高纤维素的食物，如各种肉类及新鲜蔬果。

自我按摩　自我按摩从产后的第2天就可以开始了。产妇可以躺在床上，在肚脐下方约3寸（约10厘米）的地方，用拇指从腹部的两侧中下方沿顺时针方向进行按摩。

运动锻炼　运动锻炼的项目比较多，除了常规锻炼，还有骨盆肌肉锻炼、腹部锻炼、上肢锻炼、下肢锻炼、腰背锻炼、臀部锻炼等。每种锻炼针对的部位不同，产妇可根据需要选择。

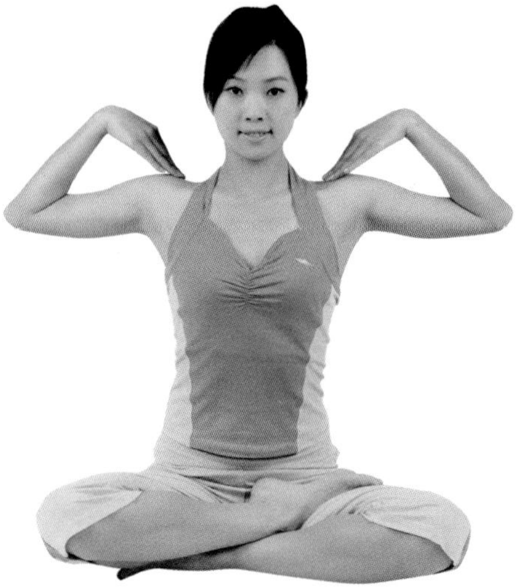

练习瑜伽有助于帮助产妇恢复。

产后保健操

身体健康的产妇在产后24小时之后就可以下床活动，做产妇保健操。

呼吸运动：仰卧，两臂直放于身旁，先深吸气，腹壁下陷，然后呼气。做4个8拍，目的是运动腹部，活动内脏。

抬腿运动：两臂直放于身旁，双腿轮流上举，和双腿并举，与身体保持直角。做4个8拍，目的是加强腹直肌、大腿肌肉力量。

缩肛运动：仰卧，两臂直放于身旁，交替着做肛门的收缩与放松运动。做4个8拍，目的是锻炼盆底肌肉。

腰背运动：仰卧，髋和腿略放松，分开稍屈；尽力抬高臀部以及背部，使之离开床面。做4个8拍，目的是增强腰和臀的肌肉力量。

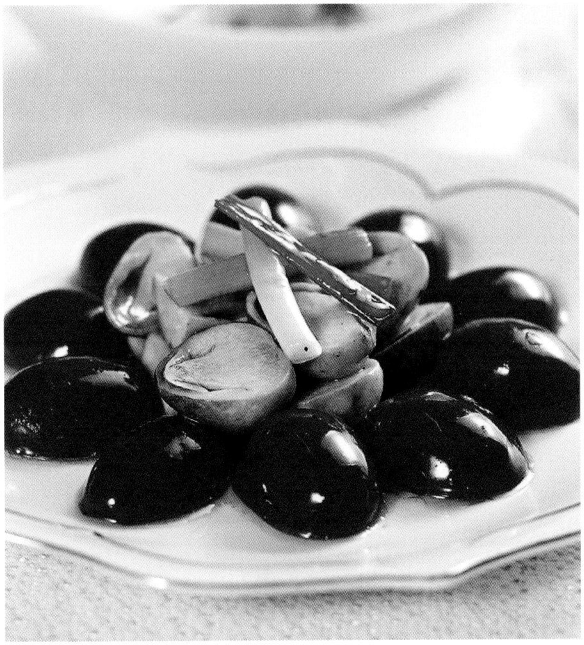

草菇圣女果

主料

草菇100克，圣女果50克，鸡汤适量。

配料

盐5克，水淀粉3克，香葱8克，食用油适量。

做法

❶ 将草菇、圣女果清洗干净，切成两半；将草菇用沸水焯至变色后捞出。

❷ 锅置火上，加油；待油烧至七八成热时，倒入香葱，煸炒出香味；放入草菇、圣女果，加入鸡汤，待熟后，放入少许盐；用水淀粉勾芡，拌匀后即可出锅。

功效解读

本品可促进创面愈合，提高机体的免疫力。

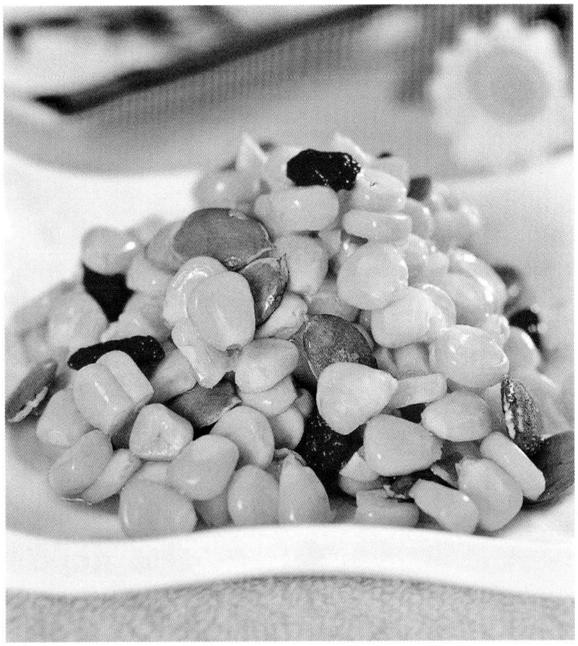

凉拌玉米瓜仁

主料

玉米粒100克，南瓜子仁50克，枸杞子10克。

配料

香油、盐各适量。

做法

❶ 将玉米粒洗净，沥水；将南瓜子仁、枸杞子洗净。

❷ 将玉米粒、南瓜子仁、枸杞子一起放入沸水中焯熟，捞出后沥干；加入香油、盐，拌匀。

功效解读

本品可滋养、通乳、开胃，同时还能预防产后水肿。

产妇宜吃的主食

主食是人体所需能量的主要来源。作为传统餐桌上的主要食物，产妇自然每天都要吃主食；但由于产妇体质特殊，除了要调养自己的身体，还要为婴儿提供高质量的乳汁。所以，产妇的主食要坚持“营养丰富、均衡，粗细搭配得当，摄取优质蛋白”的原则。

豆豉鲫鱼粥

材料

豆豉20克，鲫鱼500克，大米95克，盐、葱花、姜丝、料酒、香油各适量。

做法

❶ 将大米、鲫鱼洗净；将鲫鱼去骨后切成片，用料酒腌制。

❷ 将大米放入锅中煮至五成熟，放入鱼肉、豆豉、姜丝，煮至米粒开花；加盐、香油调匀，撒上葱花。

功效解读

本品有散寒解表、健脾暖胃、通脉下乳之功效。

牛肉煎包

材料

面粉500克，牛肉350克，粉条100克，葱1棵，姜20克，酱油10毫升，盐3克，鸡蛋3个，食用油适量。

做法

❶ 在面粉中加入鸡蛋和水，制成包子皮；将牛肉、粉条、葱、姜剁碎，放在一起搅拌均匀；加入酱油、盐等调料拌馅，包入包子皮。

❷ 锅中倒入少量的油，放入牛肉煎包，煎至金黄色即可。

功效解读

养心和胃，润肤美容。

苹果胡萝卜牛奶粥

材料

苹果、胡萝卜各25克，牛奶100毫升，大米100克，白糖5克，葱花少许。

做法

❶ 将胡萝卜、苹果清洗干净，切成小块；将大米淘洗干净。

❷ 锅置火上，加适量水，放入大米，煮至八成熟；加胡萝卜、苹果，煮至粥将成；倒入牛奶稍煮，加白糖调匀；最后撒入葱花即可。

功效解读

本品可提高产妇乳汁的质量。

菠菜玉米枸杞粥

材料

枸杞子20克，玉米粒、菠菜各50克，大米80克，盐3克。

做法

❶ 将大米泡发，洗净；将枸杞子、玉米粒洗净；将菠菜择去根，洗净，切成碎末。

❷ 锅置火上，注入清水后，放入大米、玉米粒、枸杞子，用大火煮至米粒开花。

❸ 再放入菠菜，用小火煮至粥成；调入盐，拌匀即可。

功效解读

本品具有滋阴养血、降压、润燥的功效。

小米南瓜饼

材料

小米粉100克，小麦粉、糯米粉各50克，南瓜150克，食用油适量。

做法

❶ 将南瓜先洗净，去皮，然后切成小块；再放到锅中蒸熟，取出后备用。

❷ 将蒸熟的南瓜捣成泥，加入小米粉、小麦粉、糯米粉，搅拌均匀，然后反复揉至无折痕后和成面团。

❸ 将面团切作小块，压成圆饼。锅中放少量的油，把小米南瓜饼煎至金黄色即可。

功效解读

降糖养血，滋阴益胃。

豆腐脑

材料

黄豆200克，盐、内酯各3克，虾皮8克，酱油、香油各5毫升，白糖适量。

做法

❶ 将黄豆磨成浓豆浆，盛在容器中，放凉至70～80℃。

❷ 用少量水将内酯稀释后倒入豆浆内（每500毫升豆浆加入内酯1.25～1.3克），搅拌均匀，10 分钟后就成了豆腐脑。

❸ 根据个人口味放入酱油、盐和虾皮，淋入香油后即可食用。也可放入白糖，做成甜豆腐脑。

功效解读

补虚润燥，清热化痰。

红薯燕麦粥

材料

燕麦片150克，牛奶300毫升，红薯、南瓜各50克，花生仁30克。

做法

❶ 将南瓜、红薯放入锅中蒸熟，取出后去皮，搅拌成泥，备用。

❷ 把花生仁放入温水中浸泡30分钟，捞出后沥干水分。

❸ 锅中倒入少量清水，放入花生仁和燕麦片；煮沸后，加入红薯泥、南瓜泥，换小火继续煮至黏稠。将熟时，加入牛奶进行调味即可。

功效解读

润肠通便，补虚健脾。

产妇宜喝的汤羹

汤羹多需要长时间的熬制。食物经过长时间的高温烹煮，滋补效果更佳。再加之汤羹为流质食物，更容易被消化吸收，有助于人体对各种营养素的吸收。所以对产妇来说，汤羹是滋补身体，促进乳汁分泌的必不可少的优质食物。产妇在产褥期最好每天不间断地喝汤羹。

香菇黄豆芽猪尾汤

材料

猪尾220克，水发香菇100克，胡萝卜35克，黄豆芽30克，盐3克。

做法

❶ 将猪尾斩成段后汆水；将水发香菇洗净，切片；将胡萝卜去皮，洗净，切成块；将黄豆芽洗净，备用。

❷ 净锅上火，倒入水，调入盐；下入猪尾、水发香菇、胡萝卜、黄豆芽，煲至熟即可。

功效解读

本品有补血养颜的作用。

银鱼枸杞苦瓜汤

材料

银鱼150克，苦瓜125克，枸杞子10克，红枣5颗，高汤适量，盐少许，葱末、姜末各3克。

做法

❶ 将银鱼洗净；将苦瓜洗净，去籽，切成圈状；将枸杞子、红枣清洗干净，备用。

❷ 汤锅上火，倒入高汤，调入盐、葱末、姜末；下入银鱼、苦瓜、枸杞子、红枣，煲至熟即可。

功效解读

本品可补充优质蛋白。

芋头排骨汤

材料

猪排骨350克，芋头300克，白菜100克，枸杞子30克，葱花20克，料酒、老抽各6毫升，盐3克，食用油适量。

做法

❶ 将猪排骨汆烫后捞出；将芋头、白菜洗净，切成片。

❷ 将猪排骨放入油锅中煎炒至黄色，加入料酒、老抽炒匀后，加入沸水；撒入枸杞子，炖1小时；加入芋头、白菜煮熟。

❸ 加入盐调味，撒上葱花。

功效解读

本品能增强产妇的食欲。

胡萝卜玉米排骨汤

材料

玉米250克，胡萝卜、猪排骨各100克，盐3克，花生50克，枸杞子15克。

做法

❶ 将玉米洗净；将胡萝卜洗净，切成块；将猪排骨洗净，斩成块；将花生、枸杞子清洗干净，备用。

❷ 将猪排骨放入碗中，撒上盐，腌制片刻。

❸ 将玉米、胡萝卜焯水；将猪排骨汆水。

❹ 砂锅中放适量水，待水烧沸后倒入全部材料（盐除外）；煮沸后，转小火煲2小时，加盐调味。

功效解读

本品有助于产妇补血、补钙，也有助于预防婴儿的钙缺乏。

良姜鸽子汤

材料

鸽子1只，枸杞子20克，高良姜50克，盐少许。

做法

❶ 将鸽子处理干净，斩成块，汆水；将高良姜清洗干净；将枸杞子泡开，备用。

❷ 炒锅上火，倒入水，下入鸽子、高良姜、枸杞子；调入盐，用小火煲至熟即可。

功效解读

这是一道很滋补的汤，有滋阴润燥、补气养血的功效。本品含丰富的蛋白质，可改善皮肤细胞的活力，增强皮肤弹性；改善血液循环，使人面色红润。

王不留行鲈鱼汤

材料

鲈鱼400克，王不留行100克，盐、食用油各适量，香菜段2克。

做法

❶ 将鲈鱼处理干净，备用；将王不留行清洗干净，沥干，备用。

❷ 炒锅上火，倒油烧热，下入鲈鱼、王不留行煸炒2分钟；倒入水，煲至汤呈白色；调入盐，撒入香菜段即可。

功效解读

这道汤适用于头晕目眩、耳鸣、腰酸或下肢水肿的产妇。此汤既能补身，又不会造成营养过剩，是健身补血、健脾益气的佳品。

赤小豆杜仲鸡汤

材料

赤小豆200克，杜仲15克，鸡腿1只，枸杞子10克，盐5克。

做法

❶ 将鸡腿剁成块，放入沸水中汆烫，捞起后冲净。

❷ 将赤小豆洗净，提前泡发，和鸡腿肉、杜仲、枸杞子一起放入煲内；加水盖过材料，以大火煮开，转小火慢炖。

❸ 炖约40分钟后，加盐调味即成。

功效解读

这道汤一般人都可食用，尤其适合产妇滋补身体用。

产妇宜吃的菜肴

产妇急需补充营养，以满足自身和婴儿的双重需求，产褥期菜肴的丰富与否直接关系着母婴的健康。所以，产褥期的菜要尽可能地符合营养丰富、易于消化吸收的特点。这样一方面可以保障母乳的质量，另一方面也可以促进母体的恢复。

金针菇煮鸡丝

材料

鸡胸肉200克，金针菇150克，黄瓜20克，高汤适量，盐4克。

做法

❶ 将鸡胸肉清洗干净，切成丝；将金针菇清洗干净，切成段；将黄瓜清洗干净，切成丝，备用。

❷ 汤锅上火，倒入高汤；调入盐，下入鸡胸肉、金针菇，煮至熟，最后撒入黄瓜丝即可。

功效解读

本品可温中益气、补虚填精、健脾胃，能提高产妇乳汁的营养含量。

平菇虾皮煮鸡丝

材料

鸡胸肉200克，平菇45克，虾皮5克，高汤适量，盐少许。

做法

❶ 将鸡胸肉清洗干净，切成丝，汆水；将平菇清洗干净，撕成条；将虾皮洗净，稍泡，备用。

❷ 净锅上火，倒入高汤，下入鸡丝、平菇、虾皮烧开；调入盐，煮至熟即可。

功效解读

本品可祛湿消肿、凉血利咽。

百合乌鸡枸杞煲

材料

乌鸡300克，水发百合20克，枸杞子10克，盐3克。

做法

❶ 将乌鸡处理干净，斩成块，汆水；将水发百合清洗干净；将枸杞子清洗干净，备用。

❷ 净锅上火，倒入水，调入盐；下入乌鸡、水发百合、枸杞子，煲至熟即可。

功效解读

本品可补气、补血、补铁、行气、润肺，有良好的营养滋补之功效。

木瓜炖雪蛤

材料

木瓜1个，雪蛤150克，西蓝花100克，盐3克。

做法

❶ 在木瓜的1/3处切开，挖去籽，洗净。

❷ 将西蓝花清洗干净后，切成小朵；放入沸水中，焯水后捞出，摆盘。

❸ 将雪蛤装入木瓜内，加盐，上火蒸30分钟至熟，盛盘后即可食用。

功效解读

本品可以舒筋活血、止呕祛痰、健胃消食、滋脾益肺，非常适合产后体虚的产妇食用。

木瓜炖银耳

材料

木瓜1个，银耳、瘦肉、鸡爪各100克，盐3克，白糖2克。

做法

❶ 将木瓜清洗干净，去皮，切成块；将银耳泡发；将瘦肉洗净，切成块；将鸡爪去掉趾甲，清洗干净。

❷ 在炖盅中放入水，将木瓜、银耳、瘦肉、鸡爪一起放入炖盅，炖制1～2小时。

❸ 在炖盅中调入盐、白糖，拌匀后即可食用。

功效解读

此道滋养汤具有滋润皮肤、保持皮肤柔嫩、延缓衰老的作用。

花生猪蹄煲

材料

猪蹄1只，花生米30克，盐适量。

做法

❶ 将猪蹄清洗干净，剁成块，汆水；将花生米用温水浸泡30分钟，备用。

❷ 净锅上火，倒入水，调入盐；下入猪蹄、花生米，煲80分钟即可。

功效解读

猪蹄中含有丰富的胶原蛋白，能补血通乳。花生含有人体所必需的8种氨基酸，对产妇有催乳、增乳的作用。此汤还能润滑肌肤，预防皮肤干燥、皱纹、衰老。

玉米须鲫鱼煲

材料

鲫鱼450克，玉米须50克，莲子肉5克，食用油30毫升，盐、葱段、姜片各适量。

做法

❶ 将鲫鱼处理干净；将玉米须清洗干净；将莲子肉清洗干净备用。

❷ 锅上火，倒入食用油，将葱段、姜片炝香；下入鲫鱼，略煎；倒入水，调入盐；加入玉米须、莲子肉，煲至熟即可。

功效解读

本品含有丰富的蛋白质，能促进子宫收缩、清除恶露、催乳、通乳。

产妇宜喝的饮品

与主食、汤羹、菜肴等相比，饮品对产妇恢复身体的作用相对要小一些；但饮品多由新鲜蔬果加工而成，维生素含量丰富，且含有动物性食物所不具备的纤维、果胶。有的饮品还加入了蜂蜜、牛奶、酸奶等营养价值较高的食物，因此饮品对调理产妇的身体也有不可取代的作用。

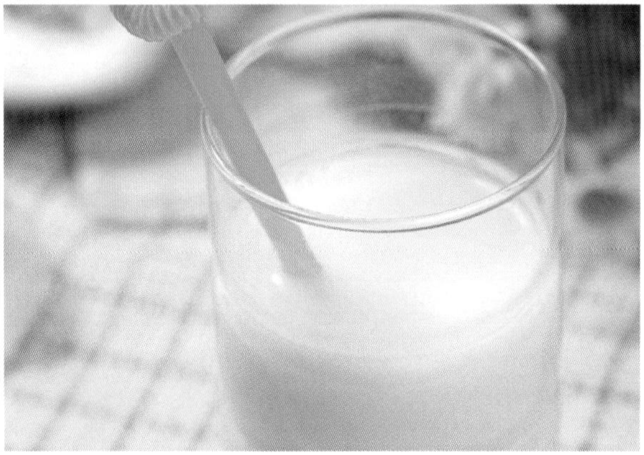

甜瓜酸奶汁

主料

甜瓜100克，酸奶1瓶（约250克）。

配料

蜂蜜1汤匙。

做法

❶ 将甜瓜清洗干净，去皮，切成块，放入榨汁机中榨成汁。

❷ 将果汁倒入搅拌机中，加入酸奶、蜂蜜，搅打均匀。

功效解读

这款饮品奶香十足，酸甜可口。酸奶除可提供人体必要的能量外，还能促进食欲。它有助于调动机体的积极因素，增强体质。

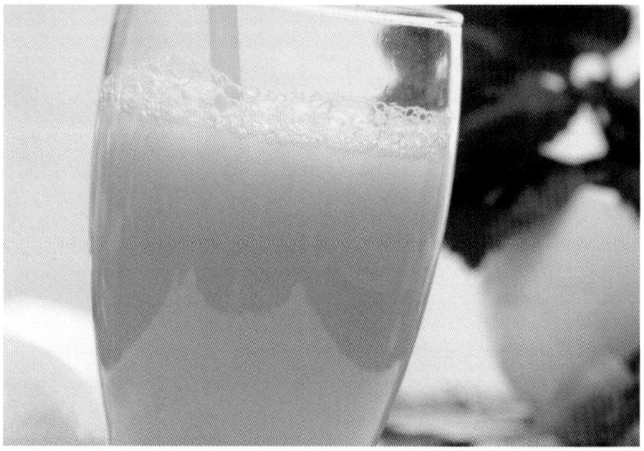

苹果青提汁

主料

苹果、青提各150克。

配料

柠檬汁适量。

做法

❶ 将苹果清洗干净，去皮、核，切成块；将青提清洗干净，去核。将二者一起放入榨汁机中榨出果汁。

❷ 在榨好的果汁中加入柠檬汁，搅拌均匀。

功效解读

本品细纤维的含量高，有助于促进产妇的食欲。

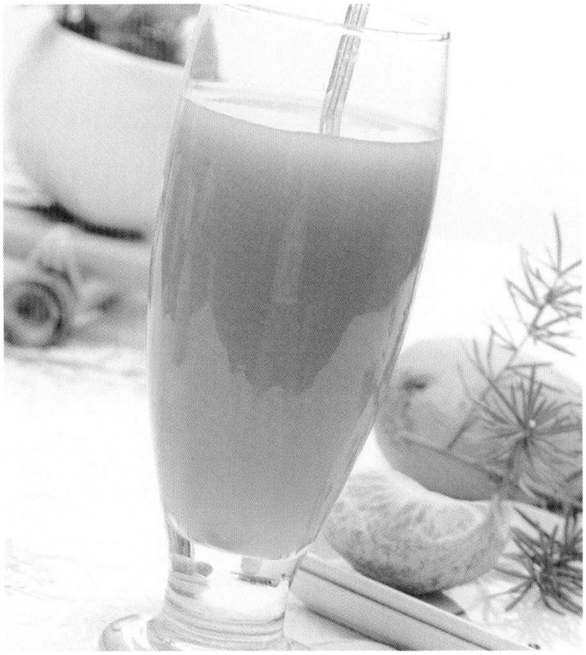

芒果橘子汁

主料
芒果、橘子各1个。

配料
蜂蜜适量。

做法
❶ 将芒果洗净，去皮，切成小块，备用。
❷ 将橘子去皮，去籽，撕成瓣。
❸ 将芒果块、橘子瓣放入榨汁机中榨汁；加入蜂蜜，搅拌均匀即可。

功效解读
橘子含有大量人体必需的矿物质，与芒果共同榨汁，有益胃、生津及止眩晕等功效，有助于促进产妇的产后恢复。

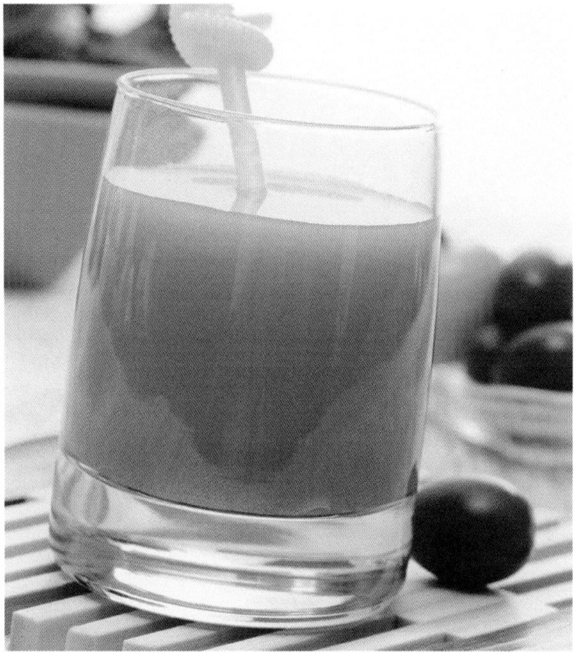

樱桃番茄柳橙汁

主料
樱桃300克，番茄、柳橙各1个。

做法
❶ 将柳橙清洗干净，对半切开，榨成汁。
❷ 将樱桃、番茄清洗干净，切成小块；放入榨汁机中榨汁，用滤网滤去残渣。
❸ 将柳橙汁和樱桃番茄汁一起混合，搅拌均匀。

功效解读
这款饮品有补血、强身的作用，可使产妇变得健康又美丽。其中的樱桃含铁量高，可辅助治疗产妇的气血亏损。

顺产产妇、剖宫产产妇的饮食方案

产后饮食方案制订得合理与否直接关系着产妇身体的康复情况。顺产的分娩创伤较小，只要在产褥期家人护理得当，产妇保持营养均衡，注意休息，保持情绪愉悦，并坚持做产后恢复运动，一般出月子之后，产妇身体的各项功能会基本恢复。剖宫产产妇的身体比较特殊，需另行对待。

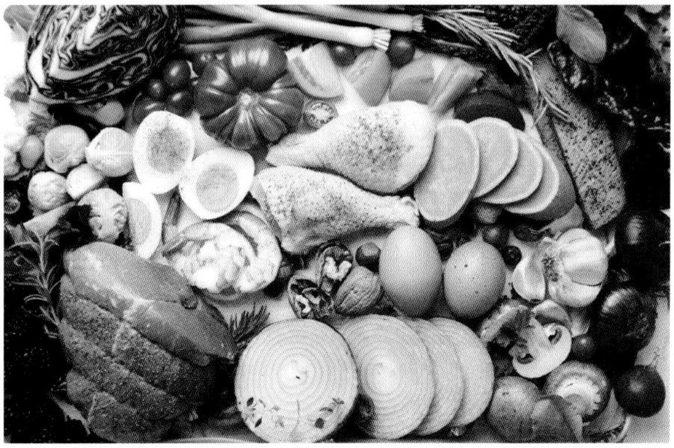

产后饮食要荤素均衡，营养全面。

顺产产妇饮食要丰富

顺产对产妇的脏腑器官伤害不大，产妇当天就可以立即进食，为婴儿哺乳。所以，顺产的产妇只要在自己的肠胃承受能力之内进食营养丰富、有助于催乳的食物即可。

顺产产妇的饮食原则

清淡为主，保证能量 产妇摄入的能量不足会影响到乳汁的分泌，所以要补充能量。但是太油腻的食物会影响产妇的胃口，增加其肠胃负担，且不易被吸收，所以产妇的饮食要尽量清淡。

多吃流质、半流质食物 产妇在产后肠道功能弱化，而这些食物便于产妇消化和吸收，不会给肠胃带来太重的负担。

荤素搭配，粗细均衡 不能挑食、偏食。每天既要补充动物性食物，又要吃植物类食物，还要适当进食粗粮，保证摄入足量的水果，确保机体摄取各种营养素。

银耳红枣粥

主料

银耳80克，红枣8克。

配料

冰糖8克。

做法

1. 将银耳先用温水泡发，再用清水洗净，稍切；将红枣用温水洗净，去核。
2. 将红枣、银耳及适量清水一起放入锅中熬成粥，待粥熟后，加入冰糖调匀即可食用。

彩椒炒猪肝

主料

彩椒200克，猪肝300克。

配料

盐、酱油、葱、姜、淀粉、食用油各适量。

做法

1. 将彩椒洗净，切成块；将葱、姜洗净，切碎；将猪肝焯去血水，捞出后切成片，加入调味料及淀粉腌制。
2. 油锅烧热，放入猪肝，翻炒至变色后盛出。油锅继续加热，放入彩椒，翻炒至水将收干时，放入盐、猪肝炒匀。

剖宫产产妇饮食要讲究

剖宫产的产妇肚子上有一个8～10厘米的缝合切口，很容易发生并发症。因此，需要依靠医生和产妇两方面的配合来共同预防并发症的产生；其中产妇的自我调养很重要，饮食也因此需更讲究。

剖宫产产妇的饮食原则

多吃蔬菜和水果 蔬菜和水果可以为产妇提供丰富的维生素和矿物质。除此之外，它们还含有丰富的膳食纤维，可促进消化，预防产后便秘。

主食多样化 主食不应该局限于米饭和面条，应该适当地吃一些粗粮，例如小米、玉米粉、糙米、标准粉等，它们中维生素的含量要比精米、精面多出很多。

多补充蛋白质 这时候产妇需要的蛋白质更多，尤其是动物蛋白。所以，要多吃鸡、鱼、瘦肉、动物肝脏等食物；但是每天的蛋白质摄入量要控制在95克以内，不可过量。

剖宫产产妇在排气期不能饮水

剖宫产产妇在术后6小时之内不能进食进水。如果手术后6小时没有出现排气现象，可以适当喝白开水，或者进食粥、鱼汤、猪蹄汤等汤类食物；但是在没有排气之前不要随便进食主食，也不要吃巧克力、红糖水、甜果汁及牛奶等甜食。排气之后就可以随意进食。

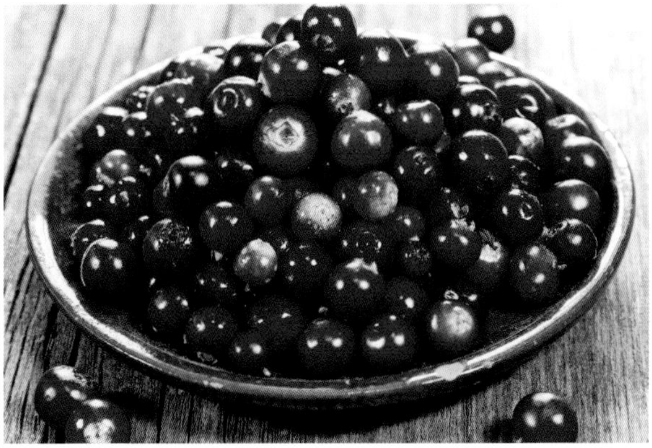

产妇在剖宫产后，建议多吃新鲜蔬果。

四物汤炖鸡

主料

鸡1只，当归、川芎、白芍、熟地各10克。

配料

料酒、盐、鸡精、葱、姜各适量。

做法

1. 将鸡处理干净；将葱择洗干净，切碎；将姜洗净，切成片；将当归、川芎、白芍、熟地稍洗，放进纱布袋，扎紧口。
2. 将鸡、纱布袋及葱、姜、料酒放入砂锅中，加水，用小火炖2小时，直至鸡肉熟透；最后加入盐、鸡精调味即可。

十全大补汤

主料

鸡1只，花生、红枣各适量，人参、肉桂、川芎、地黄、茯苓、白术、甘草、黄芪、川当归、白芍各等份。

配料

盐、鸡精、姜各适量。

做法

1. 将鸡洗净，剁成块；将姜洗净，切成片；将所有药材放入纱布包，扎紧口。
2. 砂锅内加水烧开，放入鸡块、纱布袋、花生、红枣、姜片；转小火，炖至鸡肉熟烂；加入盐、鸡精调味。

黄花菜

性味：性微寒，味甘

归经：归心、肝经

主打营养素：卵磷脂、维生素、矿物质

热量：833千焦/100克

黄花菜富含的卵磷脂对增强大脑功能有重要作用。黄花菜还含有多种维生素，其中胡萝卜素的含量最为丰富，对婴儿的发育很有好处。

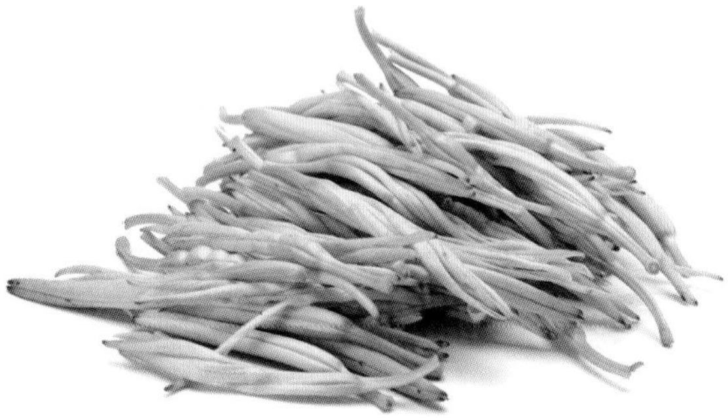

食疗功效

黄花菜具有清热解毒、止血、止渴生津、利尿通乳、解酒毒的功效，对口干舌燥、吐血、大便带血、小便不利、便秘等有食疗作用。适于情志不畅、神经衰弱、健忘失眠者食用。

据现代科学分析，黄花菜含有大量营养物质，其中蛋白质、糖类、钙、铁和维生素B_1的含量在蔬菜中名列前茅；尤其是维生素A的含量比胡萝卜还多2倍，有利水消肿、消炎解毒、止痛的作用。

产褥期营养

黄花菜有健脑益智的作用，是一道很好的催乳蔬菜。同时，如果产妇容易腹部疼痛、小便不利、面色苍白、睡眠不安，多吃黄花菜有助于消除这些症状。

特别提示 新鲜的黄花菜有毒，不能食用。选购黄花菜时以洁净、鲜嫩、未开花、干燥、无杂物的为佳。

上汤黄花菜

主料

黄花菜300克，胡萝卜丝适量。

配料

盐、鸡精各3克，上汤适量。

做法

1. 将黄花菜清洗干净，沥水。
2. 锅置火上，烧沸上汤；下入黄花菜、胡萝卜丝；加入盐、鸡精，装盘即可。

功效解读

黄花菜含有丰富的卵磷脂，对增强和改善大脑功能有重要作用，对注意力不集中、记忆力减退等症状有特殊的疗效，故人们称之为“健脑菜”。它对婴儿的大脑发育十分重要，产妇可多吃。

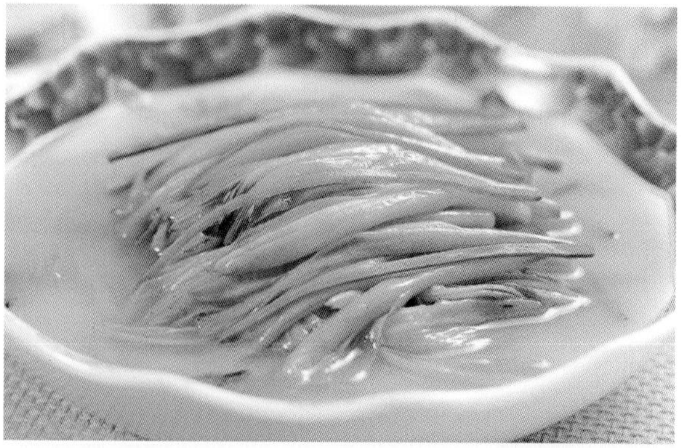

莴笋

性味：性凉，味甘、苦

归经：归胃、膀胱经

主打营养素：钾、钙、磷、铁

热量：59千焦/100克

莴笋中的钾有利于体内的水电解质平衡，可促进产妇排尿和乳汁的分泌。莴笋中矿物质钙、磷、铁的含量较多，能助长骨骼，坚固牙齿，还能预防婴儿的佝偻病。

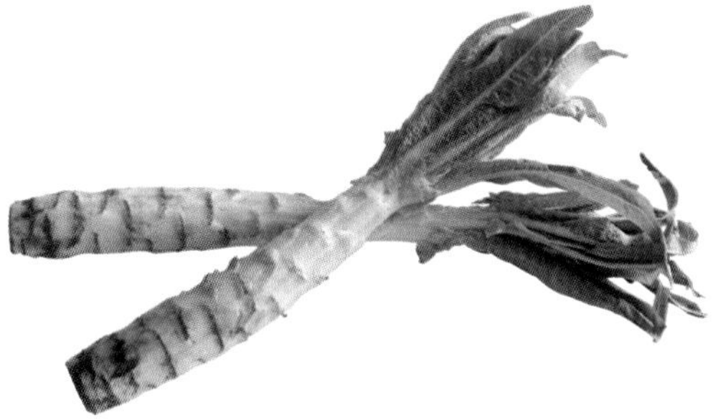

食疗功效

莴笋有利尿、降低血压、预防心律不齐、防治便秘的作用。

选购保存

选购莴笋时应选择茎粗大、肉质细嫩、多汁、新鲜、无枯叶、无空心、中下部稍粗或呈棒状、叶片不弯曲、无黄叶、不发蔫、不苦涩的。保存莴笋时可将莴笋放入盛有凉水的器皿内，使水淹至莴笋主干的1/3处。

特别提示 眼疾患者不宜食用。

这样搭配最健康

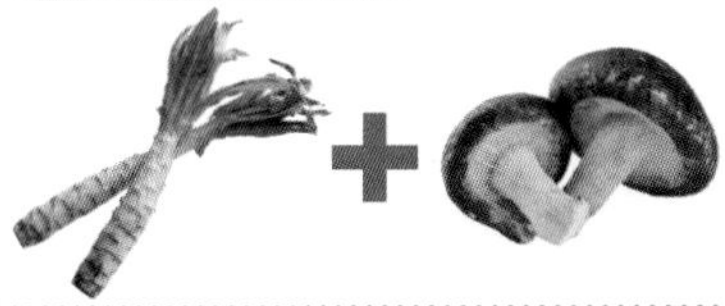

莴笋 + 香菇

利尿通便，预防便秘、痔疮。

莴笋猪蹄汤

主料

猪蹄、莴笋各200克，胡萝卜1根。

配料

盐、姜片、葱花、高汤各适量。

做法

1. 将猪蹄斩成块，洗净，汆水；将莴笋去皮，清洗干净，切成块；将胡萝卜洗净，切成块，备用。
2. 锅上火，倒入高汤，放入猪蹄、莴笋、胡萝卜、姜片；调入盐，煲50分钟。
3. 待汤煲好，肉熟后，撒上葱花即可。

功效解读

猪蹄富含多种营养素，也是通乳的佳品。这道汤是产妇催乳以及滋补的佳品。

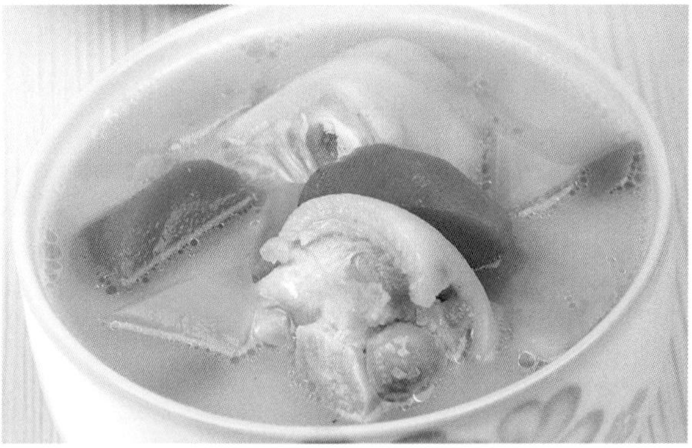

茭白

性味：性寒，味甘　　主打营养素：钾、碳水化合物、蛋白质

归经：归肝、脾、肺经　　热量：96千焦/100克

茭白含有的碳水化合物、蛋白质等能补充产妇所需的营养物质，具有健壮身体的作用。茭白还富含钾，可促进产妇乳汁的分泌，尤适合乳汁缺乏的产妇。

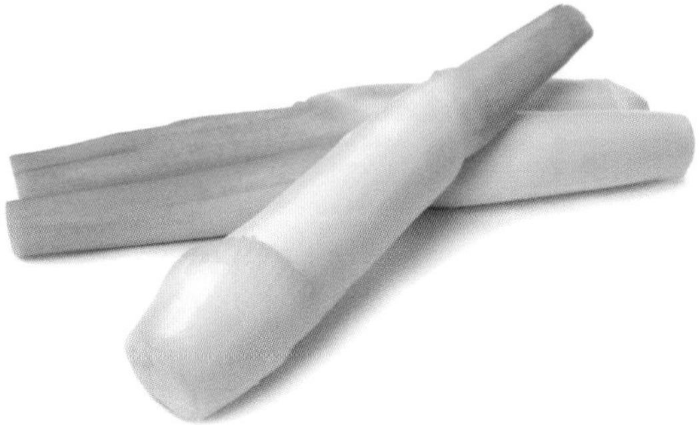

食疗功效

茭白既能利水消肿、退黄疸，又可辅助治疗四肢水肿、小便不利，以及黄疸型肝炎等症。茭白还有清热解暑、除烦止渴、补虚健体等功效。

产褥期营养

烹饪茭白的时候应先将其放入沸水锅中焯烫，以免其所含的草酸在肠道内与钙结合成难溶的草酸钙，干扰人体对钙的吸收。患肾脏疾病、尿路结石或尿中草酸盐类结晶较多的患者不宜食用。

特别提示 以根部以上部分显著膨大者为佳。

营养成分（每100克含量）

营养素	含量	营养素	含量
蛋白质	1.2克	碳水化合物	4克
膳食纤维	1.9克	维生素 B_2	0.03毫克
维生素 C	5毫克	维生素 E	0.99毫克
硒	0.45微克	铁	0.4毫克

番茄炒茭白

主料

茭白500克，番茄100克。

配料

盐3克，料酒、白糖、水淀粉、食用油各适量。

做法

1. 将茭白清洗干净后，用刀面拍松，切成块；将番茄清洗干净，切成块。
2. 锅加油烧热，下入茭白，炸至外层稍收缩，颜色呈浅黄色时捞出。
3. 锅内留油，倒入番茄、茭白、清水、料酒、盐、白糖；焖烧至汤较少时，用水淀粉勾芡。

功效解读

本品有利尿、止渴、通乳的作用。

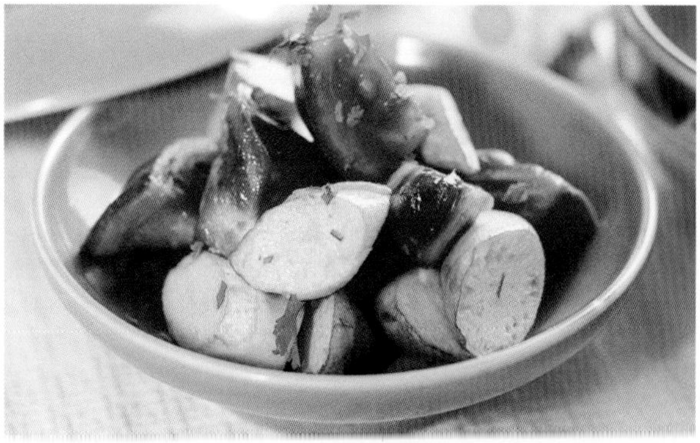

荷兰豆

性味：性寒，味甘

归经：归脾、胃、大肠、小肠经

主打营养素：膳食纤维、蛋白质、氨基酸、钙

热量：113千焦/100克

荷兰豆富含膳食纤维，对产妇在产后乳汁不下有一定的食疗作用。荷兰豆中富含蛋白质和多种氨基酸，对脾胃有益，有助于产妇增强体力。

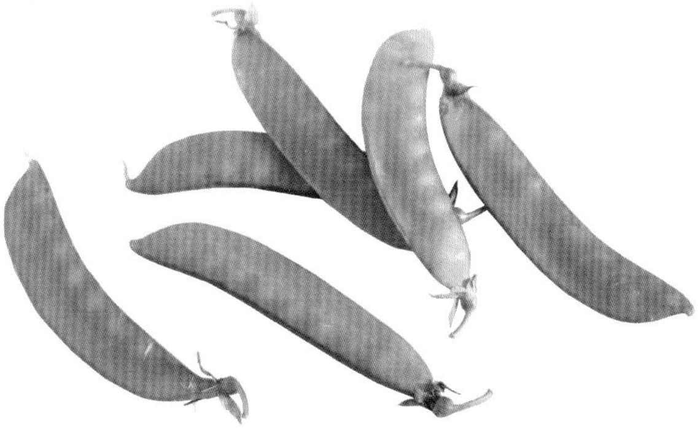

食疗功效

荷兰豆有调和脾胃、利肠、利水的功效，还可以使皮肤柔润光滑，并能抑制黑色素的形成，有美容的功效。对产妇恢复身体有较大作用。

选购保存

选购荷兰豆时，先看豆荚在被拨弄后是否会沙沙作响，如果能，则说明荷兰豆是新鲜的。保存荷兰豆时，不要洗，应直接放入保鲜袋中，扎紧口，可低温保存。

特别提示 没有熟透的荷兰豆忌食，易中毒。

这样搭配最健康

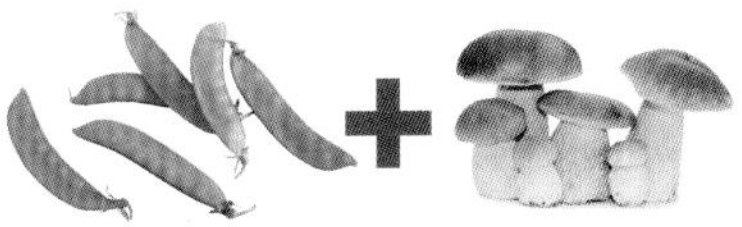

荷兰豆＋口蘑

开胃消食，增强食欲。

荷兰豆炒鲮鱼片

主料

荷兰豆150克，鲮鱼200克。

配料

盐3克，水淀粉5克，食用油适量。

做法

1. 将荷兰豆择去头、尾、筋，放入沸水中，稍焯后捞出。
2. 取鲮鱼肉，剁成肉泥，做成鲮鱼片；下入沸水中煮熟后捞出。
3. 锅加油烧热，下入荷兰豆炒熟后，加入鲮鱼片、盐；最后用水淀粉勾芡即可。

功效解读

这道菜颜色丰富，色泽诱人，能增加产妇的食欲，还有通乳、催乳、补血益气、强筋健骨等功效。

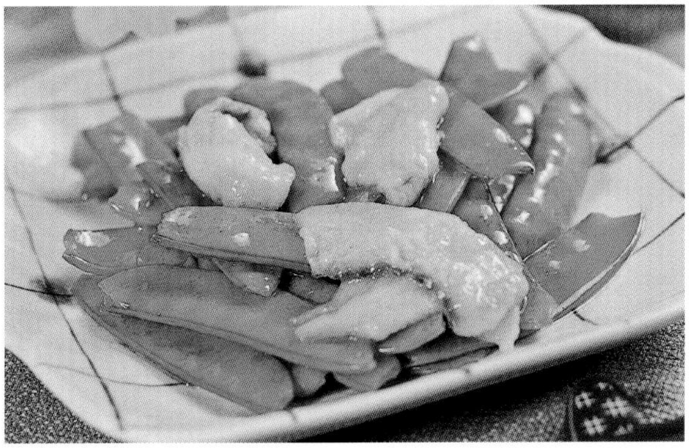

草菇

性味：性平，味甘　　主打营养素：膳食纤维、铁

归经：归胃、脾经　　热量：96千焦/100克

草菇含有丰富的膳食纤维和铁，有通便补血的作用；可为产妇补血、补铁，有助于预防婴儿贫血。

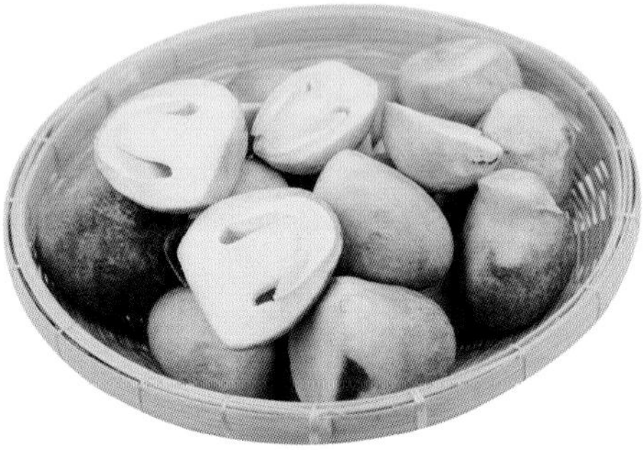

食疗功效

草菇具有清热解毒、养阴生津、降压降脂、滋阴壮阳、通乳的作用。可预防坏血病，促进创面愈合，护肝健胃。

产褥期营养

草菇的蛋白质含量比一般的蔬菜高好几倍，是国际公认的“十分好的蛋白质来源”，并有“素中之荤”的美名。另外，草菇还含有8种人体必需的氨基酸，适合产妇食用。

特别提示 宜选新鲜、无异味、无霉点的草菇。

营养成分（每100克含量）

营养素	含量	营养素	含量
蛋白质	2.7克	膳食纤维	1.6克
维生素 B_2	0.34毫克	维生素 C	207.7毫克
维生素 E	0.4毫克	钙	17毫克
锌	0.6毫克	铁	1.3毫克

草菇虾仁

主料

虾仁300克，草菇90克，胡萝卜1根。

配料

盐、水淀粉、料酒、食用油各适量。

做法

1. 将虾仁拌入盐、料酒，腌10分钟。
2. 将草菇汆烫；将胡萝卜切成片。
3. 将油烧至七成热，放入虾仁过油，待其弯曲变红时捞出；倒出余油，另用油炒胡萝卜片和草菇；然后将虾仁回锅，加入少许盐炒匀；用水淀粉勾芡后盛出即可。

功效解读

这道菜有健筋骨、补气血的作用。草菇的维生素C含量高，能促进人体新陈代谢，提高机体的免疫力，增强抗病能力。

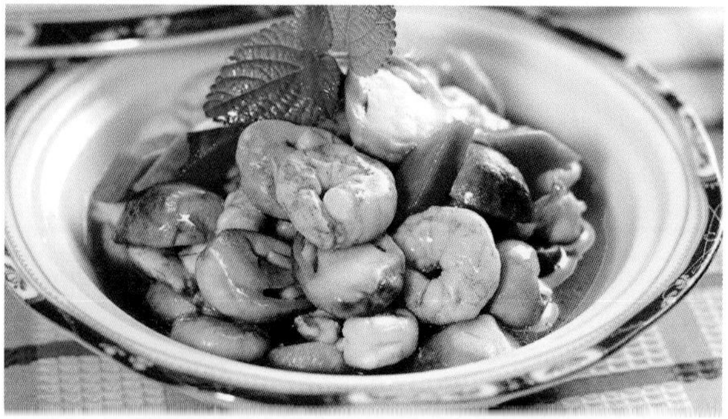

平菇

性味：性温，味甘

归经：归脾、胃经

主打营养素：18种氨基酸、钙、铁

热量：84千焦/100克

平菇含有人体必需的18种氨基酸以及钙、铁等营养素。这些营养素易为人体吸收，可以增强产妇的体质，以及增加乳汁的营养。

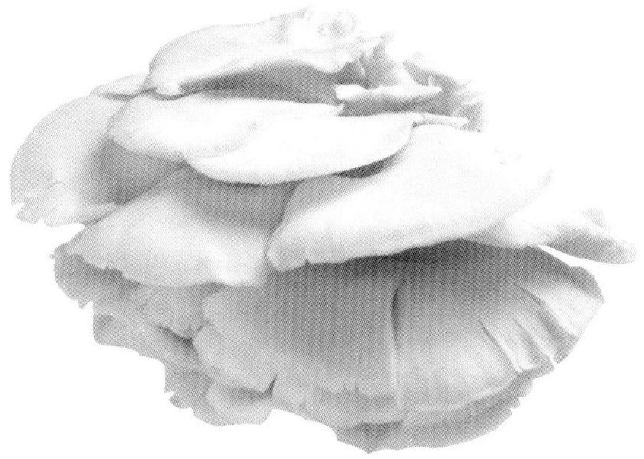

食疗功效

平菇具有补虚、抗癌之功效，能改善人体的新陈代谢，增强体质。平菇还有祛风散寒、舒筋活络的作用，可辅助治疗腰腿疼痛、手足麻木、经络不通等症。

选购保存

应选购菇形整齐不坏、颜色正常、质地脆嫩而肥厚、气味纯正清香、无杂味、无病虫害、八成熟的鲜平菇。

特别提示 褐黄色平菇最为肉厚、鲜嫩、润滑。

这样搭配最健康

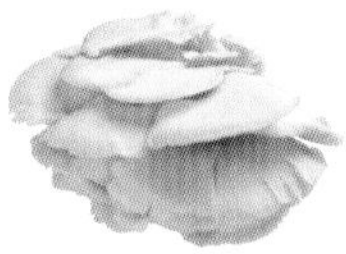

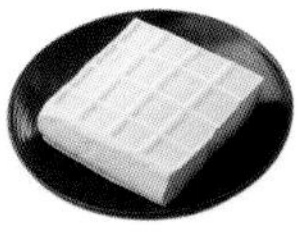

平菇 + 豆腐

有利于营养吸收，平衡膳食。

鸡肉平菇粉条汤

主料

鸡胸肉200克，平菇100克，水发粉条50克，胡萝卜块适量。

配料

高汤、葱花、酱油各适量，盐4克。

做法

1. 将鸡胸肉洗净，切成块；将平菇清洗干净，切成小片；将水发粉条清洗干净，切成段，备用。
2. 净锅上火，倒入高汤，下入鸡胸肉块烧开；去浮沫，下入平菇、水发粉条、胡萝卜块；调入盐、酱油，煲至熟；最后撒上葱花即可。

功效解读

这道汤含有多种营养素，有催乳、滋补的功效，适合乳汁少的产妇食用。

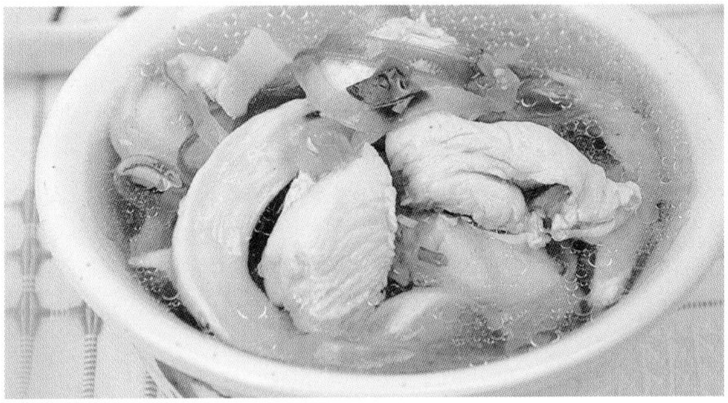

金针菇

性味：性凉，味甘　　主打营养素：锌、氨基酸

归经：归脾、大肠经　　热量：109千焦/100克

金针菇富含的锌有促进智力发育和健脑的作用。产妇多吃金针菇，能增加乳汁中锌的含量，对婴儿有健脑益智的作用。

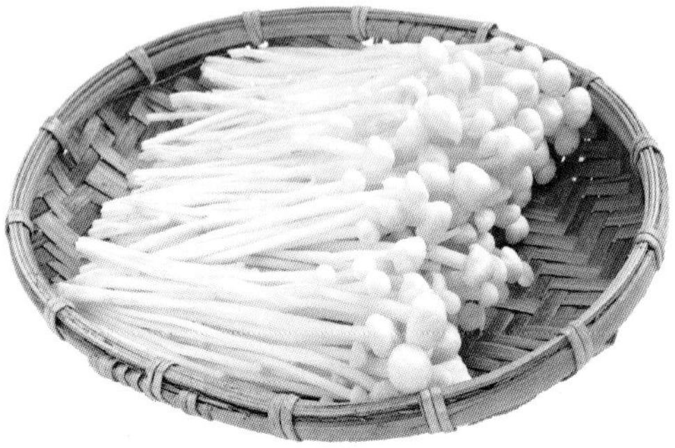

食疗功效

金针菇具有补肝、益肠胃、抗癌之功效，对肝病、胃肠道炎症、溃疡等病症有食疗作用。

产褥期营养

金针菇能有效地增强机体的生物活性，促进体内的新陈代谢，有利于食物中各种营养素的吸收和利用，婴儿通过母乳吸收后，对其生长发育也大有益处。

特别提示 优质的金针菇的颜色是淡黄至黄褐色，菌盖中央的颜色较边缘稍深，菌柄则上浅下深。

营养成分（每100克含量）

营养素	含量	营养素	含量
蛋白质	2.4克	膳食纤维	2.7克
维生素 B_1	0.15毫克	维生素 C	2毫克
维生素 E	1.14毫克	硒	0.28微克
铁	1.4毫克	锌	0.39毫克

金针菇炒三丝

主料

猪瘦肉250克，金针菇600克，鸡蛋清70克，胡萝卜丝适量。

配料

清汤、姜丝、盐、料酒、淀粉、葱丝、麻油、食用油各适量。

做法

1. 将猪瘦肉洗净，切成丝，放入碗内，加入鸡蛋清、盐、料酒、淀粉拌匀；将金针菇清洗干净。
2. 锅内放油烧热，将肉丝滑熟；放入姜丝、葱丝、胡萝卜丝，炒香后，放入少许清汤，调好味。
3. 倒入金针菇炒匀，最后淋上麻油即可。

功效解读

本品对婴儿的身高和智力发育有良好的作用，尤适合产妇食用。

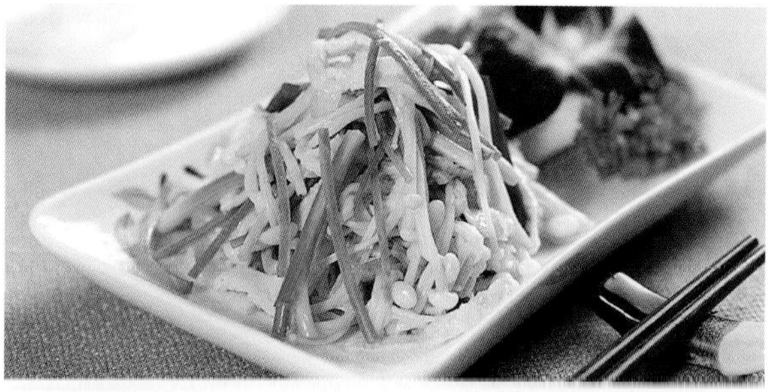

银耳

性味：性平，味甘
归经：归肺、胃、肾经
主打营养素：碳水化合物、矿物质、膳食纤维
热量：837千焦/100克

银耳含有碳水化合物及钙、钾、铁等多种矿物质，对产妇的补益效果尤其显著；而其富含的膳食纤维可促进肠胃蠕动。

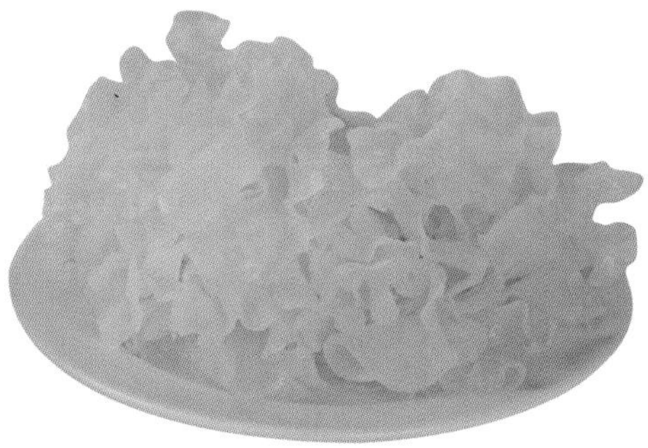

食疗功效

银耳能提高肝脏的解毒能力，保护肝脏。它滋润而不黏腻，具有补脾开胃、益气清肠、安眠健胃、补脑、养阴清热、润燥的功效。

选购保存

宜选购嫩白晶莹、略带乳黄的银耳。银耳要放在通风、透气、干燥、凉爽的地方，避免阳光长时间的照射。由于银耳的质地较脆，应减少翻动，上面不要压重物。

特别提示 银耳能清肺热。外感风寒者忌用。

这样搭配最健康

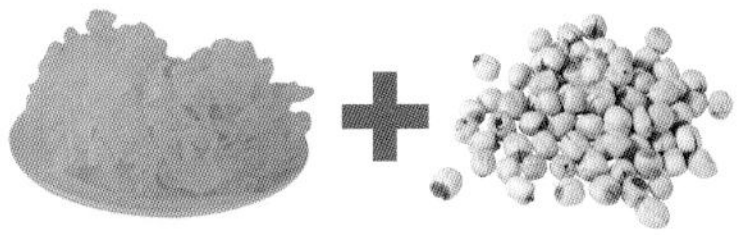

银耳＋莲子

滋阴润肺，预防上火。

椰子银耳鸡汤

主料

椰子1个，净鸡1只，蜜枣4颗，银耳40克，杏仁10克。

配料

姜1片，盐3克。

做法

1. 将鸡清洗干净，剁成小块；将椰子去壳取肉。
2. 将银耳放入清水中浸透，剪去硬梗，清洗干净；将椰子肉、蜜枣、杏仁分别清洗干净。
3. 在锅中放入适量水和姜片，加入上述材料；待水烧开后，转小火煲约2小时，放盐调味后即成。

功效解读

这道汤可以滋补气血、润肺养颜。银耳有淡化脸部黄褐斑、雀斑的功效；它含有的膳食纤维可助胃肠蠕动，减少对脂肪的吸收。

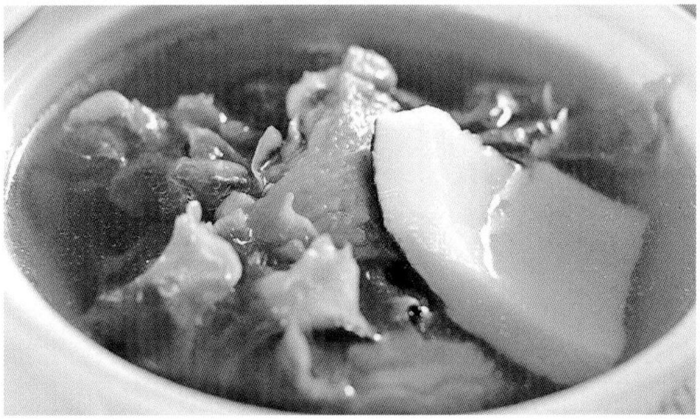

乌鸡

性味：性平，味甘

归经：归肝、肾经

主打营养素：维生素E、维生素B_2、烟酸、磷、铁、钠、钾

热量：464千焦/100克

乌鸡是典型的低脂肪、低糖、低胆固醇、高蛋白的滋补佳品，富含多种营养成分，对产后贫血者具有补血、促进康复的作用。

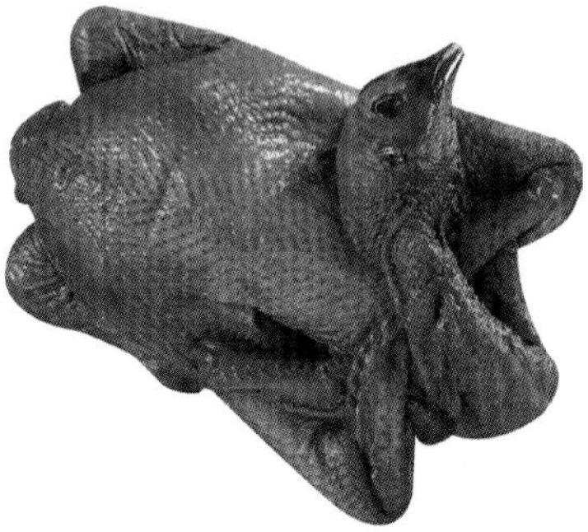

食疗功效

乌鸡有补中止痛、滋补肝肾、益气补血、滋阴清热、调经活血、止崩治带等功效，特别是对妇女的气虚、血虚、脾虚或肾虚等症，以及小儿生长发育迟缓、妇女的更年期综合征等尤为有效。

产褥期营养

体虚血亏、肝肾不足、脾胃不健的人也可以食用乌鸡。但是，过量食用乌鸡会生痰助火、生热动风，所以感冒发热或湿热内蕴者不宜食用。

特别提示 将净乌鸡放入保鲜袋内冷冻保存即可。

营养成分（每100克含量）

营养素	含量	营养素	含量
蛋白质	22.3克	脂肪	2.3克
烟酸	7.1毫克	维生素 B_2	0.2毫克
磷	210毫克	锌	1.6毫克
铁	2.3毫克	镁	51毫克

冬瓜乌鸡汤

主料

冬瓜200克，乌鸡150克，香菜20克。

配料

食用油25毫升，盐4克，葱、姜各3克。

做法

❶ 将冬瓜去皮、籽，清洗干净，切成片；将乌鸡处理干净，斩成块；将香菜清洗干净，切成段，备用。

❷ 净锅上火，倒入水，烧开，下入乌鸡，汆水，捞起后清洗干净，待用。

❸ 净锅上火，倒入食用油，将葱、姜炝香，下入乌鸡、冬瓜煸炒；倒入水，调入盐，烧沸，煲至熟；最后撒入香菜段即可。

功效解读

本品有补五脏、养气血的功效。

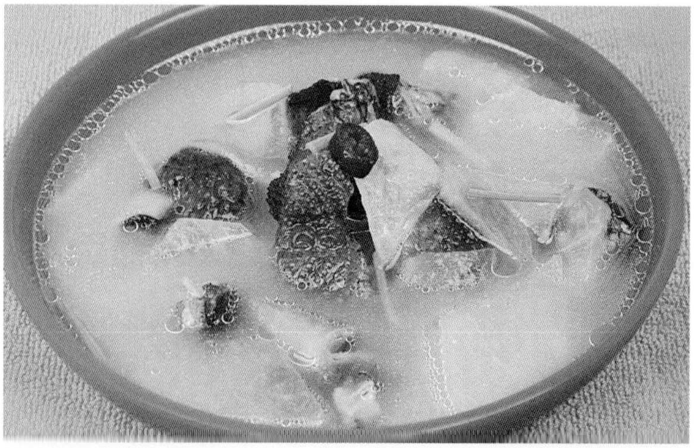

猪蹄

性味：性平，味甘、咸

归经：归肾、胃经

主打营养素：胶原蛋白、脂肪、钙、铁、锌

热量：1088千焦/100克

猪蹄对产妇能起到催乳和美容的双重作用。猪蹄还富含钙、铁等矿物质，可促进婴儿的发育。

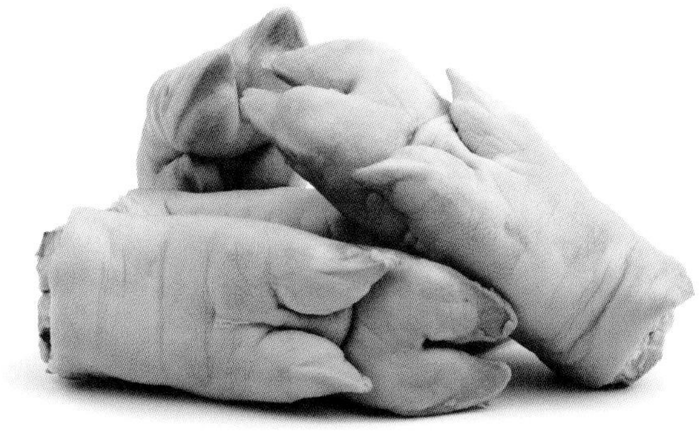

食疗功效

猪蹄对经常性的四肢疲乏，腿部抽筋、麻木，消化道出血，失血性休克或缺血性脑卒中患者有一定的辅助疗效。传统医学认为，猪蹄有壮腰补膝和通乳之功效。

选购保存

肉色红润均匀，脂肪洁白有光泽，肉质紧密，手摸有坚实感，外表及切面微微湿润，不黏手，无异味的为上好猪蹄。

特别提示 消化功能不良者一次不宜食用过多。

这样搭配最健康

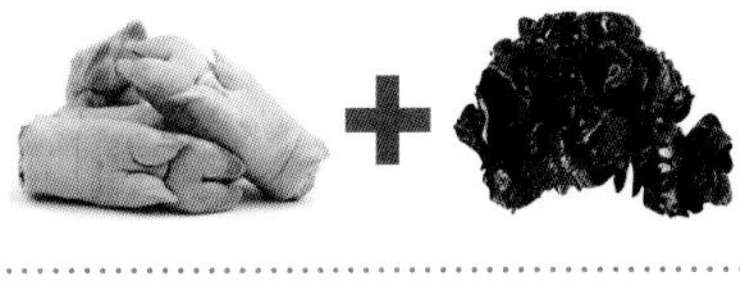

猪蹄 + 黑木耳

滋补阴液，补血养颜。

百合猪蹄汤

主料

水发百合125克，西芹100克，猪蹄175克，红枣10颗。

配料

清汤适量，盐、葱、姜各5克。

做法

1. 将水发百合清洗干净；将西芹择洗干净，切成段；将猪蹄清洗干净，斩成块，备用。
2. 净锅上火，倒入清汤，调入盐，下入葱、姜、红枣、猪蹄，烧开；捞去浮沫，再下入水发百合、西芹，煲至熟即可。

功效解读

这道汤能增加产妇的食欲，有养心润肺、通乳、催乳、润肺、清心、止血、开胃、安神等功效。

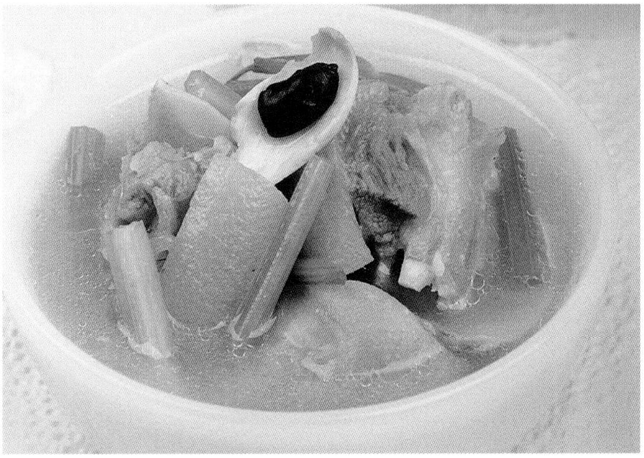

猪腰

性味：性平，味甘、咸

归经：归肾经

主打营养素：蛋白质、脂肪、维生素、矿物质

热量：402千焦/100克

猪腰含有多种营养素，可强化肾脏，恢复子宫机能，治疗腰酸背痛。产妇常吃可预防肾虚、产后月子病，有助于滋补身体，及早恢复健康。

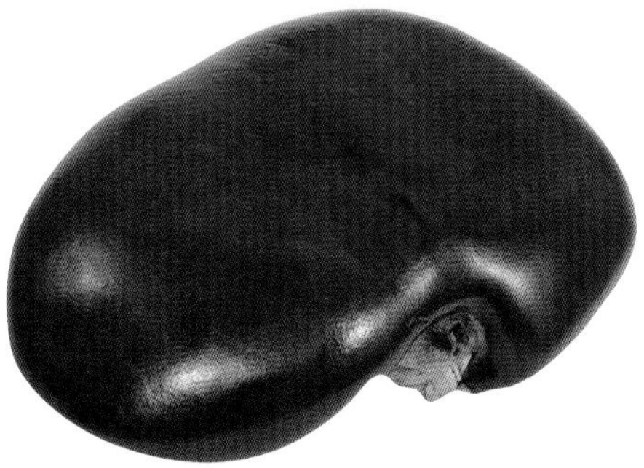

食疗功效

猪腰可促进体内的新陈代谢，有健肾补腰、和肾理气之功效。主治肾虚腰痛、产后虚羸、身面水肿等症。

选购保存

选购猪腰首先看其表面有无出血点，有则不正常；其次看它是否比一般的猪腰大和厚，如果又大又厚，应仔细检查是否为病猪的猪腰。购买猪腰后要趁鲜制作菜肴，短时间内可放入冰箱保鲜。

特别提示 食用前要将猪腰清理干净。

这样搭配最健康

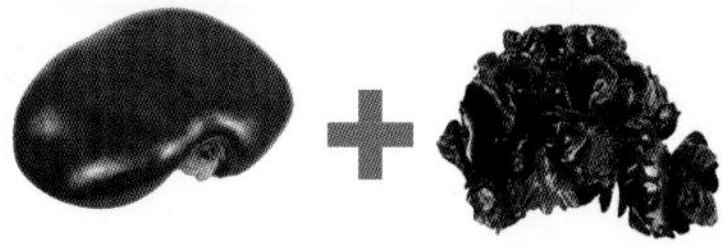

猪腰＋黑木耳

养颜，抗衰老。

什锦腰花

主料

猪腰500克，黑木耳20克，荷兰豆、胡萝卜各50克。

配料

盐4克，食用油适量。

做法

1. 将猪腰洗净，切菱形花刀后再切成片。
2. 将猪腰放入沸水中汆烫后捞出，待用。
3. 将黑木耳洗净，泡发，去蒂，切成片；将荷兰豆撕去边丝，洗净；将胡萝卜削皮，洗净，切成片。
4. 炒锅内加油，下入黑木耳、荷兰豆、胡萝卜片，炒匀；将熟前下入猪腰片，加盐调味，拌炒至猪腰片熟即可。

功效解读

本品对产妇的身体有滋补作用。

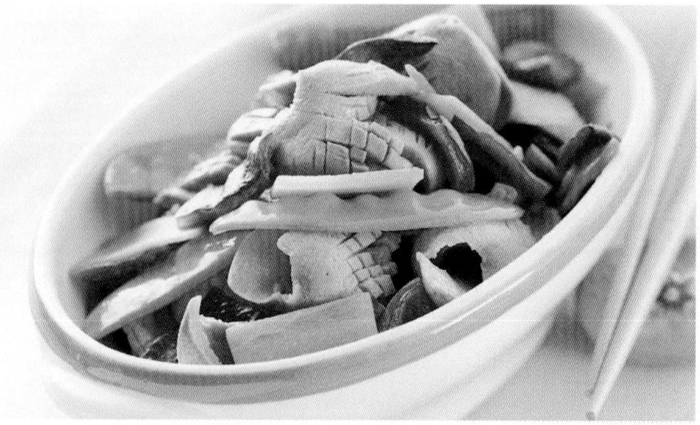

猪肚

性味：性微温，味甘
归经：归脾、胃经
主打营养素：蛋白质、脂肪、矿物质、维生素
热量：460千焦/100克

猪肚有利于产妇恢复元气，改善气虚体质，对产后气血虚损、身体虚弱的产妇有很好的补益作用。分娩后虚羸的产妇可将猪肚煨煮烂熟后服食。

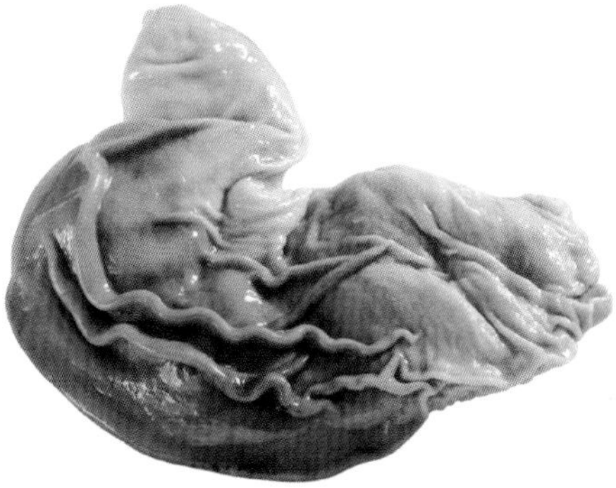

食疗功效

猪肚含有蛋白质、脂肪、碳水化合物、维生素及钙、磷、铁等，不仅可供食用，而且有很好的药用价值，还有补虚损、健脾胃的功效。

选购保存

新鲜的猪肚富有弹性和光泽，白色中略带浅黄色，黏液多，质地坚而厚实。猪肚可用盐腌好，放于冰箱中保存。

特别提示 将猪肚烧熟后放在碗里，加点汤水，放进锅里蒸之后，它会涨厚一倍，又嫩又好吃。

这样搭配最健康

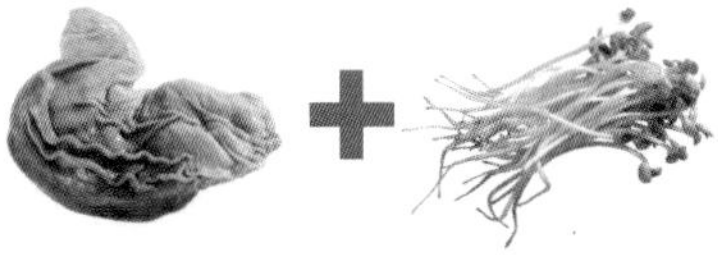

猪肚 + 黄豆芽
增强免疫力，促进产后恢复。

莲子猪肚

主料
猪肚1个，莲子50克。

配料
盐3克，香油6毫升，葱1棵，姜、蒜各10克。

做法
1. 将莲子泡发，清洗干净，去掉莲子心；将猪肚清洗干净，内装莲子，用线缝合；将葱、姜清洗干净，切成丝；将蒜剁成蒜蓉。
2. 将猪肚放入锅中，加清水炖至熟透；捞出放凉，切成细丝，与莲子一同放入盘中。
3. 调入葱丝、姜丝、蒜蓉、盐和香油拌匀。

功效解读
本品鲜嫩适口，产妇常吃可以健脾益胃。

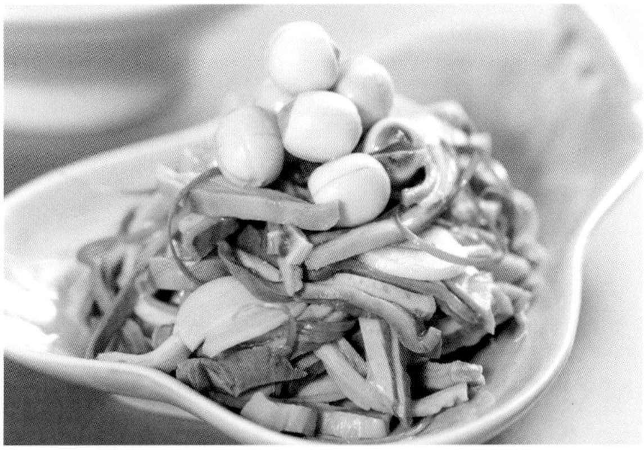

鲫鱼

性味：性平，味甘

归经：归脾、胃、大肠经

主打营养素：优质蛋白质、氨基酸、钙、铁、锌

热量：452千焦/100克

鲫鱼肉富含极高的蛋白质，而且易于被人体吸收。其中它的氨基酸、钙、铁、锌的含量也很高，对产妇有通乳汁、补身体、促康复的作用。

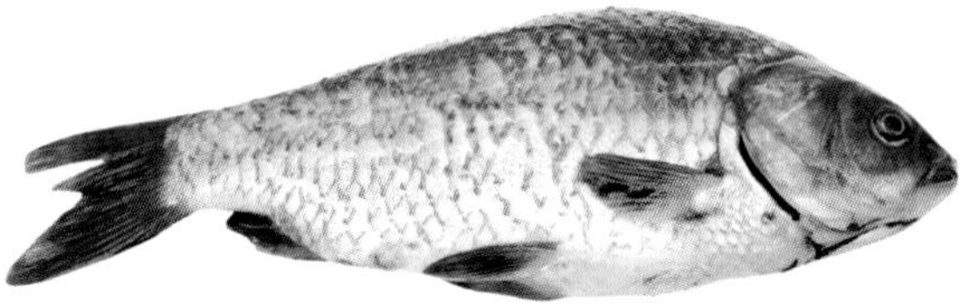

食疗功效

鲫鱼可补阴血、通血脉、补体虚，还有益气健脾、利水消肿、清热解毒、通络下乳之功效。鲫鱼所含的蛋白质质优，齐全，易于被消化吸收，常吃可增强抗病能力。

选购保存

要买身体扁平、颜色偏白的鲫鱼，这样的鲫鱼肉质会很嫩。用浸湿的纸贴在鱼眼上，可使鲫鱼保鲜一段时间。

特别提示 炖汤时，可先将鲫鱼油煎，再用小火慢熬。

这样搭配最健康

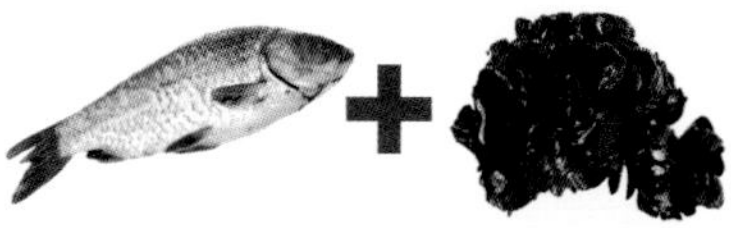

鲫鱼 + 黑木耳

降压降脂、润肤抗老。

番茄淡奶鲫鱼汤

主料

鲫鱼1条，番茄1个，三花淡奶、豆腐各适量。

配料

生姜50克，葱花、沙参各10克，盐3克。

做法

1. 将番茄洗净，切成块；将生姜去皮，洗净，切成片；将豆腐洗净，切成小丁；将沙参泡发。
2. 将鲫鱼处理干净后，在背部打上花刀。
3. 在锅中加水烧沸，加入姜片、鲫鱼、番茄、豆腐、沙参；煮沸后，调入盐、三花淡奶，煮至入味；出锅前撒上葱花即可。

功效解读

本品对乳汁不下者有显著疗效。

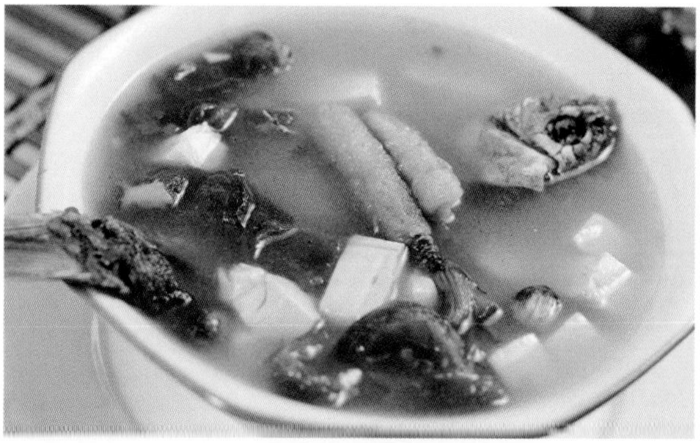

鲢鱼

性味：性温，味甘

归经：归脾、胃经

主打营养素：钙、镁、磷、铁、钾、硒

热量：435千焦/100克

鲢鱼富含蛋白质、钙、镁、磷、铁、钾、硒等营养素，既能健身、催乳，又可以美容，令皮肤有光泽，是产妇滋补身体及滋养肌肤的理想食品。

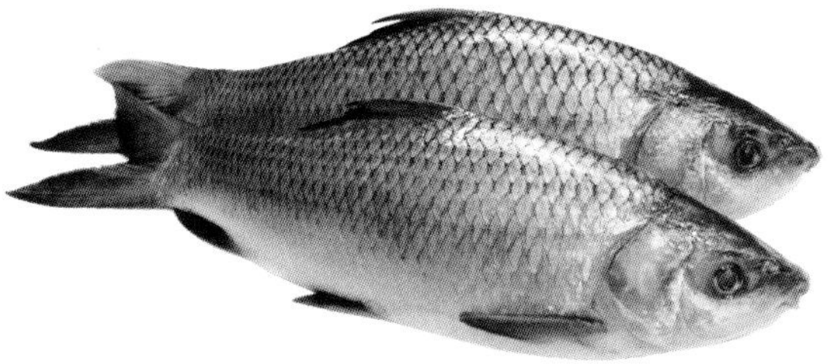

食疗功效

鲢鱼具有健脾、利水、温中、益气、通乳、化湿之功效。另外，鲢鱼的肉中含蛋白质、脂肪酸很丰富，能促进智力发育，尤适合产妇食用。

产褥期营养

鲢鱼肉质鲜嫩，营养丰富，对于产后体虚的产妇有较好的调理作用。鲢鱼汤还是提升产妇乳汁质量的绝佳食品；产妇食用鲢鱼汤，对母婴均有好处。

特别提示 优质的鲢鱼眼球凸出、角膜透明；鱼鳃色泽鲜红、腮丝清晰；鳞片完整、有光泽。

营养成分（每100克含量）

营养素	含量	营养素	含量
蛋白质	17.8克	脂肪	3.6克
烟酸	2.5毫克	维生素E	1.23毫克
钙	53毫克	硒	15.63微克
铁	1.4毫克	磷	190毫克

老妈煲鱼头

主料

鲢鱼头300克，新鲜猪血50克，白菜叶15克。

配料

酱油适量，葱、姜、蒜片各3克，香菜段2克。

做法

1. 将鲢鱼头清洗干净，斩成块；将新鲜猪血、白菜叶清洗干净，分别切成块、片，备用。
2. 净锅上火，倒入水，调入酱油、葱、姜、蒜片，下入鲢鱼头、新鲜猪血、白菜叶，煲至熟，最后撒入香菜段即可。

功效解读

本品含丰富的蛋白质、钙、卵磷脂，能满足产妇及婴儿的营养需要。

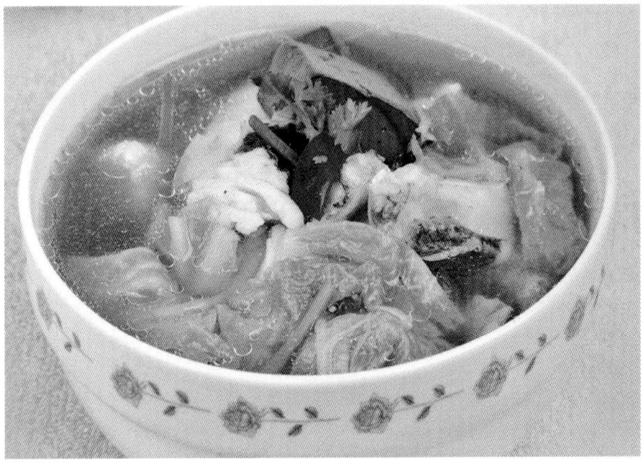

鲇鱼

性味：性温，味甘　　主打营养素：DHA、氨基酸

归经：归脾、胃经　　热量：431千焦/100克

鲇鱼不仅含有丰富的DHA，能够为婴儿的大脑神经系统发育提供丰富营养，还含有人体所必需的各种氨基酸，具有滋阴开胃、催乳利尿的作用。

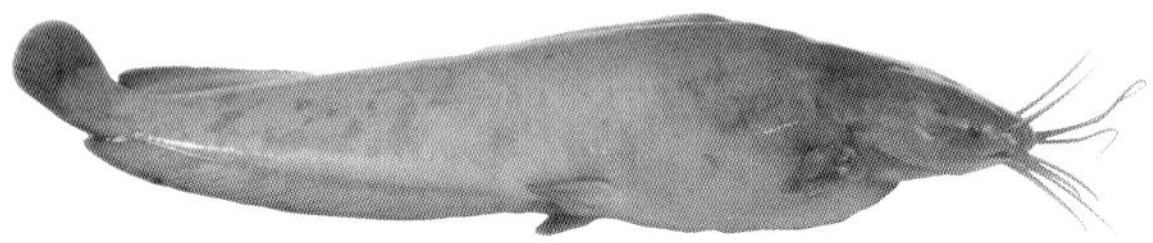

食疗功效

鲇鱼是名贵的营养佳品，其营养价值可以和鱼翅、野生甲鱼相媲美。它有滋阴养血、补中益气、开胃健脾、通水利尿以及催乳、通乳的作用。

产褥期营养

民间有偏方：用鲇鱼熬汤煮鸡蛋，连续食用可以增加奶水。但尽量不要选黑色的鲇鱼，黑色的鲇鱼土腥味最重。

特别提示 牛肝不可与鲇鱼同吃，易食物中毒。

营养成分（每100克含量）

营养素	含量	营养素	含量
蛋白质	17.3克	脂肪	3.7克
钾	351毫克	烟酸	2.5毫克
维生素 B_1	0.03毫克	维生素 B_2	0.1毫克
维生素 E	0.54毫克	钙	42毫克
硒	27.49微克	镁	22毫克
锌	0.53毫克	铁	2.1毫克

鲇鱼炖茄子

主料

鲇鱼400克，茄子350克。

配料

盐5克，生抽6毫升，料酒10毫升，葱段、葱花、姜片、蒜片、清鸡汤、食用油各适量。

做法

1. 将鲇鱼去鳞、鳃及内脏，搓洗一下，去除其表面的黏液；再放进沸水里汆烫一下后取出，切成段。
2. 将茄子洗净，切成块；用少许油炒软茄子，盛出后备用。
3. 用油锅炒香葱段、姜片、蒜片，加入清鸡汤；烧开后加入鲇鱼、茄子，再用生抽、料酒、盐调好味；用小火炖半小时，最后撒入葱花即可。

功效解读

本品具有活血、清热、消肿之功效。

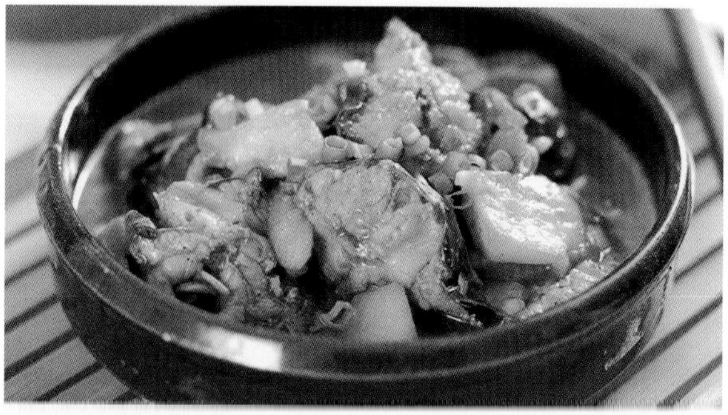

黄鱼

性味：性平，味甘、咸

归经：归肝、肾经

主打营养素：蛋白质、维生素、微量元素

热量：406千焦/100克

黄鱼含有丰富的蛋白质、微量元素和维生素，对人体有很好的补益作用。对食欲不振、亏血过重或元气大虚的产妇有显著的食疗效果。

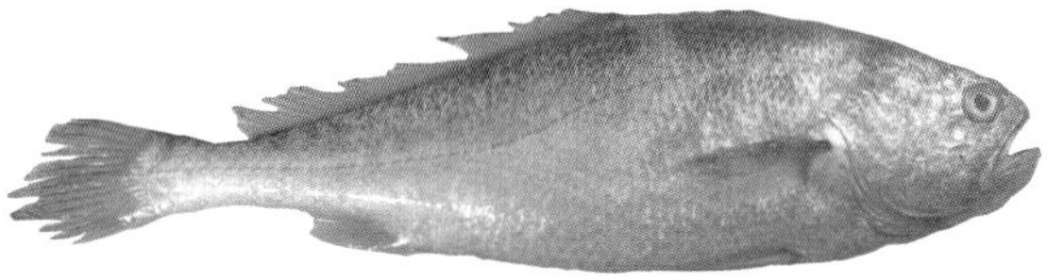

食疗功效

黄鱼可开胃益气、调中止痢、明目安神，可治久病体虚、少气乏力、头昏神倦、脾虚下痢、肢体水肿，产妇食用有助产后康复。黄鱼含有多种氨基酸，是癌症病人良好的蛋白质补充剂。

产褥期营养

黄鱼富含营养，常吃对人体有补益作用，对体质虚弱的产妇来说会收到很好的食疗效果。

特别提示 清洗黄鱼时不用剖腹，可以用筷子从其口中搅出肠肚，再用清水冲洗几遍即可。

营养成分（每100克含量）

营养素	含量	营养素	含量
蛋白质	17.7克	脂肪	2.5克
维生素 B_2	0.1毫克	维生素 E	1.13毫克
钙	53毫克	硒	42.57微克
镁	39毫克	锌	0.58毫克
铁	0.7毫克	铜	0.04毫克

干黄鱼煲木瓜

主料

干黄鱼2条，木瓜100克。

配料

盐少许，香菜段、红椒丝各2克。

做法

1. 将干黄鱼清洗干净后浸泡；将木瓜清洗干净，去皮、籽，切成方块，备用。
2. 净锅上火，倒入水，调入盐；下入干黄鱼、木瓜，煲至熟，最后撒入香菜段、红椒丝即可。

功效解读

这道汤有补虚、通乳的功效。黄鱼含有多种氨基酸，有增强免疫力、改善机体功能的作用。木瓜含番木瓜碱、木瓜蛋白酶、凝乳酶、胡萝卜素等，并富含17种以上的氨基酸及多种营养素，有健脾消食、通乳的功效。

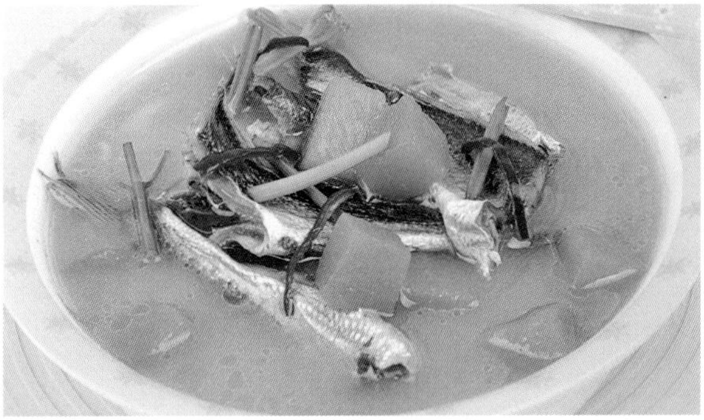

虾皮

性味：性温，味甘、咸

归经：归胃、肾、肝经

主打营养素：蛋白质、矿物质

热量：640千焦/100克

虾皮有很强的通乳作用。虾皮中的钙含量极为丰富。产妇吃适量虾皮，乳汁含有的钙也会较为丰富，可帮助婴儿预防佝偻病。

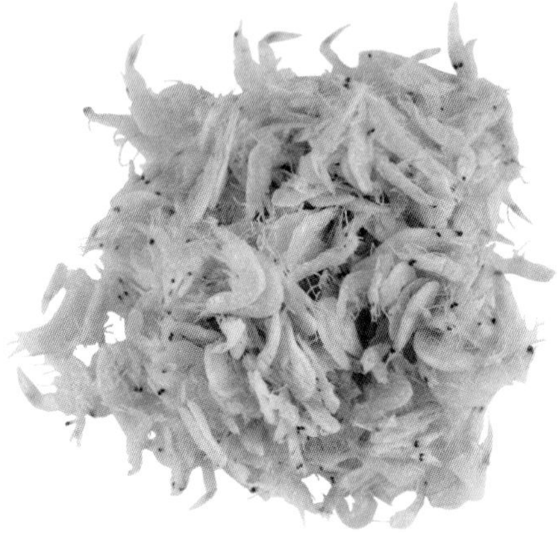

食疗功效

虾皮具有补肾壮阳、理气开胃、益气下乳的功效，对肾虚、夜尿频多、阳痿、乳汁不畅、骨质疏松等有很好的食疗作用。

选购保存

生晒的虾皮无盐分，鲜味浓，口感好，而且不易受潮霉变，可长期存放。选购时要注意色泽，以色白明亮、有光泽、个体完整者为佳。保存时宜放入干燥、密闭的容器里。

特别提示 虾皮不宜与苦瓜同吃，易食物中毒。

这样搭配最健康

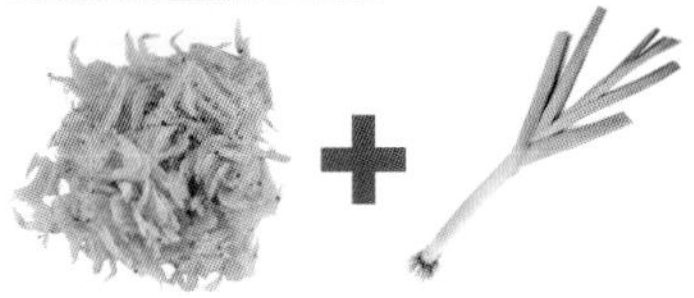

虾皮 + 大葱

益气、下乳、开胃，尤适合产妇食用。

虾皮油菜

主料

嫩油菜200克，虾皮50克。

配料

盐5克，香油、葱、姜、高汤、鸡精、食用油各少许。

做法

1. 将嫩油菜清洗干净，根部削成锥形后划出“十”字形；将虾皮用温水泡软，待用。
2. 净锅上火，加油烧热后放入嫩油菜，待其变色后捞出；锅中留少许油，待油热后放入葱、姜，煸出香味。
3. 加入高汤、虾皮、盐、鸡精、嫩油菜；盖上锅盖，焖2～3分钟，淋入香油后即可出锅。

功效解读

本品清新爽口，营养丰富。

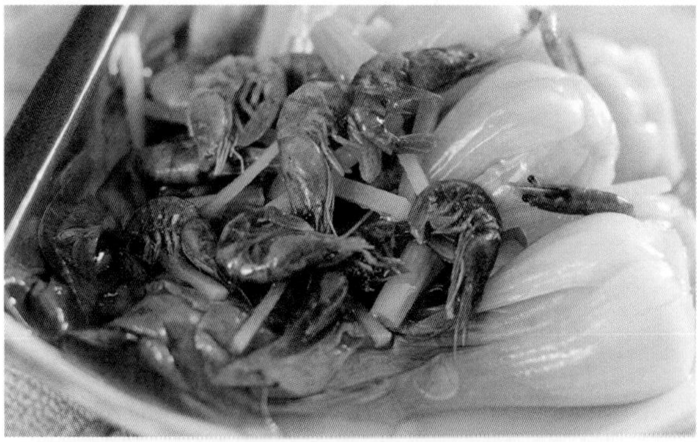

木瓜

性味：性温，味甘　　主打营养素：维生素C、氨基酸

归经：归心、肺、肝经　　热量：113千焦/100克

木瓜含有比鲜橙更多的维生素C，在强化免疫力、抗氧化、减少光伤害、抑制细菌性突变等方面有一定的效果。

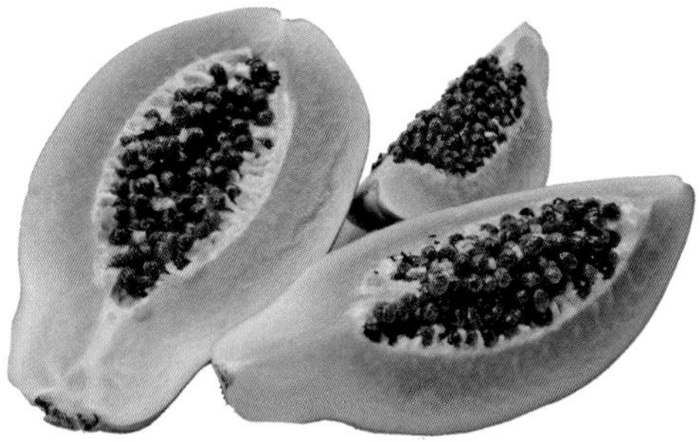

食疗功效

木瓜能理脾和胃、平肝舒筋，经常食用具有平肝和胃、舒筋活络、软化血管、抗菌消炎、抗衰养颜、防癌抗癌、增强体质的保健功效。

产褥期营养

木瓜含有膳食纤维及多种维生素和矿物质。木瓜中维生素C的含量是苹果的48倍，半个中等大小的木瓜足够提供成人一天所需的维生素C。

特别提示　木瓜不宜在冰箱中存放太久，以免长斑点或变黑。

营养成分（每100克含量）

营养素	含量	营养素	含量
蛋白质	0.4克	膳食纤维	0.8克
维生素 A	145毫克	维生素 B_1	0.01毫克
维生素 B_2	0.02毫克	维生素 C	43毫克
维生素 E	0.3毫克	钙	17毫克

木瓜鲈鱼汤

主料

木瓜450克，鲈鱼1条，火腿100克。

配料

食用油适量，盐5克，姜4片。

做法

1. 将鲈鱼洗净，斩成块；用食用油将其煎至两面金黄。
2. 将木瓜去皮，核洗净，切成块；将火腿切成片；炒锅内放入姜片，将木瓜爆炒5分钟。
3. 在锅中加水煮沸后，加入鲈鱼和火腿片；用大火煲开后，改用小火煲2小时；加盐调味后即可食用。

功效解读

木瓜能健脾胃、助消化；鲈鱼益脾胃，有下乳汁、滑肌肤之效。两者同吃对营养缺乏、消化不良的产妇尤其有益。

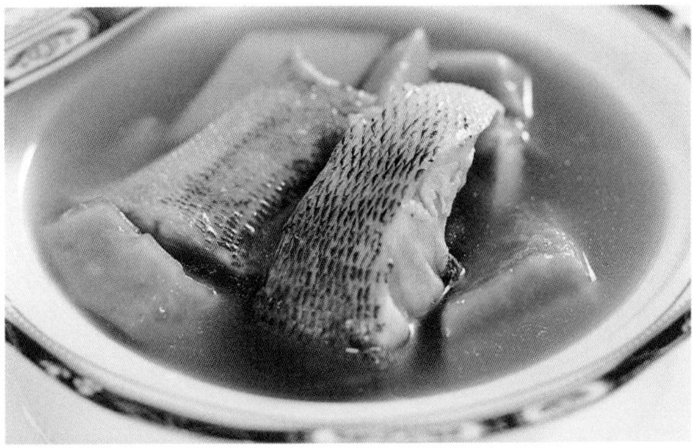

无花果

性味：性平，味甘　　主打营养素：氨基酸、有机酸

归经：归胃、大肠经　　热量：247千焦/100克

无花果有清热解毒、止泻通乳的作用，尤其对乳汁干枯的产妇疗效显著；它还能帮助人体对食物进行消化，促进产妇的食欲。

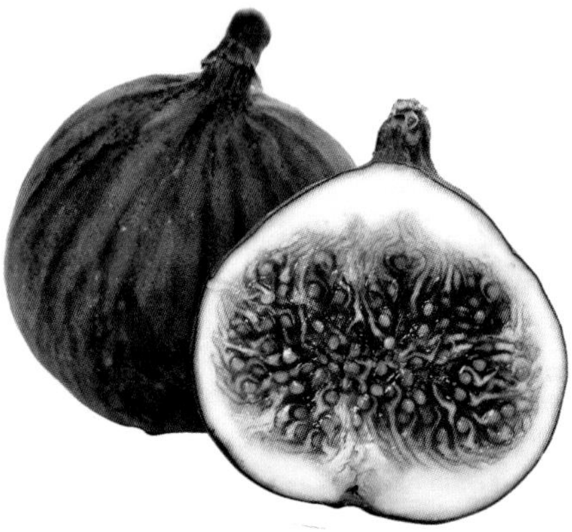

食疗功效

无花果含有丰富的膳食纤维、维生素B_1、维生素B_2、维生素C、钙、铁等优质的营养素，能帮助消化，促进食欲，对痔疮、便秘等病症的治疗效果极好；还可辅助治疗腹泻、肠胃炎等疾病。

选购保存

以外表丰满、无瑕疵、无裂纹、无酸味的为好，个头要尽量大一些。

特别提示 无花果具有一定的降低血压的作用。

这样搭配最健康

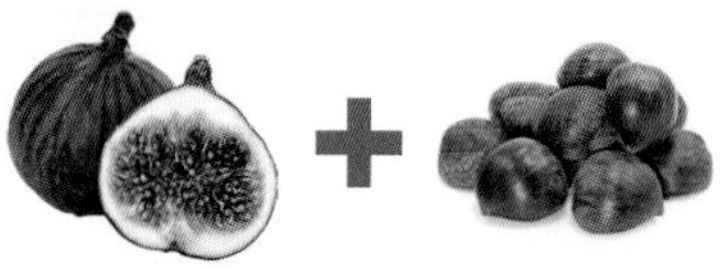

无花果 + 板栗

强腰健骨，消除疲劳。

无花果口蘑猪蹄汤

主料

猪蹄1只，口蘑150克，无花果30克。

配料

盐、香菜末各适量。

做法

1. 将猪蹄洗净，切成块；将口蘑洗净，撕成条；将无花果洗净，备用。
2. 汤锅上火，倒入水，调入盐，下入猪蹄，用大火煲至七分熟；放入口蘑、无花果烧开，改小火煲熟；最后撒入香菜末即可。

功效解读

本品含有多种营养成分，有健脾、解毒、通乳、补气血、增强免疫力的作用。

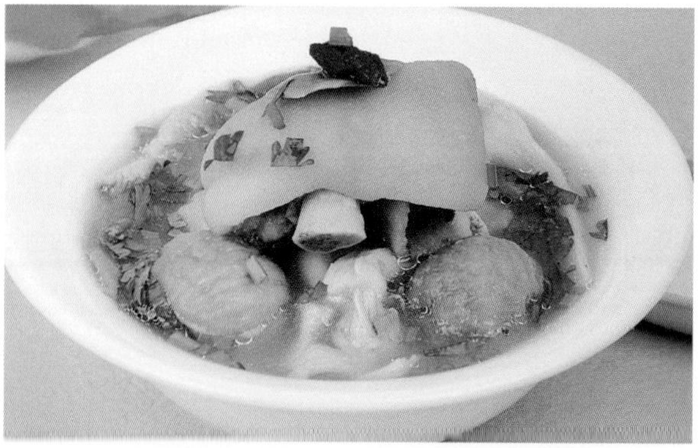

桃子

性味：性温，味甘、酸　　主打营养素：膳食纤维、有机酸

归经：归肝、大肠经　　热量：201千焦/100克

桃子含有机酸和纤维素，能促进消化液的分泌，增加胃肠蠕动，增进食欲，利消化，活血化瘀。它有助于防治产后恶露不止。

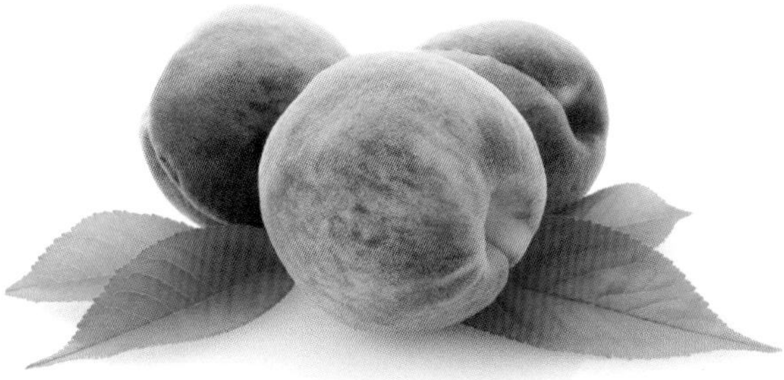

食疗功效

桃子中含有丰富的B族维生素，其中的维生素B_1对于思维判断能力、记忆力和自知能力起着重要的作用；维生素B_2影响大脑中枢神经功能的发挥。缺乏这些元素，会导致记忆力的减退。

产褥期营养

桃子不仅营养丰富，而且有很高的食疗作用。它含有丰富的铁元素，可预防产后贫血。

特别提示 桃子不宜与蟹肉同食，否则会影响蛋白质的吸收。

营养成分（每100克含量）

营养素	含量	营养素	含量
碳水化合物	10.9克	膳食纤维	1.3克
维生素 B_2	0.03毫克	维生素 C	7毫克
维生素 E	1.54毫克	钙	6毫克
铁	0.8毫克	锌	0.34毫克

桃子香瓜汁

主料

桃子、柠檬各1个，香瓜200克。

配料

白糖适量。

做法

1. 将桃子洗净，去皮和去核，切成块，备用；将香瓜去皮，洗净，切成块；将柠檬洗净，切成片。
2. 将桃子、香瓜、柠檬一起放进榨汁机中榨出果汁。
3. 将果汁倒入杯中，根据口味喜好调入适当的白糖。

功效解读

这道饮品酸甜可口，富含有机酸和膳食纤维，有缓解便秘、清除恶露、利尿通便的功效，产妇可以适量饮用。

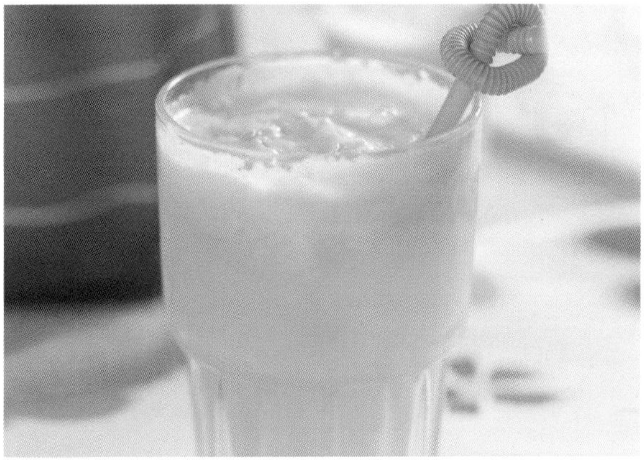

红枣

性味：性温，味甘

归经：归心、脾、肝经

主打营养素：铁、维生素A、维生素C

热量：510千焦/100克

红枣富含维生素A、维生素C、钙、铁等营养素，有补脾活胃、补血益气的作用，对脾胃虚弱、气血不足的产妇有很好的补益效果。

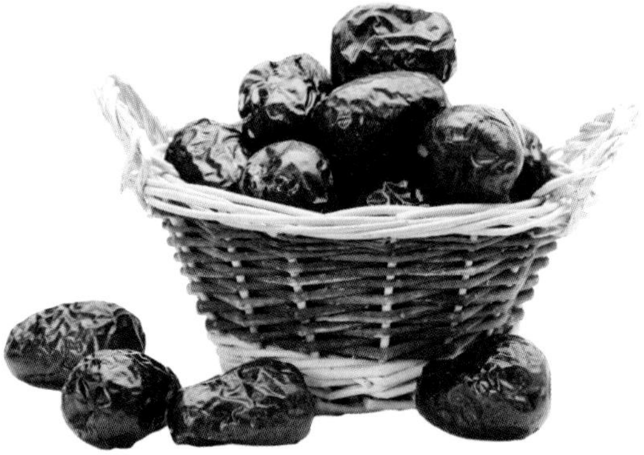

食疗功效

红枣富含钙和铁，对防治中老年人骨质疏松以及青少年和女性贫血都有很重要的作用，其效果通常是药物所不能比的。红枣中含有的达玛烷型皂苷，有抗疲劳、增加人的耐力及减轻毒性物质对肝脏的损害的功能。

选购保存

好的红枣皮色为紫红而有光泽，颗粒大而均匀，果实短壮圆整，皱纹少，痕迹浅。

特别提示 生吃红枣一次不宜过量。

这样搭配最健康

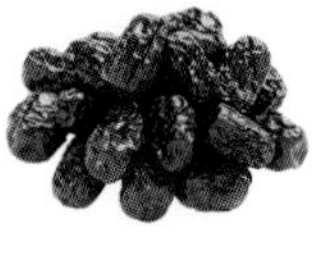

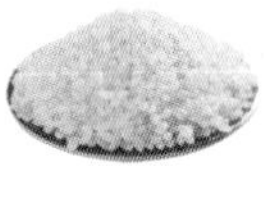

红枣 + 大米
健脾胃、补气血。

红枣鸡汤

主料

红枣15颗，核桃仁100克，鸡半只。

配料

盐适量。

做法

1. 先将红枣、核桃仁用清水清洗干净；将鸡处理干净，剁成小块。
2. 将砂锅清洗干净，加入适量清水，置于火上；放入核桃仁、红枣、鸡肉；用大火烧开后，去浮沫，改用小火炖约1小时；最后放入少许盐调味即可。

功效解读

这道鸡汤营养丰富，滋补效果显著，有助于产妇补血和恢复体力。

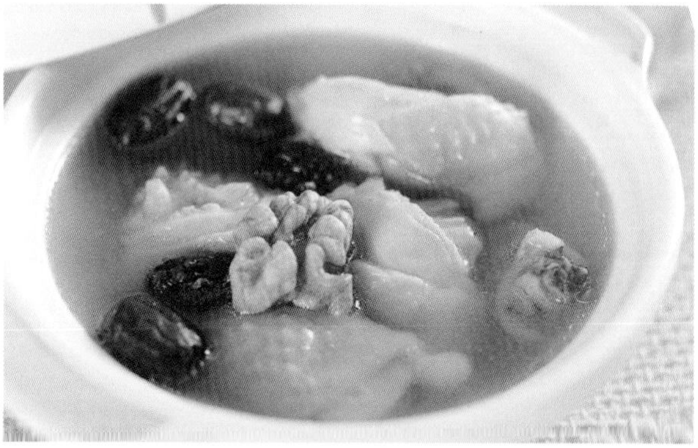

芝麻

性味：性平，味甘　　主打营养素：矿物质、蛋白质、脂肪

归经：归肝、肾、肺、脾经　　热量：2222千焦/100克

芝麻含有丰富的蛋白质、铁、维生素E等营养成分，对产妇有补中健身、通血脉及破积血等良好作用。

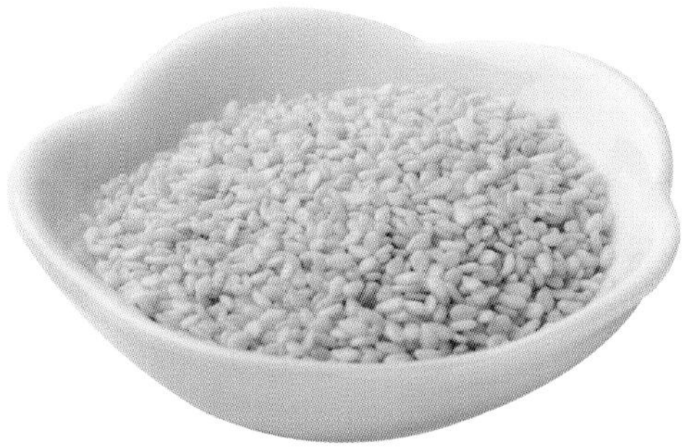

食疗功效

一般人群均可食用芝麻，尤其适宜产妇及肝肾不足所致眩晕、眼花、视物不清、腰酸腿软、耳鸣耳聋、发枯发落、头发早白之人食用。

产褥期营养

芝麻中含有大量的维生素E，通过抵消或中和细胞内有害物质游离基的积累，可有效预防过氧化脂质对皮肤的危害。产妇常吃芝麻还能使皮肤白皙有光泽，防治各种皮肤炎症。

特别提示 慢性肠炎或便溏腹泻的患者慎食。

营养成分（每100克含量）

营养素	含量	营养素	含量
蛋白质	19.1克	脂肪	46.1克
烟酸	5.9毫克	维生素 B_1	0.66毫克
维生素 B_2	0.25毫克	维生素 E	50.4毫克
钙	780毫克	硒	4.7微克

木瓜芝麻羹

主料

木瓜20克，熟芝麻少许，大米80克。

配料

盐2克，葱少许。

做法

1. 将大米泡发，洗净；将木瓜去皮，洗净，切成小块；将葱洗净，切成葱花。
2. 锅置火上，注入水，加入大米；煮至熟后，加入木瓜同煮。
3. 用小火煮至粥呈浓稠状时，调入盐；最后撒上葱花、熟芝麻即可。

功效解读

芝麻含有大量的脂肪和蛋白质,还有糖类、维生素A、维生素E、卵磷脂、钙、铁、镁等营养成分，有通乳、润肠等作用。

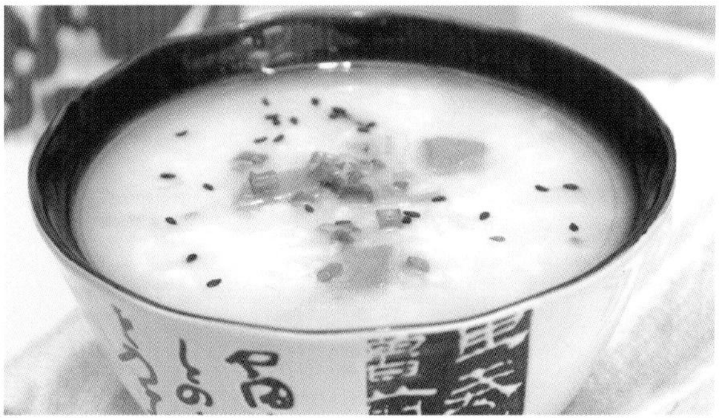

莲子

性味：性温，味甘、涩　　主打营养素：棉子糖、钙、磷、钾

归经：归心、脾、肾经　　热量：1439千焦/100克

莲子中所含的棉子糖对产妇有很好的滋补作用。莲子中还富含钙、磷、钾，有安神、养血的作用；产妇食用，可为婴儿的骨骼和牙齿发育提供丰富的钙。

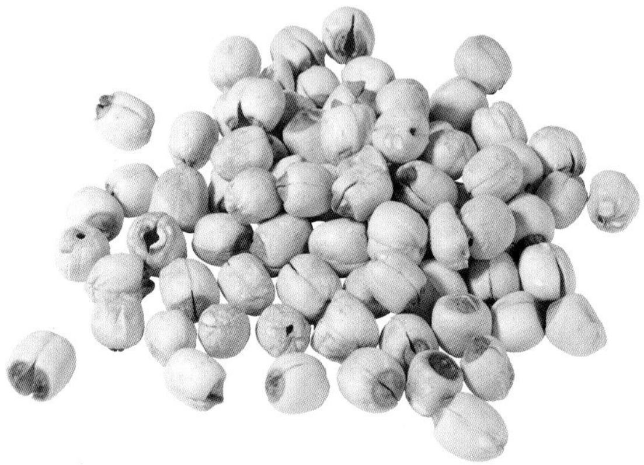

食疗功效

莲子利于补养五脏，通畅经脉气血。莲子所含的棉子糖，是老少皆宜的营养滋补品，对久病者、产妇或老年体虚者有极好的疗效。

选购保存

应选购略呈椭圆形或类球形、表面浅黄棕色至红棕色、有脉纹的莲子。莲子应晾干后保存在干爽处。

特别提示 用莲子心泡茶喝可清热去火。

这样搭配最健康

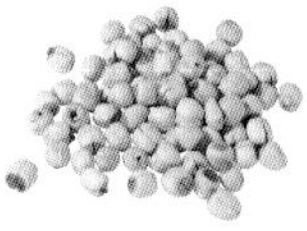

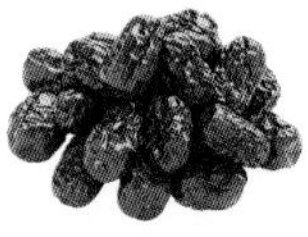

莲子 + 红枣

促进血液循环，增进食欲。

桂圆莲子羹

主料

莲子50克，桂圆20克，枸杞子10克。

配料

白糖10克。

做法

1. 将莲子洗净，泡发；将枸杞子、桂圆均洗净，备用。
2. 锅置火上，注入清水；放入莲子煮沸后，下入枸杞子、桂圆。煮熟后，放入白糖调味，即可食用。

功效解读

这道羹甜香软糯，有健脾、安神、养血的功效。其中莲子中的钙、磷和钾除了可以构成骨骼和牙齿的成分外，还有促进凝血的作用。

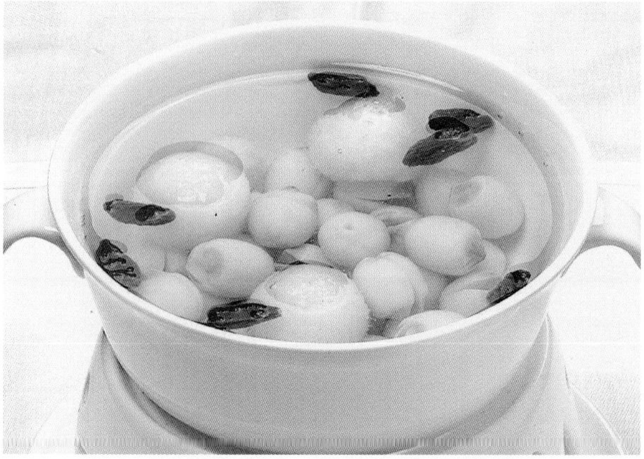

大米

性味：性温，味甘　　主打营养素：蛋白质、维生素

归经：归脾、心经　　热量：1448千焦/100克

大米中的蛋白质、维生素、钙、锌含量都比较多，有促进消化、降低血压、补脾和胃、滋阴养身和提高免疫力的作用。

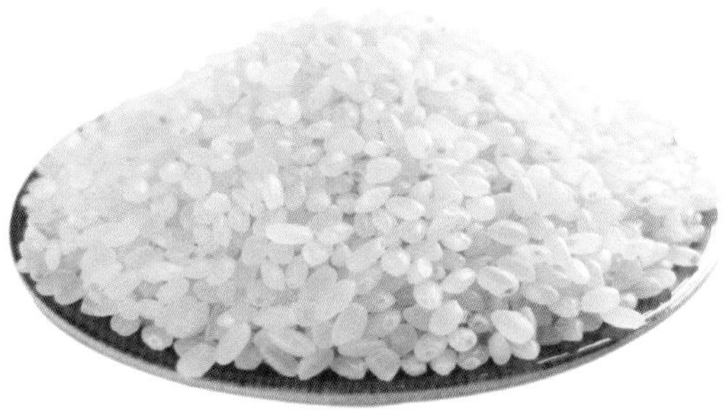

食疗功效

大米富含蛋白质和钙、磷、铁、镁等矿物质，对人体的生长发育、提高人体的免疫功能有很好的作用。大米含有大量的粗纤维，有助于促进肠胃蠕动，提高人体的肠胃功能，促进消化。

产褥期营养

经常食用大米可以改善气色，美容养颜。产妇可常吃。大米煮成粥时，上面漂浮的米油更滋补，有滋阴强身的作用。

特别提示 在大米袋子中放几粒花椒可防止生虫。

营养成分（每100克含量）

营养素	含量	营养素	含量
蛋白质	7.4克	碳水化合物	77.2克
维生素 B_1	0.11毫克	维生素 B_2	0.05毫克
维生素 E	0.46毫克	钙	13毫克
铁	2.3毫克	锌	1.7毫克

大米鹌鹑粥

主料

大米80克，鹌鹑2只，枸杞子30克。

配料

料酒5毫升，生抽、姜丝、葱花、食用油各适量，盐、鸡精各2克。

做法

1. 将枸杞子、大米洗净；将鹌鹑洗净，切成块，用料酒、生抽腌制10分钟。
2. 将鹌鹑放入油锅，过油后捞出；锅中注水，下入大米烧沸；再下入鹌鹑、姜丝、枸杞子，转中火熬煮成粥。
3. 调入盐、鸡精调味，最后撒上葱花即可。

功效解读

本品具有补脾、强健筋骨的作用。

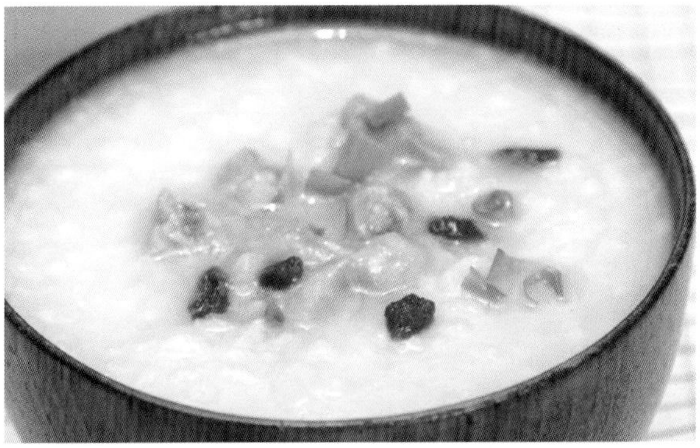

燕麦

性味：性温，味甘

归经：归脾、心经

主打营养素：蛋白质、维生素、氨基酸、矿物质

热量：1536千焦/100克

燕麦富含蛋白质、多种维生素和人体必需的8种氨基酸，营养丰富。它还含有高黏稠度的可溶性纤维，能延缓胃的排空，增强饱腹感，有助于产妇身体的恢复。

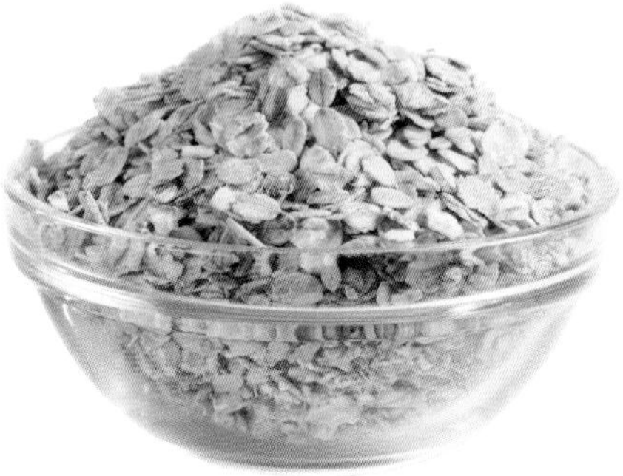

食疗功效

燕麦可调气血，促代谢，长期食用有利于控制糖尿病和肥胖病。燕麦中的B族维生素和锌对糖类和脂肪类的代谢都具有调节作用。

产褥期营养

燕麦富含维生素E，能清除人体内多余的自由基，对皮肤有益；其丰富的膳食纤维能润肠通便，让身体有效地排出毒素，从而起到养颜的作用。适合产妇多吃。

特别提示 中老年人常吃燕麦有助于预防疾病。

营养成分（每100克含量）

营养素	含量	营养素	含量
蛋白质	15克	碳水化合物	61.6克
膳食纤维	5.3克	维生素 B_1	0.3毫克
维生素 B_2	0.13毫克	维生素 E	3.07毫克
钙	186毫克	铁	7毫克

燕麦枸杞粥

主料

枸杞子8克，大米100克，燕麦30克。

配料

盐适量。

做法

1. 先将枸杞子、大米清洗干净；将燕麦用清水泡半小时，洗净，备用。
2. 将燕麦、大米、枸杞子一起放入锅中，加水，以大火烧开，转小火煮30分钟，熬成粥；再加入少量盐，继续煮至盐溶化即可。

功效解读

大米和燕麦的蛋白质含量都较丰富，而且其氨基酸的组成比例合理，蛋白质的利用率高。其含有的钙、铁、锌等矿物质有促进伤口愈合、防止贫血的功效，是补钙佳品。

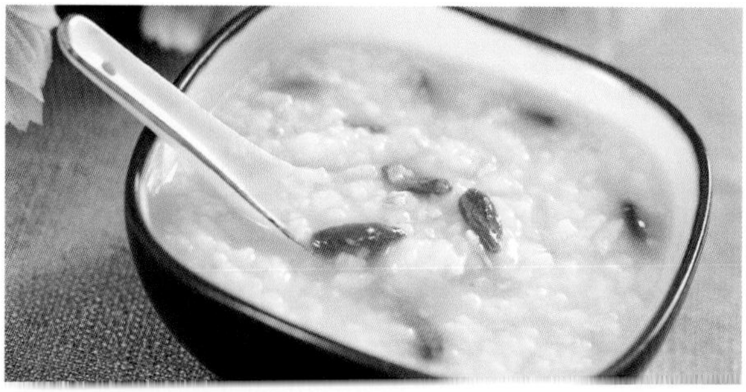

黑米

性味：性平，味甘

归经：归脾、胃经

主打营养素：膳食纤维、B族维生素、铁

热量：1393千焦/100克

黑米含有丰富的膳食纤维，可促进肠胃蠕动，预防产妇便秘。黑米中含有的维生素B_1能很好地保护产妇的手、足、视觉神经。

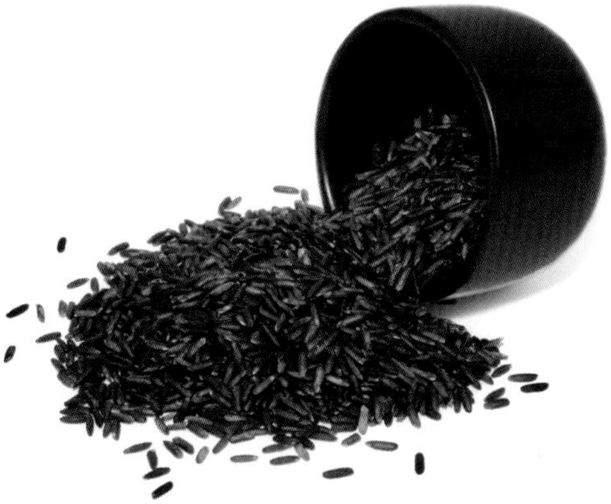

食疗功效

黑米具有健脾开胃、补肝明目、滋阴补肾、益气强身、养精固肾的功效，对脱发、白发或贫血等患者有食疗保健作用。

选购保存

优质的黑米粒大饱满、黏性强、富有光泽，很少有碎米和爆腰，不含杂质和虫蛀。黑米需要放入保鲜袋或不锈钢容器内，密封后置于阴凉通风处保存。

特别提示 未煮熟的黑米不能吃。

这样搭配最健康

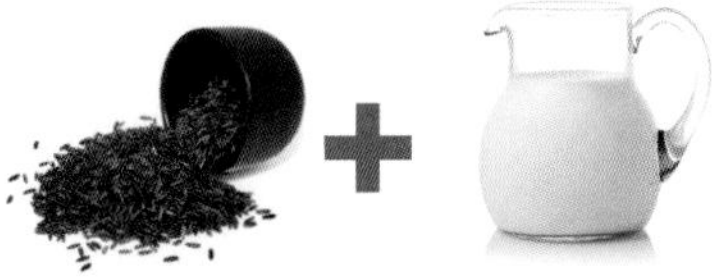

黑米 + 牛奶

益气，养血，生津，健脾胃。

黑米粥

主料

黑米100克。

配料

白糖20克。

做法

1. 将黑米清洗干净，浸泡一夜，备用。
2. 锅中倒入适量清水，放入黑米，以大火煮40分钟。
3. 转用小火煮15分钟，调入白糖后即可食用。

功效解读

黑米具有清除自由基、改善缺铁性贫血、抗应激反应以及免疫调节等多种生理功能。多吃黑米具有开胃益中、健脾暖肝、明目活血、滑涩补精之功效，对产妇虚弱以及贫血或肾虚者均有很好的滋补作用。

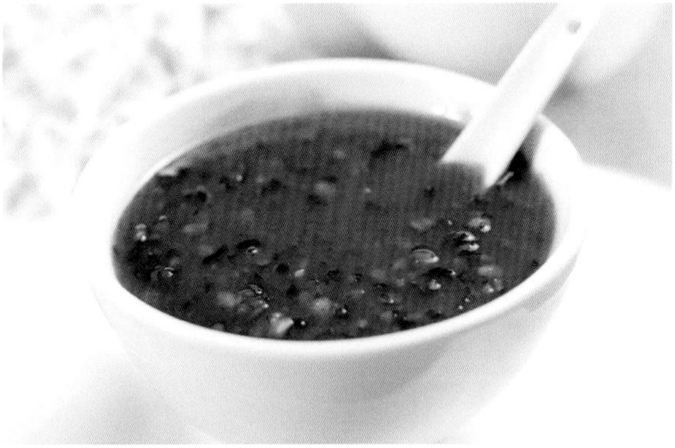

产妇忌吃的18种食物

产妇刚经历完分娩，气血损耗较多，所以产后不宜吃破气血、不利于产后恢复的食物。若需要哺乳，还应避免食物中的有害成分通过乳汁进入婴儿体内。

忌吃的原因

产妇的饮食应像孕妇一样，同时兼顾产妇和婴儿的双重需要。尤其是需要哺乳的产妇更不能随便乱吃，要牢记以下18种忌吃食物。

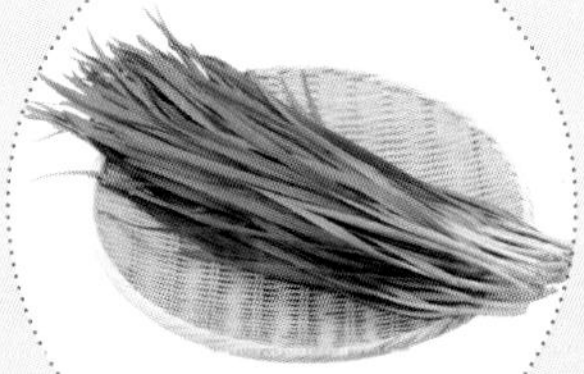

韭菜

韭菜有回奶的功效，产妇常食用韭菜易致奶水不足，不利于哺育婴儿。

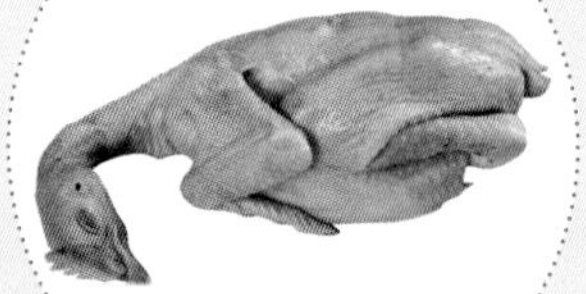

老母鸡

老母鸡的卵巢和蛋衣中含有一定的雌激素，产妇食用炖母鸡后，血液中雌激素的浓度增加，催乳素的效能会因此减弱。

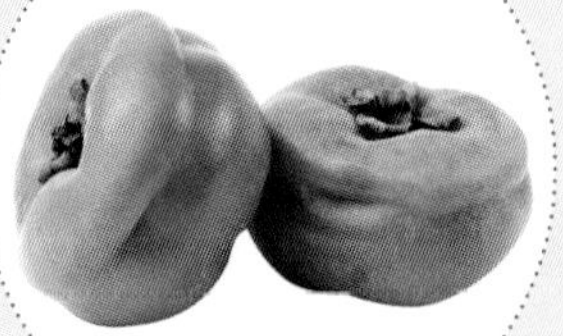

柿子

柿子性大凉，且含单宁，易与铁质结合，从而妨碍人体对食物中铁质的吸收，不利于产妇补铁、补血。

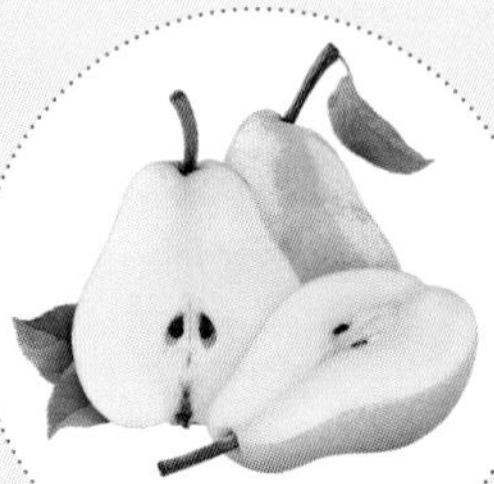

梨

生梨属于性凉水果。产妇在分娩后的几天身体比较虚弱，在胃肠道功能未恢复时，切不可吃寒性的水果。

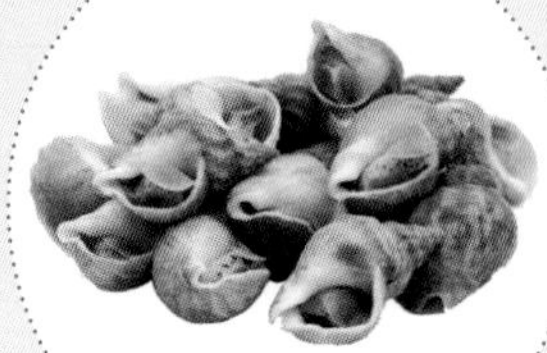

田螺

田螺性寒，产妇不能多吃寒性食品；且螺肉内宜滋生寄生虫，会导致腹痛、腹泻，不利于产后恢复。

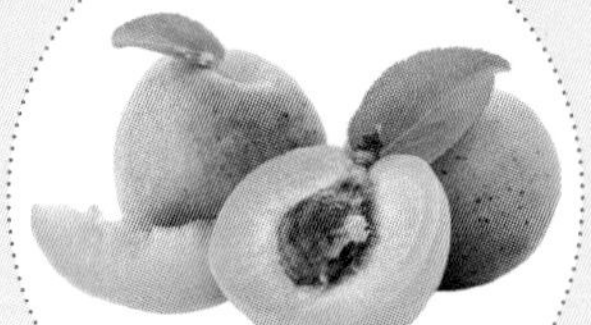

杏

杏性温热，多吃容易上火生痰、大便燥结，产妇尤宜忌之。

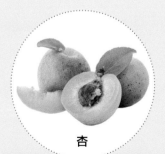

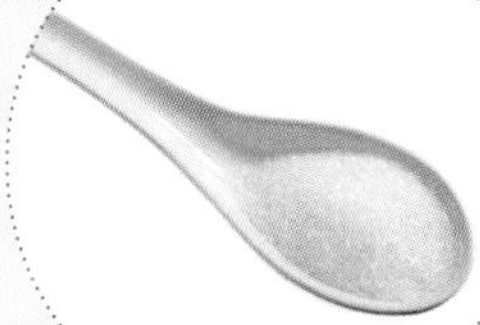

味精

味精中的谷氨酸钠会通过产妇的乳汁进入婴儿体内，易导致婴儿缺锌。

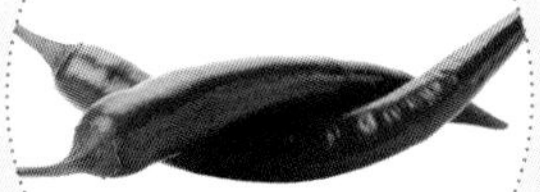

辣椒

辣椒燥热，会伤津耗液，加重产妇的内热；容易让产妇出现口舌生疮、大便秘结等不适症状。

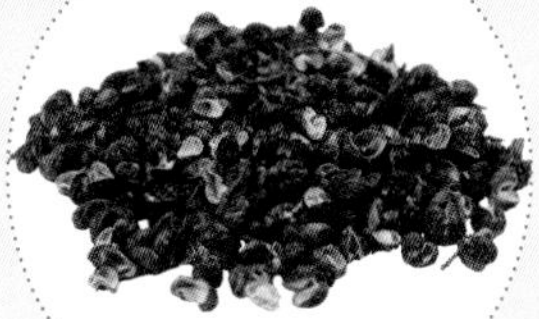

花椒

花椒性温，产妇多吃容易导致上火；而且花椒有回奶的作用，食用后容易导致断乳。

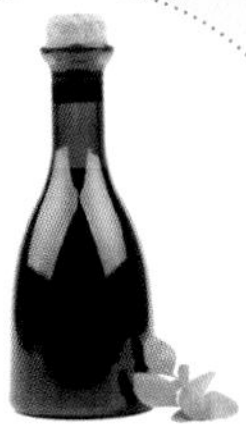

醋

产妇身体的各部位都比较脆弱，而酸性食物会损伤牙齿；食用醋后产妇日后会留下牙齿易酸痛的遗患。

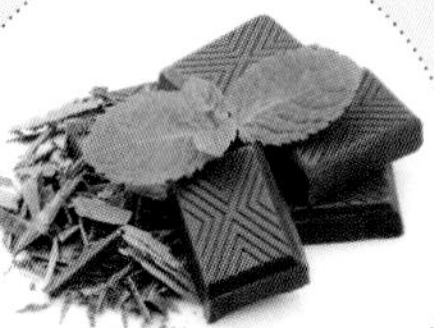

巧克力

巧克力含有的可可碱会通过母乳被婴儿吸收，并在体内蓄积，不利于婴儿发育。

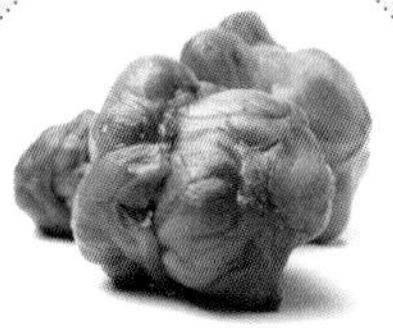

腌菜

腌菜中含盐分较多，容易引起产妇体内水钠潴留，造成水肿，并诱发高血压。

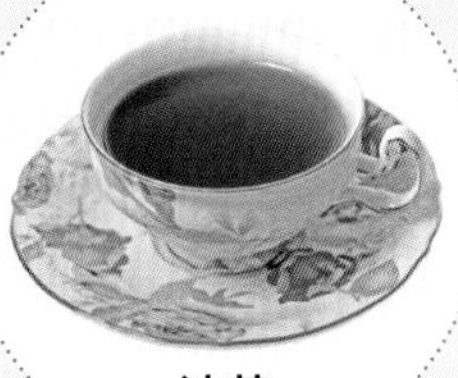

浓茶

茶中的鞣酸被胃黏膜吸收，进入血液循环后，会产生收敛的作用，从而抑制乳腺的分泌。

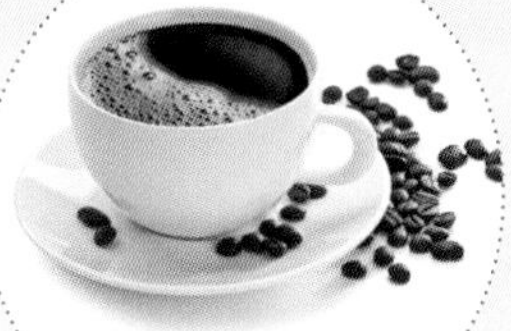

咖啡

咖啡中的咖啡因会通过乳汁到达婴儿体内，使婴儿的精神过于兴奋，不能安睡。

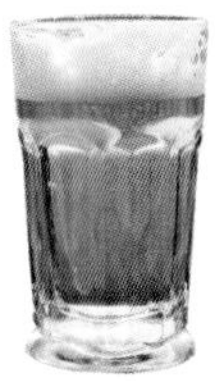

酒

酒精可进入乳汁中，被婴儿吸收后可引起其沉睡、深呼吸、触觉迟钝、多汗等现象。

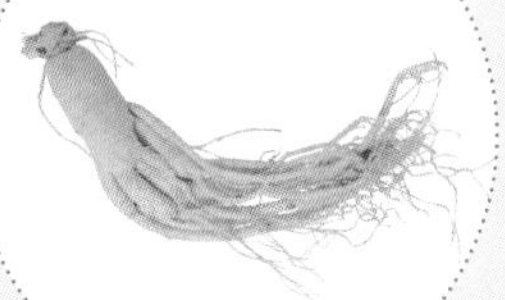

人参

人参含有多种药物成分，能使人体产生兴奋作用，影响产妇体力的恢复。

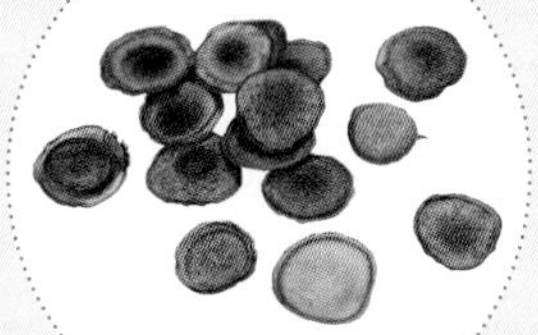

鹿茸

鹿茸为补阳药。产妇在产后阴血亏损严重，若服用鹿茸会招致阴血更损，易致阴道不规则流血。

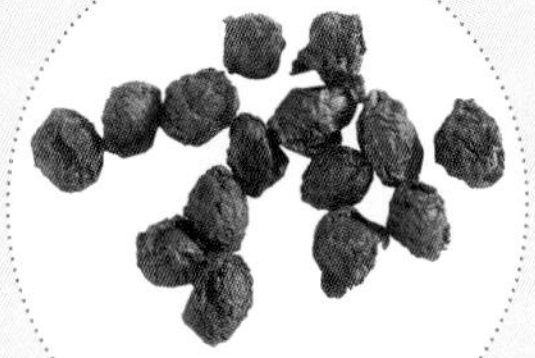

乌梅

乌梅味酸、微涩，具有收敛止血的作用，不利于恶露的顺利排出。

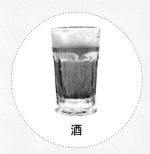

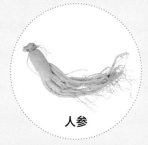

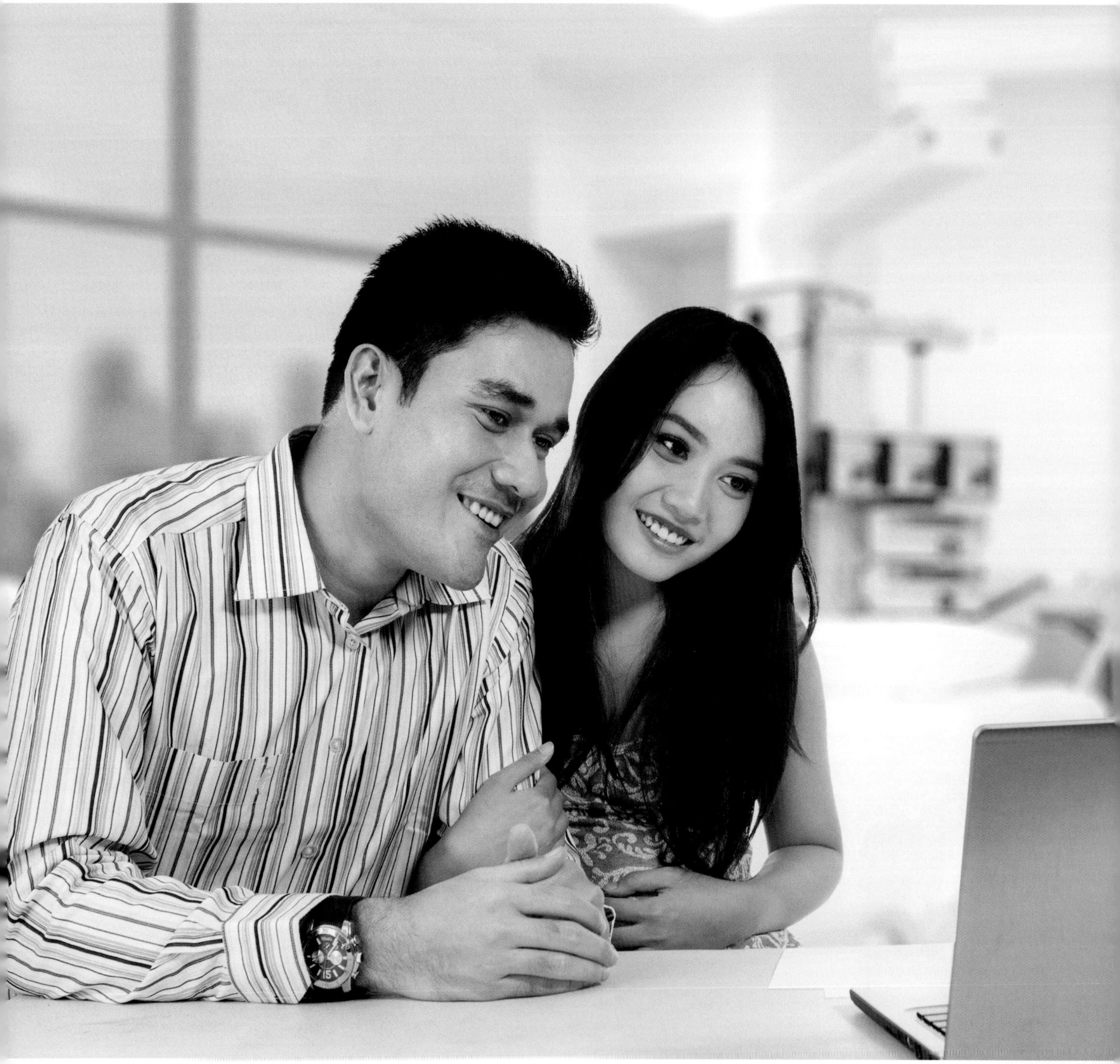

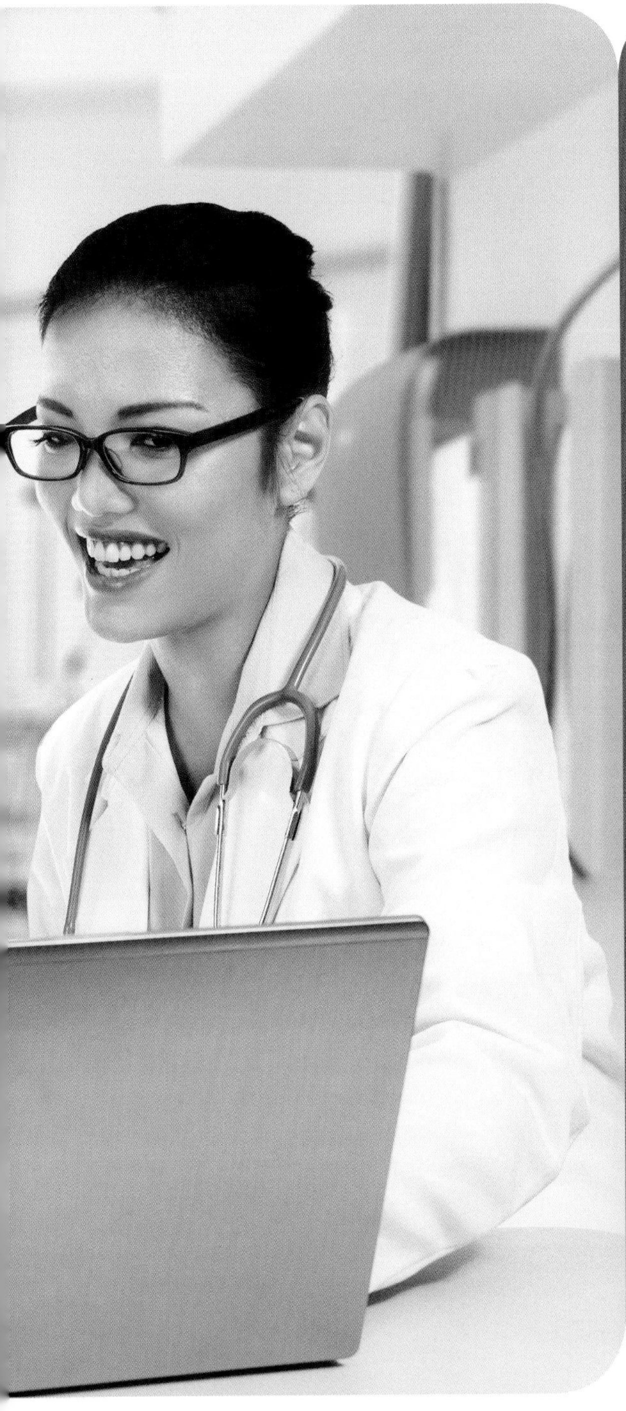

CHAPTER 05

十种孕产期常见病的饮食调理及其护理

孕育宝宝既幸福又辛苦。由于生理上的一些变化，孕产妇会出现一些不适症状，如孕期呕吐、孕期水肿、孕期贫血、孕期便秘、妊娠高血压、产后出血、产后腹痛、产后恶露不绝等。面对这些不适症状，孕产妇应该怎么办呢？首先不要惊慌和紧张，然后需全面了解相关症状的饮食宜忌，再通过安全又有效的食疗法来解决，就可以安全、健康地度过孕产期了。

孕期呕吐的饮食调理及其护理

孕期呕吐是指孕妇在孕早期经常出现偏食、厌食、呕吐、食欲不振等现象，或伴有疲倦、头晕。一般于停经40天左右开始，不需要特殊处理。而少数孕妇呕吐频繁，导致体重下降、脱水、酸碱平衡失调，就需要特别护理了。

症状表现

妇女怀孕后出现呕吐、厌食、头晕乏力或食入即吐，通常在停经6周左右后出现恶心、流涎和呕吐，并随妊娠期逐渐加重；至停经8周左右发展为频繁呕吐，不能进食，呕吐物中有胆汁或咖啡样的分泌物。患者消瘦明显，极度疲乏，口唇干裂，皮肤干燥，眼球凹陷，尿量减少，营养摄入不足，使体重下降。

饮食调理原则

避免空腹，身边可以随时准备一些面包、花生、饼干等饱腹的食物。

平常不要吃太咸、油腻或有特殊气味的食物，饮食宜清淡。

多喝水，避免脱水，吃完干点心一个小时之后再喝水。

少吃多餐，既可满足孕妇和胎儿对营养的需要，又不加重胃的负担。

减少唾液的分泌，日常可喝一点柠檬水，多吃酸性食物。

早上醒来之后，稍微吃点东西再起床，可避免晨吐过于剧烈。

多吃富含维生素C的食物，如黄瓜、番茄。黄瓜的清凉味有止吐功效。

适当吃一些凉的食物，可以减少食物气味对孕妇的刺激；但不要吃从冰箱里拿出来的剩菜剩饭，否则会引起腹泻。

护理提示

保持良好的情绪。研究显示，早孕反应的剧烈程度，多与孕妇的情绪有关。怀孕后情绪稳定的孕妇，早孕反应就小一些；当孕妇非常恐惧、厌烦或者紧张时，容易导致早孕反应的加剧。所以，孕妇要尽量保持心情愉快，放下不必要的心理压力；丈夫也要尽可能照顾孕妇妻子的情绪，帮助她保持心情愉悦。

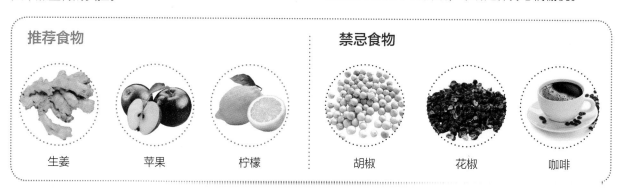

推荐食物

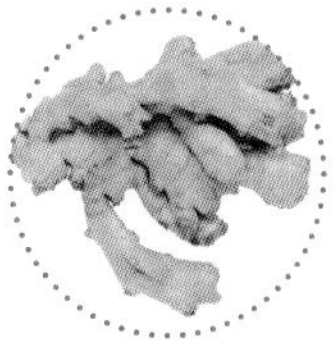
生姜

苹果

柠檬

禁忌食物

胡椒

花椒

咖啡

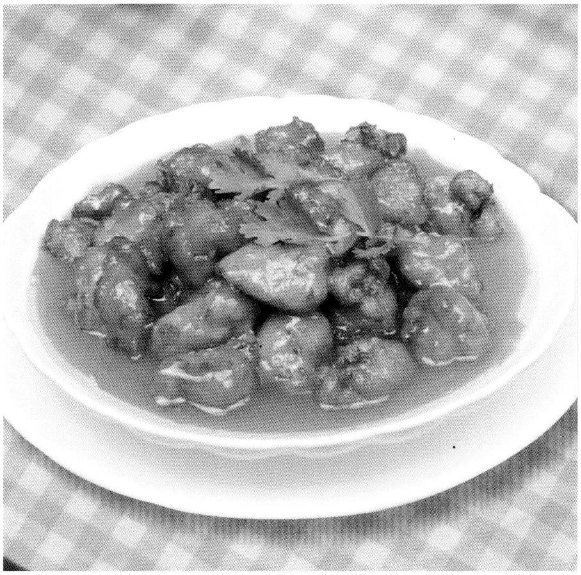

柠檬鸡块

主料

鸡肉300克，柠檬汁15毫升。

配料

蛋黄、盐、食用油、水淀粉、白糖、醋、香菜段各适量。

做法

1. 将鸡肉洗净，切成块，加入蛋黄、盐、水淀粉拌匀。
2. 油锅烧热，投入鸡肉滑炒至熟，出锅后装盘。
3. 锅内放入清水，加入柠檬汁、白糖、醋烧开；用水淀粉勾芡，出锅后浇在鸡肉上；最后撒上香菜段即可。

功效解读

这道菜不仅能缓解孕吐，还有滋补的效果，可为孕妇补充多种营养。

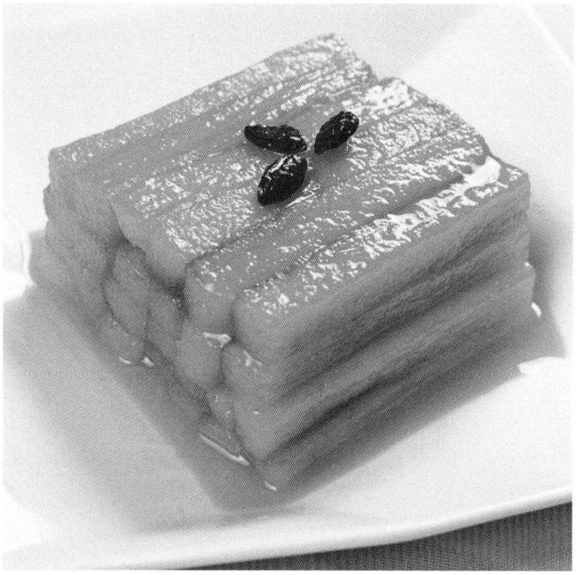

橙汁山药

主料

山药500克，橙汁100毫升，枸杞子10克。

配料

白糖30克，水淀粉25克。

做法

1. 将山药洗净，去皮，切成条，放入沸水中煮熟后捞出，沥干水分；将枸杞子稍泡后备用。
2. 将橙汁加热，放入白糖，最后用水淀粉勾芡成汁。
3. 将加工好的橙汁淋在山药上，腌制入味，最后放上枸杞子。

功效解读

橙汁山药酸酸甜甜，营养丰富，是高碳水化合物的食物，可以改善孕吐引起的不适症状。山药有利于脾胃的消化吸收。

孕期贫血的饮食调理及其护理

怀孕期间，由于胎儿的生长发育和子宫的增大，孕妇对铁的需求量增加；而孕妇在怀孕期间肠胃功能减弱、胃液分泌不足、胃酸减少，从而使含铁物质在胃中不能转化，易贫血。当孕妇的血清铁蛋白低于12微克/升或血红蛋白低于110克/升时，即可被诊断为孕期贫血。

症状表现

轻度贫血者，除皮肤黏膜苍白外，很少有其他明显症状。病情较重者，常有口腔炎、舌炎、皮肤及毛发干燥、脱发、面黄、全身乏力、水肿、头晕、心悸等症状。当血红蛋白下降至5%～6%时，心脏会明显增大。严重贫血者，由于心肌缺氧，可发生贫血性心脏病，在妊娠或分娩期易发生心力衰竭。

饮食调理原则

多食用黑木耳、红枣、赤小豆。这三种食物含有丰富的铁，能有效预防与治疗孕妇的缺铁性贫血，还能起到滋补强力之效。

注意多从动物内脏中吸收营养。一般来讲，动物内脏的含铁量要比动物的肉的含铁量高。因此，孕妇适量食用猪肝、鸡肝、牛肝、羊肝等，能够对缺铁性贫血起到很好的改善作用。

从动物的血液中吸收营养。动物的血液中富含大量的血红素铁，而且容易被人体消化与吸收。孕妇经常食用动物血和内酯豆腐做的汤，能够有效防治缺铁性贫血。

每天食用一定量的水果。尽管水果中的含铁量不高，然而水果中富含维生素C，能够帮助孕妇更好地吸收食物中的铁。

护理提示

孕妇所需要的铁可以从两方面来获取，一是食物，二是药物。在食物中，肉类含有丰富的血红素铁，植物含非血红素铁；对孕妇来说，对这两类铁的需求量都很大。所以在怀孕期间，孕妇在饮食上应该选择容易消化、营养丰富的食物，合理地进食，荤素搭配，并增加对水果、蔬菜的摄入。

服用铁剂。孕妇可以从怀孕初期开始，按照每千克体重补充1毫克铁的原则，每周服用一次铁剂，一直持续到产后的哺乳期。

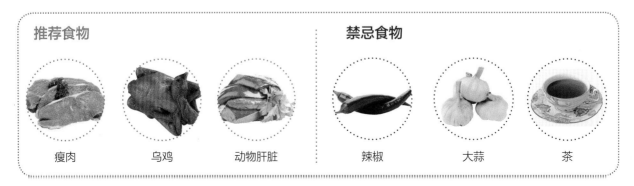

推荐食物

瘦肉

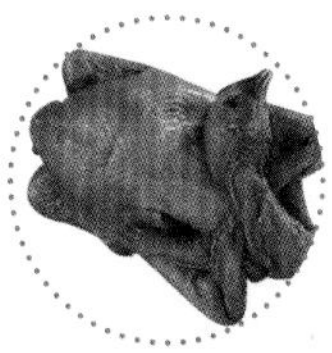
乌鸡

动物肝脏

禁忌食物

辣椒

大蒜

茶

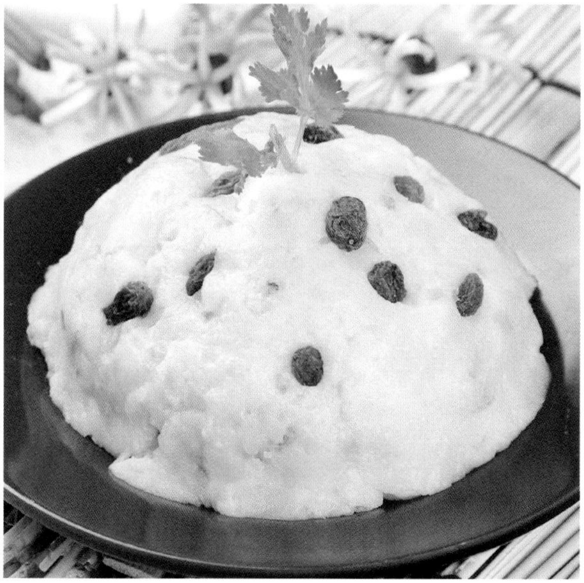

葡萄干土豆泥

主料

土豆200克，葡萄干 1 小匙。

配料

蜂蜜少量。

做法

❶ 把葡萄干放入温水中，泡软后切碎。

❷ 把土豆洗干净后去皮，然后放入容器中；上锅蒸熟，趁热做成土豆泥。

❸ 将土豆泥与碎葡萄干一起放入锅内，加 2 小匙水，放在火上，用小火煮，待熟时加入蜂蜜。

功效解读

本品是孕妇补血的佳品。其中葡萄干的含铁量极为丰富，有益气补血的功效。

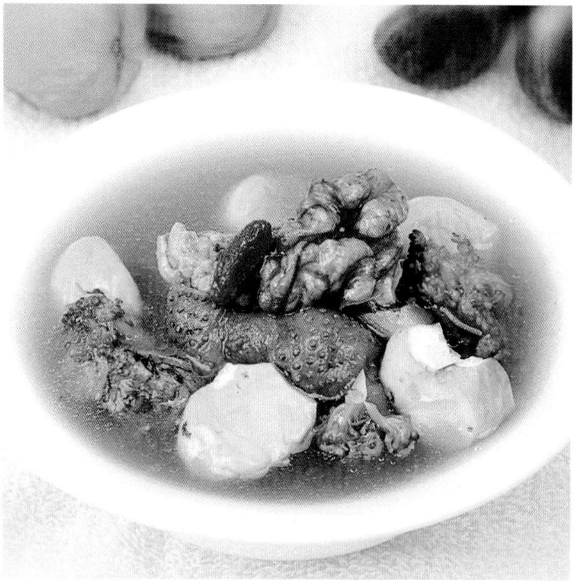

板栗乌鸡煲

主料

乌鸡1只，熟板栗150克，核桃仁50克，西蓝花、枸杞子各适量。

配料

盐少许，味精2克，高汤适量。

做法

❶ 将乌鸡处理好后洗干净，斩成块，汆水；将熟板栗去壳，洗净；将核桃仁、枸杞子洗净，备用；将西蓝花洗净，掰成小朵。

❷ 炒锅上火，倒入高汤，下入乌鸡、熟板栗、核桃仁、枸杞子、西蓝花；调入盐、味精后，煲至熟即可。

功效解读

乌鸡是补虚劳、养气血的上佳食品，与板栗搭配煲出的汤有滋补身体、强壮筋骨、益气补血的功效。

孕期便秘的饮食调理及其护理

怀孕后，孕妇会分泌大量的孕激素，引起胃肠道的肌张力减弱、肠蠕动减慢。再加上胎儿逐渐长大，压迫肠道，使得肠道的蠕动减慢，肠内的废物停滞不前，并且变干，导致孕妇常有排便困难。此外，怀孕后，孕妇的运动量减少，其体内水分的减少也会导致便秘。

症状表现

实热性孕妇便秘：腹中胀满，口苦，口臭或胸胁满闷，大便干结坚硬，肛门灼热，舌红，苔黄，苔厚；虚寒性孕妇便秘：排便艰难，口淡不渴，体胖，苔白，苔滑，即使有便意，也难以排出；伴有乏力气短，头晕心悸或腰膝酸冷。

饮食调理原则

饮食以清淡为主，多吃韭菜、芹菜、白菜等富含纤维的食物，可预防便秘。避免吃辛辣刺激的食物。日常多吃一些绿叶蔬菜和水果，如竹笋、桃、黑枣等；此外，还可摄入所有的谷类以及豆制品，还有没有经过加工的果汁。

保持充足的水分。每天早晨空腹喝一杯开水或凉开水，可以刺激肠道蠕动，有利于排便。每天至少要喝1 000毫升的水。用水冲调蜂蜜喝，具有润肠通便的效果。

不要吃太饱。吃得太多会加重肠胃负担，渐渐地导致肠胃的运作能力变弱，从而引发便秘。容易便秘的人应该尽量避免吃大餐，以免扩张消化道，加重便秘；同时也应该尽量避免食用容易排气的食物，例如豆类、菜花、甘蓝菜等。

护理提示

养成定时排便的良好习惯。不论有没有便意，在早晨起来时、早餐后及临睡前都应按时去厕所，时间久了就会养成按时排便的习惯。

适当运动。运动可以促进血液循环和肠道蠕动。孕妇不应久坐不动，要多散步；可以每天早上和晚餐后进行散步，有条件的孕妇还可以适当进行瑜伽、腹部按摩。

保持轻松的心情。在紧张和压力太大的时候，孕妇的肠胃也会减慢蠕动。所以孕妇一定要保持轻松的心情。

推荐食物

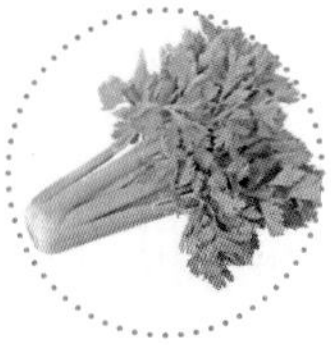
芹菜

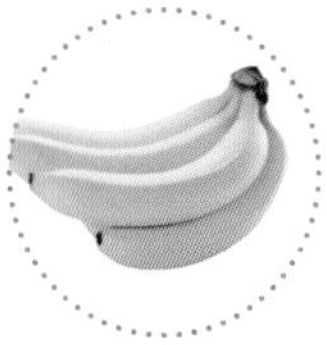
香蕉

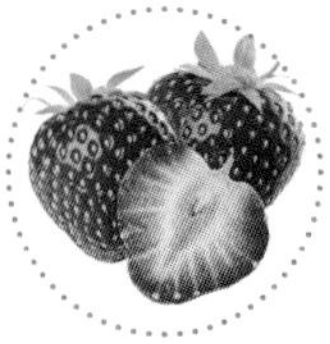
草莓

禁忌食物

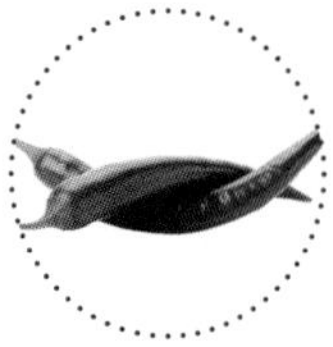
辣椒

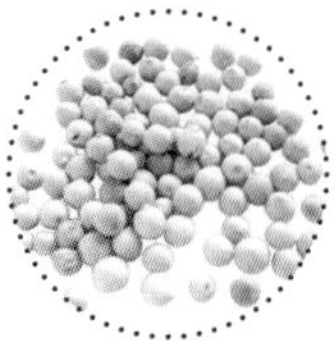
胡椒

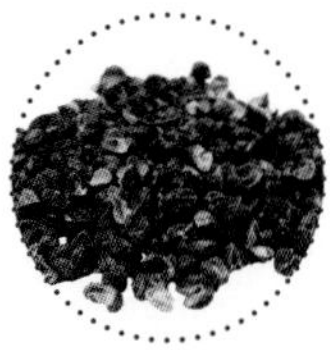
花椒

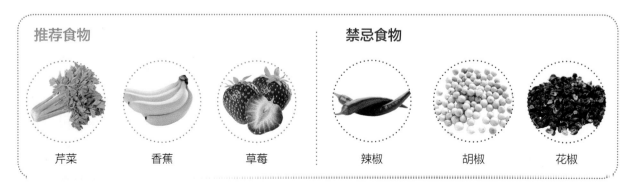

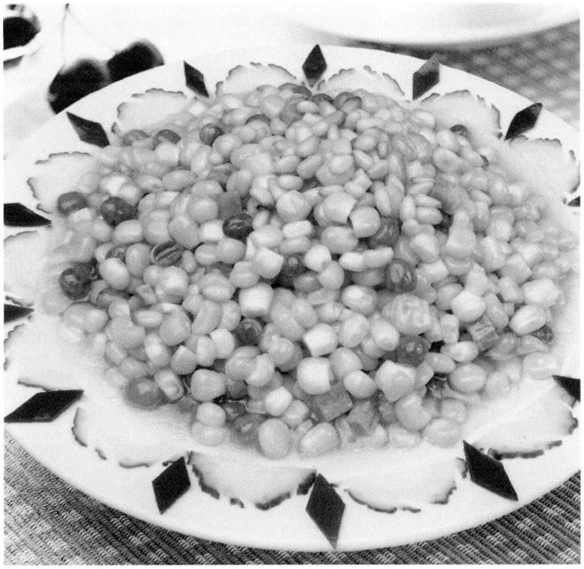

松仁玉米

主料

玉米粒400克，熟松子仁、胡萝卜、青豆各25克。

配料

盐、白糖、水淀粉、食用油各适量。

做法

❶ 将胡萝卜洗净，切成丁；将青豆、玉米粒均洗净，焯水，捞出后沥水。

❷ 油锅烧热，放入胡萝卜丁、玉米粒、青豆炒熟，加入盐、白糖炒匀；用水淀粉勾芡后装盘，最后撒上熟松子仁即可。

功效解读

本品能促进肠道健康。其中的玉米富含膳食纤维，具有刺激胃肠蠕动、加速粪便排泄的特性。

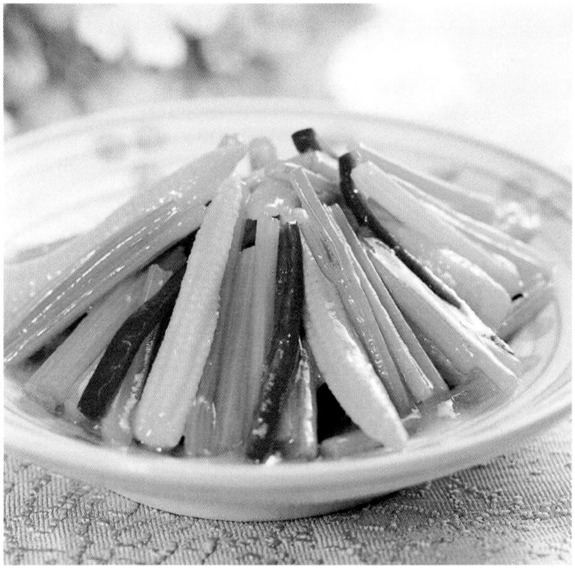

玉米笋炒芹菜

主料

芹菜250克，玉米笋100克。

配料

红甜椒、姜、蒜各10克，盐3克，味精、鸡精各2克，水淀粉5克，食用油适量。

做法

❶ 将玉米笋洗净，从中间剖开，一分为二；将芹菜洗净，切成段，下入沸水锅中焯水，捞出后沥干。

❷ 炒锅置大火上，下油爆香姜、蒜、红甜椒，再倒入玉米笋、芹菜，一起翻炒均匀；待熟时，下入调味料调味，最后以水淀粉勾芡即可。

功效解读

玉米笋是高膳食纤维蔬菜，可以促进肠胃蠕动，促进排便；芹菜可刺激肠道蠕动。

孕期抽筋的饮食调理及其护理

孕期抽筋即孕妇在孕期下肢出现肌肉痉挛，一般是小腿肚和脚部肌肉发生疼痛性收缩，在孕期的任何时期都可能出现，通常发生在夜间。可能伸个懒腰，脚底、小腿或腹部、腰部肌肉就抽筋了。孕妇在怀孕期间走太多路、站得太久，都会令小腿肌肉的活动增多，引起腿部痉挛。

症状表现

孕妇怀孕五个月之后，非常容易发生抽筋现象。孕期抽筋一般发生在晚上和早晨，多为小腿肚或脚部肌肉发生疼痛性的收缩。抽筋的时候肌肉疼痛，触摸时发硬而紧张，在受波及的部位用肉眼可见到肌肉块或肌肉变形。一般发生突然，而且剧烈；但是持续的时间不长，只有几分钟。

饮食调理原则

抽筋是缺钙的表现。从怀孕第五个月开始，孕妇就应及时地补充钙质，每天应保证1 500毫克钙的摄入量。在饮食上，孕妇应多吃富含钙的食物，如牛奶、虾、豆腐、动物的骨头、蛋、杏仁、芝麻等。

孕妇还可以适量服用钙片、维生素B_1来保证摄入充足的钙。皮肤在经阳光照射后能够合成维生素D，所以孕妇还要经常外出散步、晒太阳。

护理提示

注意休息。避免长时间站立或走路，减轻双脚的负担。休息时采用左侧卧位，不要突然伸腿；要加强腿部保暖，切忌长时间站立、行走。

避免着凉。当孕妇的小腿着凉后，其腿部肌肉极易出现痉挛性抽筋。因此，孕妇应做好腿脚的保暖工作。睡前可用热水袋温暖被褥，用热水泡脚，以缓解腿部肌肉受到的刺激。

避免劳累。当孕妇长期奔波或做一些剧烈运动时，腿部肌肉长期处于紧张状态，会导致体内产生很多酸性代谢产物（如乳酸），进而引发抽筋。因此，孕妇最好不要从事体力劳动。

按摩。抽筋发作时，可按摩抽筋部位的肌肉，使抽筋缓解；或慢慢将腿伸直，使痉挛缓解。

推荐食物

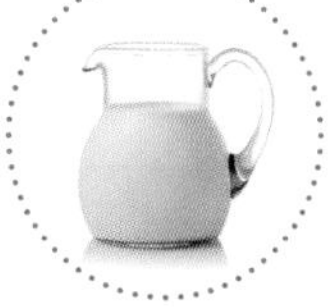
牛奶

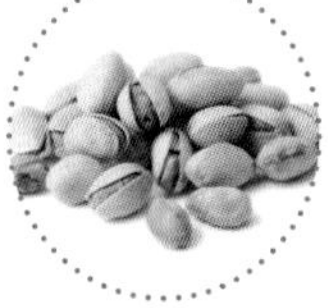
坚果

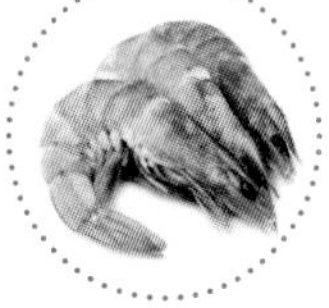
虾仁

禁忌食物

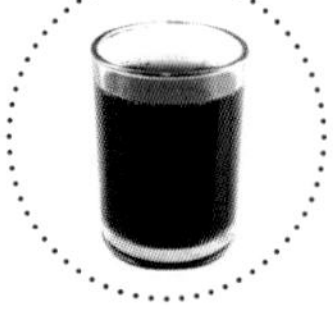
可乐

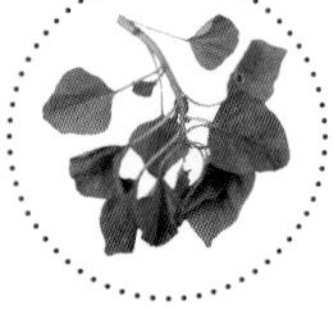
苋菜

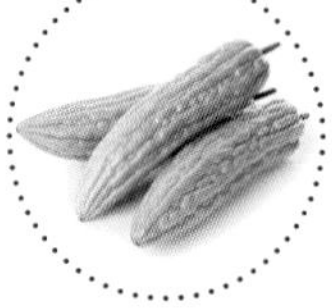
苦瓜

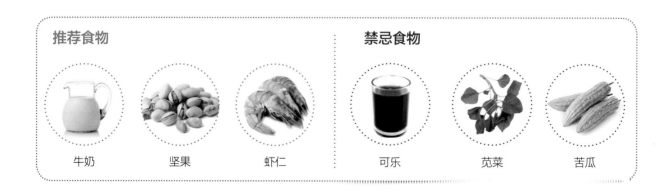

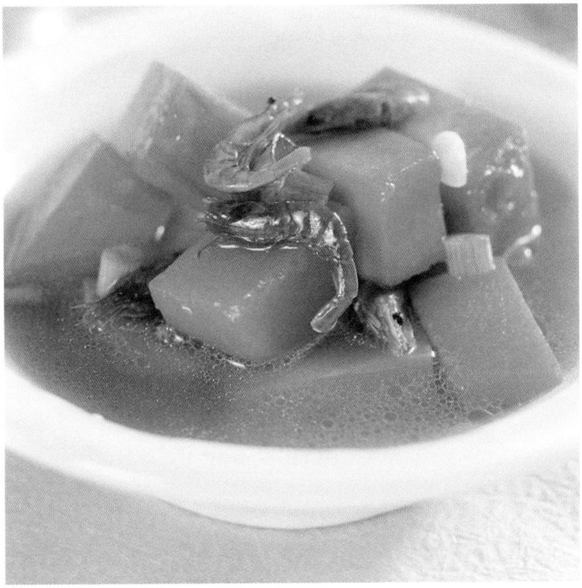

南瓜虾皮汤

主料

南瓜400克，虾皮20克。

配料

食用油、盐、葱花各适量。

做法

1. 将南瓜洗净，切成块。
2. 用食用油爆锅后，放入南瓜块稍炒；加盐、葱花、虾皮，再炒片刻。
3. 添水煮熟后即可吃南瓜，喝汤。

功效解读

这道汤的补钙效果显著。其中虾皮的钙含量尤为丰富，且易被人体消化吸收，是孕妇补钙的理想食品。

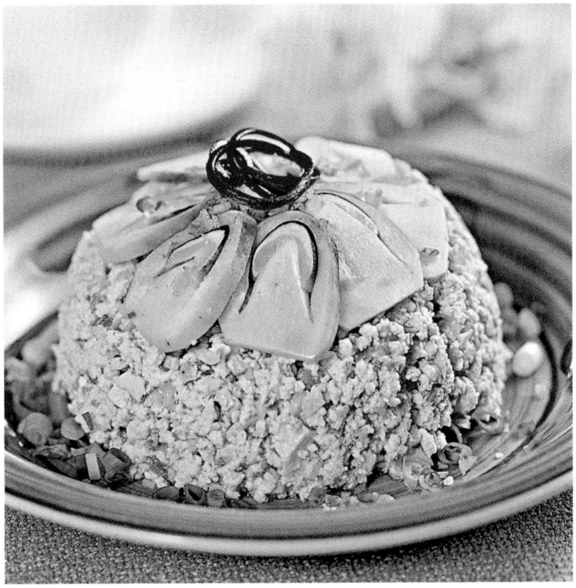

草菇虾米豆腐

主料

豆腐、草菇各150克，虾米20克。

配料

香油5毫升，白糖3克，盐2克，食用油适量。

做法

1. 将草菇洗净，沥水，切成片，放入油锅炒熟，出锅晾凉；将虾米清洗干净，泡发，捞出后切成碎末。
2. 将豆腐放入沸水中烫一下后捞出，放入碗内晾凉；沥水，加盐，将豆腐打散，拌匀；将虾米撒在豆腐上，加入白糖、盐和香油，搅匀后装入盘内，最后摆上草菇片即可。

功效解读

豆腐营养价值较高，虾米富含蛋白质，二者同食可有效预防孕妇抽筋。

孕期水肿的饮食调理及其护理

怀孕后，由于毛细血管的通透性增加，使毛细血管缺氧；血浆蛋白及液体进入组织间隙，导致水肿，这样主要在肢体、面目等部位发生的水肿，称为“妊娠水肿”。如在孕晚期，孕妇仅见脚部水肿，且无其他不适，可不必作特殊治疗，这样的症状多在产后会自行消失。

症状表现

怀孕后，孕妇的肢体、面目发生肿胀，先从下肢开始，随后逐渐蔓延；伴随尿量减少、体重增加。脾虚型水肿表现为妊娠数月，孕妇的面目、四肢水肿或遍及全身，伴有胸闷气短、口淡无味、食欲不振、大便溏薄、舌质胖嫩、舌苔薄白或腻、苔边有齿痕或脉缓滑无力。肾阳虚型水肿表现为孕妇妊娠数月，面浮肢肿，尤以腰以下为甚。

饮食调理原则

多吃一些利尿的食物，有助于维护肾脏功能的正常运行，比如赤小豆、芹菜、苹果、柑橘、冬瓜、茼蒿、西瓜等。

多吃富含维生素C和维生素E的食物也可以有效预防水肿，如柑橘、土豆、番茄、小麦胚芽油、葵花籽、甜玉米、腰果等。

不要摄入过多的盐分，少吃或不吃难消化和易胀气的食物。

护理提示

避免过于肥胖。肥胖的孕妇，或者体重增长过快的孕妇最容易出现水肿现象，因此孕妇应当尽量避免过于肥胖，在保证饮食均衡、营养全面的基础上，少吃高脂、高糖食品。

适当运动。每天坚持做轻松的腿部运动，消除紧张感，促进血液循环；平时做一些简单的足部运动。散步是一种不错的运动方式，在散步的时候，小腿肌肉会收缩，可以促使静脉的血液更好地回流到心脏。此外，如果可以，游泳也是不错的选择。

按摩。按摩可以促进血液循环，有效缓解水肿。按摩的时候要按从脚到小腿的顺序向上按摩，力度不要过重。

泡脚。用热水泡脚，把脚抬高，有利于下肢静脉中的血液回流到心脏，以减轻水肿带来的不适。

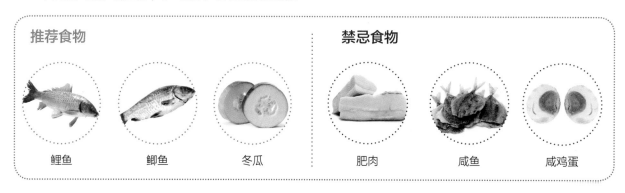

推荐食物

鲤鱼

鲫鱼

冬瓜

禁忌食物

肥肉

咸鱼

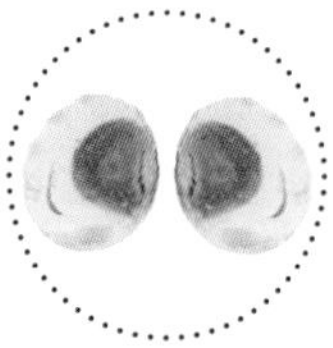

咸鸡蛋

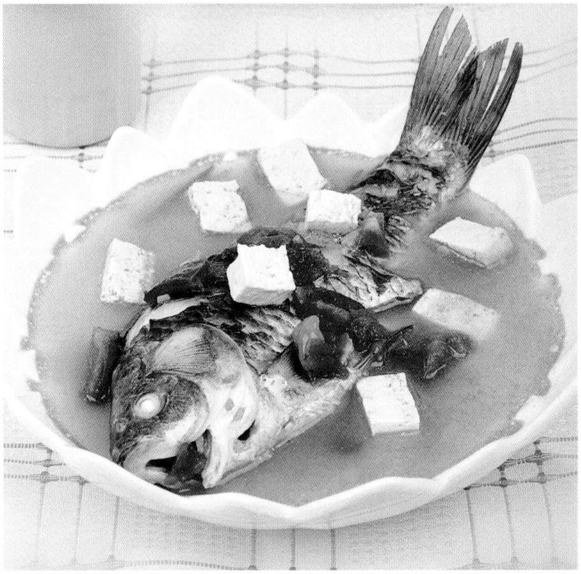

番茄豆腐鲫鱼汤

主料

鲫鱼1条，豆腐50克，番茄40克。

配料

盐3克，葱段、姜片各3克，香油5毫升。

做法

❶ 将鲫鱼洗净；将豆腐切成块；将番茄洗净，切成块，备用。

❷ 净锅上火，倒入适量水，调入盐、葱段、姜片；下入鲫鱼、豆腐、番茄煲至熟，最后淋入香油即可。

功效解读

本品有利于合理调节孕妇体内水的分布，使身体组织中的水分回流后进入血液循环，从而达到消除水肿的目的。

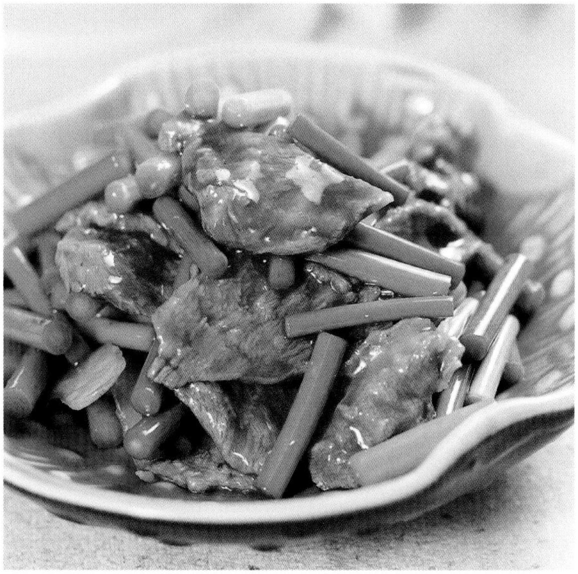

蒜薹炒鸭片

主料

鸭肉300克，蒜薹80克。

配料

盐3克，味精1克，酱油、料酒各5毫升，淀粉少许，食用油、姜各适量。

做法

❶ 将鸭肉洗净，切成片；将姜的一部分切成片，一部分挤出姜汁，与酱油、淀粉、料酒拌入鸭片，备用。

❷ 将蒜薹清洗干净，切成段，下油锅略炒，加盐、味精炒匀。

❸ 将姜片放入油锅爆香，倒入鸭片，用小火炒散；改大火，倒入蒜薹，加盐、水炒匀即可。

功效解读

本品具有滋补、养胃的作用。

妊高症的饮食调理及其护理

妊高症（即妊娠高血压）是妊娠期妇女特有的疾病，以高血压、水肿、蛋白尿、抽搐、昏迷、心肾功能衰竭，甚至是母子死亡为特点。目前，妊高症的致病原因仍不能十分确定，但年龄小于等于20岁或大于35岁的初孕妇，以及营养不良的孕妇等患该病的概率要高于其他人。

症状表现

主要的病变是全身性血管痉挛，而其中挛缩的结果会造成血液减少。临床常见的症状有：全身水肿、恶心、呕吐、头痛、视力模糊、上腹部疼痛、血小板减少、凝血功能障碍、胎儿生长迟滞或胎死腹中。

饮食调理原则

患有妊娠高血压的孕妇，一定要保证充足的蔬菜和水果的摄入量，以保证摄入多种维生素和纤维素；这样可以防止便秘、降低血脂，对妊娠高血压非常有利。一般来说，孕妇每天要摄入500克左右的蔬菜、200~350克的水果。

护理提示

孕妇在妊娠期间，要定时做相关检查，包括测血压、查尿蛋白、测体重等，特别是怀孕20周到32周期间，是妊娠高血压最易发生的时候。孕妇一定要每周进行相关检查，密切观察有无水肿现象，一旦发现，要尽早采取措施。轻度的妊娠高血压比较容易治疗和控制，一旦发展严重，不仅不易治疗，而且对孕妇和胎儿的危害更大。

孕妇在妊娠期间要注意休息和饮食的营养，避免处于强光、噪声的环境下。在饮食上，要保证充足的营养，注意维生素和蛋白质的摄入，减少盐的摄入量。

如果孕妇有异常情况，如贫血、下肢水肿等一定要及时补救，要及时采取措施，如卧床休息，补充铁元素等。如果孕妇的血压过高，还要遵照医嘱，服用降血压的药物。

曾经有过肾炎、高血压等疾病，或者以前怀孕时患过妊娠高血压综合征的孕妇是妊娠高血压的高发人群，要在医生的指导下采取有效的预防和监护措施。

如果患妊娠高血压的孕妇需要使用降压药，一定要通过医生的指导。切忌不能擅自用药，否则十分危险。

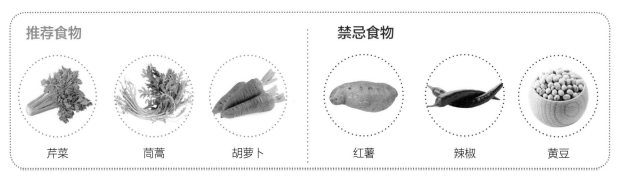

推荐食物

芹菜

茼蒿

胡萝卜

禁忌食物

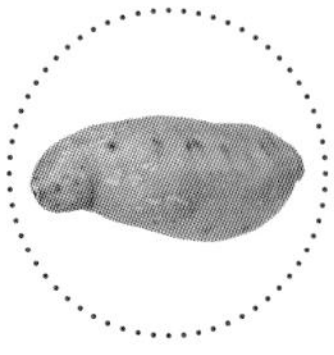

红薯

辣椒

黄豆

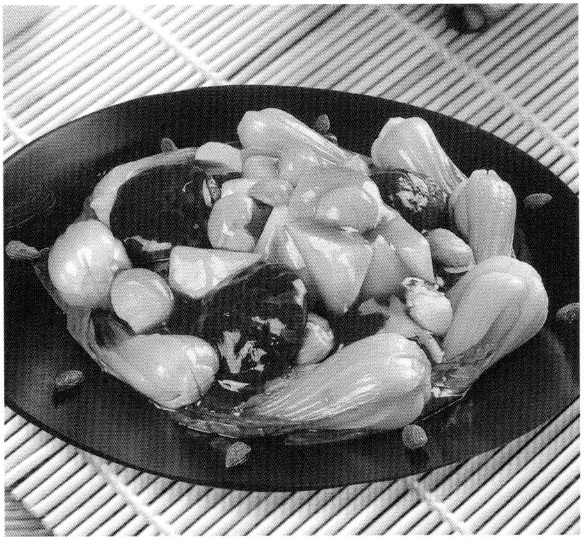

香菇烧山药

主料

山药150克，香菇100克，板栗、油菜各50克。

配料

盐、水淀粉、味精、食用油各适量。

做法

❶ 将山药洗净，切成块；将香菇洗净。

❷ 将板栗洗净，加水煮熟，去壳；将油菜择洗干净，过沸水烫熟；摆盘，备用。

❸ 热锅下油，放入山药、香菇、板栗爆炒，调入盐、味精；用水淀粉收汁，最后装盘即可。

功效解读

本品具有开胃消食、降血压的功效。

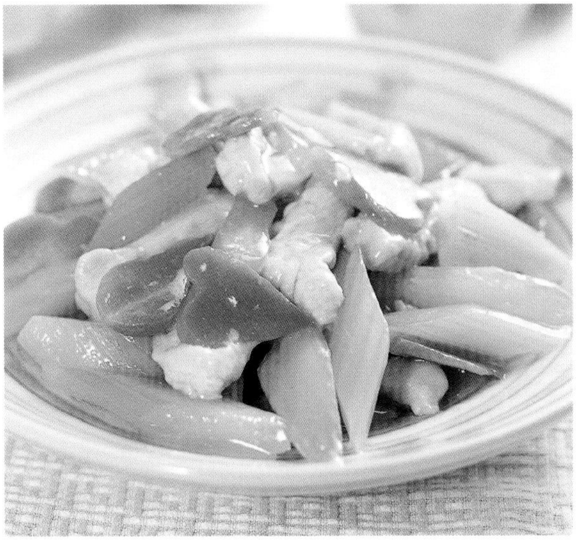

西芹鸡柳

主料

鸡肉300克，西芹250克，胡萝卜200克。

配料

姜片、蒜片各适量，料酒5毫升，鸡蛋1个，盐、淀粉、香油、食用油各少许。

做法

❶ 将胡萝卜洗净，切成片；将鸡肉洗净，切成条；从鸡蛋中取出蛋清，加入蛋清、盐、淀粉拌匀，腌15分钟，备用。

❷ 将西芹洗净，切成菱形，略炒后盛出。

❸ 锅烧热，下入油，爆香姜片、蒜片、胡萝卜片；加入鸡柳和料酒等调味料，放入西芹，勾芡炒匀；淋上香油后装盘即成。

功效解读

本品有降压利尿、增进食欲、健胃等作用。

产后出血的饮食调理及其护理

胎儿娩出后24小时内，产妇阴道的流血量超过500毫升便被称为产后出血，多发生于胎儿娩出至胎盘娩出和产后2小时内，是分娩的严重并发症。产后出血的原因较多，其中子宫收缩乏力约占产后出血的70%。产妇贫血、妊高症等均可影响宫缩。

症状表现

产后出血的临床表现与产妇的流血量和速度有关。出血量在500毫升以下，健康产妇可能无明显症状，但贫血的产妇则会较早表现出症状。早期表现为头晕，口渴，脉搏、呼吸加快，若未及时处理，紧接着会出现面色苍白、四肢冰凉潮湿、脉搏快而弱、呼吸急促、意识模糊、昏迷等严重休克症状。

饮食调理原则

产妇大量失血会引起贫血，长期服药会产生副作用，因此要首选食疗。美味的食物不仅可以促进产妇的食欲，还可以为其补充铁质。产妇可以多吃黑木耳、紫菜、发菜、荠菜、黑芝麻、莲藕粉等补血的食物。

产妇也可以多吃具有益气生血作用的药膳，还要适当吃一些具有益气生血作用的食物。

护理提示

观察产后的出血量。一般来说，产妇在产后的出血量大于500毫升即可被判断为产后出血。产后出血的原因有很多，一般在产后2小时之内最容易发生，产妇需要留在产房内继续观察。即使之后转移到普通病房，产妇自己或家人也要继续观察出血量。

休息充分。要让产妇保持足够的休息。现在很多产妇和婴儿共处一室，产后3~4小时就可以哺乳；加上婴儿的哭闹会使产妇的休息时间不够，所以产妇的家人应尽量为产妇多争取休息时间。产妇的家人可以主动承担家务劳动，帮助照顾孩子。

按摩子宫。这是为了刺激和加强子宫的收缩，以快速止血的最有效的方法。通常是将双手放在产妇的腹部宫底，拇指放在宫底的前壁上，其余的手指放在后壁上有节奏地按摩宫底，这样可帮助产妇止血。

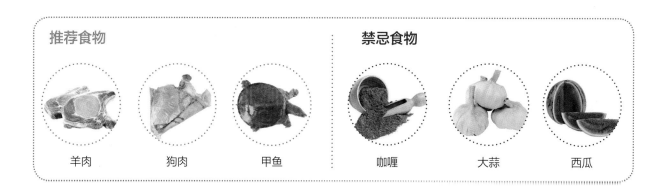

推荐食物

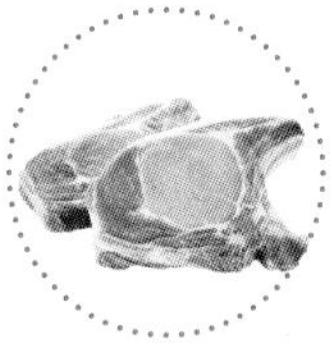

羊肉

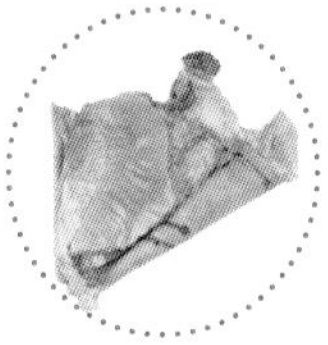

狗肉

甲鱼

禁忌食物

咖喱

大蒜

西瓜

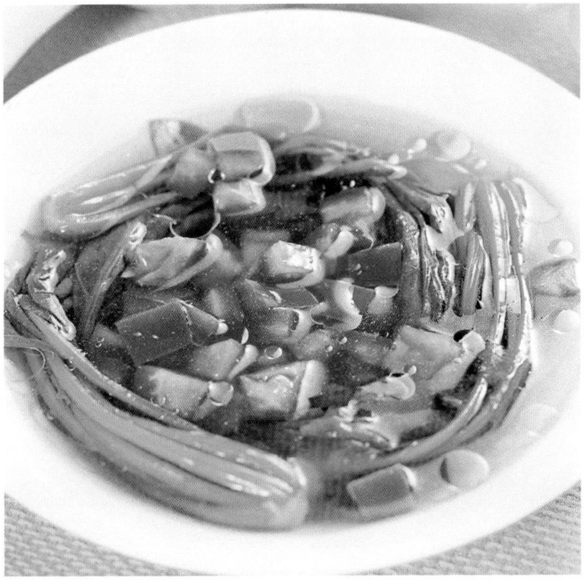

番茄菠菜汤

主料

番茄、菠菜各150克。

配料

盐少许。

做法

❶ 将番茄清洗干净，在其表面轻划数刀，放入滚水氽烫后撕去外皮，切成丁；将菠菜去根后洗净，焯水，切成长段。

❷ 锅中加入适量清水，煮开；加入番茄煮沸，放入菠菜。

❸ 待汤汁再沸，加盐调味即成。

功效解读

本品有滋阴润燥、通利肠胃、补血止血、泻火下气的作用。

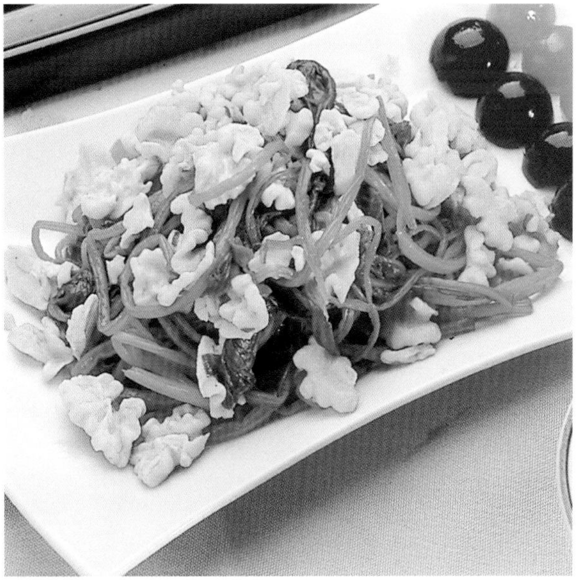

菠菜拌核桃仁

主料

菠菜400克，核桃仁150克。

配料

香油、蚝油各5毫升，盐4克。

做法

❶ 将菠菜洗净，焯水，装盘；将核桃仁洗净，放入沸水锅中氽水至熟后捞出，倒在菠菜上。

❷ 用香油、蚝油、盐调成味汁，淋在菠菜核桃仁上，搅拌均匀即可。

功效解读

本品鲜香脆嫩，有补血、止血的功效。菠菜所含的铁对贫血有较好的辅助治疗作用；其所含的维生素K也有止血的作用。将其搭配核桃仁，营养更丰富，有助于产妇的产后恢复。

恶露不绝的饮食调理及其护理

产妇在产后的恶露持续三周以上仍淋漓不断，称为“产后恶露不绝”。现代医学所称的“子宫复旧不良所致的晚期产后出血”，可属该病的范围。产妇生产后恶露不绝的原因有很多，如子宫内膜炎，部分胎盘、胎膜残留，子宫肌炎或盆腔感染，子宫肌腺瘤，子宫过度后倾或羊水过多等。

症状表现

分娩之后，产妇的子宫胎膜和胎盘附着物这些坏死蜕膜，会伴随着血液经过阴道排出，这就是产后恶露。正常情况下，恶露会在三周或一个月之内排干净；如果超过这个时间恶露仍未排净，表现异常，并伴有腰酸痛、下腹坠胀疼痛，有时还可见发热、头痛、关节酸痛等，即是“恶露不绝”。

饮食调理原则

产妇的饮食应该以清淡为主，避免食用生冷、辛辣、油腻的食物。应多吃有活血化瘀作用的食物，如山楂、桃子、醋、料酒等。如效果不佳，还要在日常膳食中加入一些有活血化瘀功效的药物，熬制成药膳。此外，气血不足也是恶露不绝的重要原因。产妇要多吃有行气作用的食物，如黑豆、海带、紫菜、橙子、柚子等，以增强元气，推动气血流通，加快恶露的排出。

护理提示

保持阴部洁净。产妇每天可以按1：5 000的比例将高锰酸钾与温开水相兑清洗外阴；同时需经常更换卫生巾和内裤，上厕所时使用比较柔软的消毒卫生纸。

及早下床活动。孕妇在产后不要长时间地仰卧在床上，应该尽早下床活动。一般情况下，顺产的产妇当天就可以下床活动。

及早哺乳。女人分娩后，乳房充血膨胀，要及时进行哺乳。这样有助于乳腺的分泌，促进子宫的收缩、复原，增强恶露排出的能力。

合理安排性生活。在产后的42天之内，最好不要安排性生活。此时产妇子宫内的创面尚未完全修复，易发生产褥期感染。

按时产检。产后一个月左右，无论恶露是否排干净，产妇都要到医院做一次全面的产后检查，从而了解自己身体的恢复情况。

推荐食物

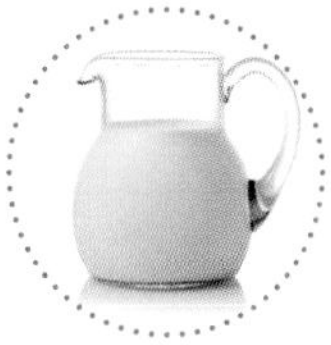

牛奶

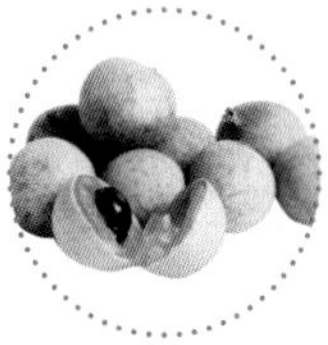

桂圆

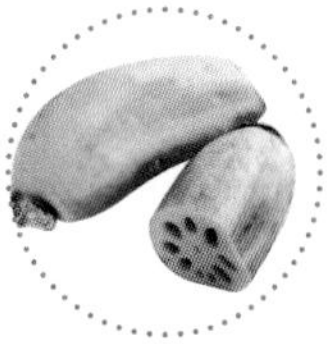

莲藕

禁忌食物

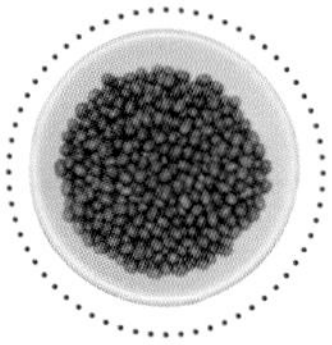

绿豆

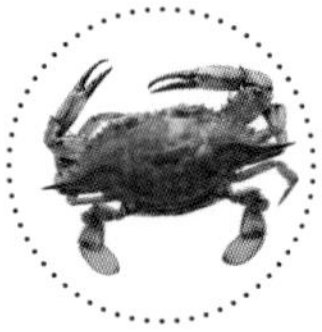

螃蟹

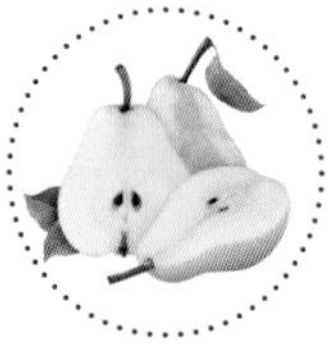

梨

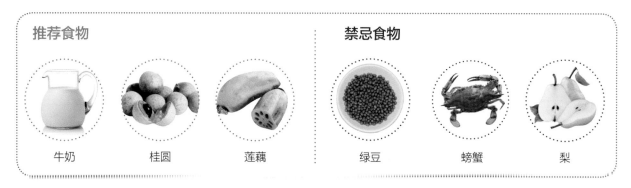

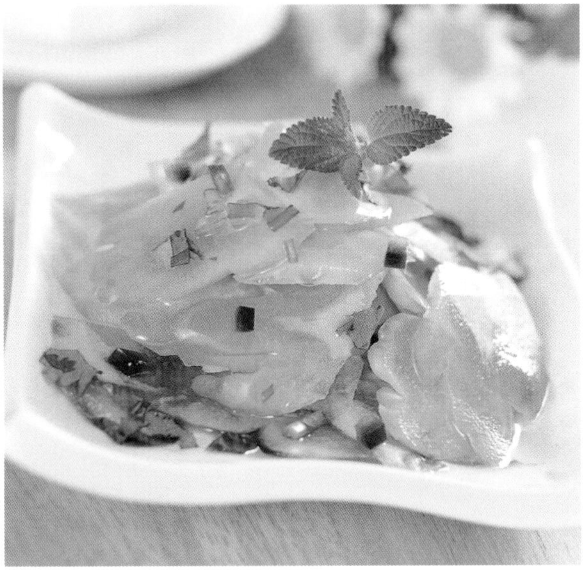

五味苦瓜

主料

苦瓜1根。

配料

蒜、香菜、红甜椒各5克，番茄酱、酱油、醋各适量。

做法

1. 将蒜、香菜、红甜椒切碎，放入碗中；再加入番茄酱、酱油、醋，配成酱料。
2. 将苦瓜洗净，剖开，去瓜瓤；再去掉外面的一层老皮，用刀削成透明的块。
3. 将苦瓜放入开水中，稍氽烫后取出；晾凉，与酱料一起拌匀即可。

功效解读

本品可促进子宫收缩，有助于产妇排出恶露。

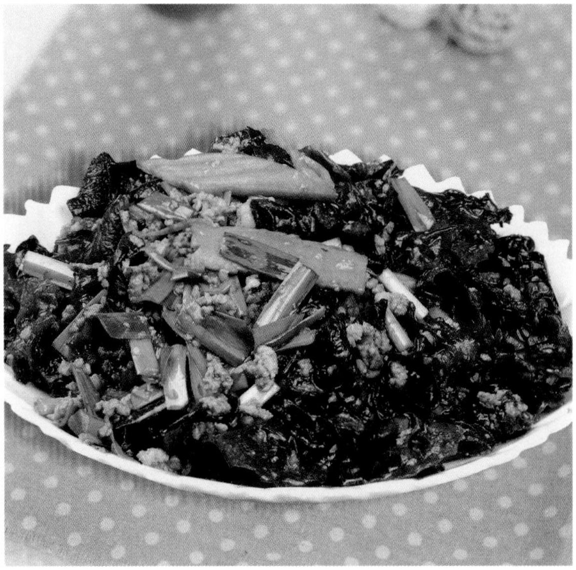

肉末烧黑木耳

主料

猪瘦肉300克，黑木耳350克，胡萝卜200克。

配料

蒜苗段15克，盐3克，味精1克，生抽5毫升，淀粉6克，食用油适量。

做法

1. 将猪瘦肉洗净，剁成末，用生抽、食用油、淀粉拌匀；将黑木耳泡发，洗净，撕成片，焯烫后捞出；将胡萝卜洗净，切成长方块。
2. 锅内倒油烧热，下入肉末、黑木耳、胡萝卜翻炒；加入盐、味精，撒入蒜苗段炒熟，炒匀。

功效解读

本品能活血化瘀，有助于排出恶露，补血养气，适合产妇食用。

产后缺乳的饮食调理及其护理

产妇在产后乳汁很少或全无，称为缺乳，亦称乳汁不足。缺乳的发生主要与产妇精神抑郁、睡眠不足、营养不良或哺乳方法不当有关。中医认为，产妇缺乳多因机体脾胃虚弱，产时失血耗气，气血津液生化不足，气机不畅，经脉滞涩等因素引起。

症状表现

缺乳的程度和情况不同。有的产妇开始哺乳时乳汁不足，以后稍多，但仍不充足；有的产妇全无乳汁，完全不能喂乳；有的产妇能正常哺乳，但突然高热或七情过极后，乳汁骤少，不足以喂养婴儿。乳汁缺少，证有虚实。如乳房柔软，不胀不痛，多为气血俱虚型；若胀硬而痛，或伴有发热者，多为肝郁气滞型。

饮食调理原则

母乳是由产妇体内的营养转化而成的，所以产妇必须摄入丰富的营养。因为产妇不仅要满足自身的需求，还要满足乳汁分泌的需要。所以产妇应该多吃富含蛋白质的食物。除此之外，产妇所吃的食物中还应该有足够的热量、脂肪、钙、铁、维生素等营养元素，以满足婴儿对各种营养元素的需求。为了能够充分地补充这些营养元素，产妇不能挑食，否则就会影响乳汁的质量。

护理提示

早接触，早吸吮。婴儿在出生后的半个小时内要和产妇进行一次亲密的皮肤接触，通过这种接触，可以刺激乳汁的产生，同时增进产妇和婴儿之间的感情。

预防乳头皲裂。产妇在哺乳时应尽量让婴儿吸吮乳晕的大部分。因为乳晕下面是乳汁最集中的地方，婴儿的吸吮可以将乳汁吸出。这样婴儿吃奶会更加省力，也可以达到保护乳头的作用，是预防乳头皲裂的最有效的方法。同时，每次喂奶的时间不要超过20分钟，如果乳头长时间浸泡在婴儿的口腔中，容易损伤乳头皮肤。

每天清洁乳房。清洁时先露出一侧的乳房，把小毛巾浸水之后抹上肥皂，按照顺时针的方向擦洗乳房，并且从乳头开始向根部擦洗整个乳房。擦洗的时候动作一定要轻，最后再用湿毛巾将肥皂的泡沫擦洗干净。

推荐食物

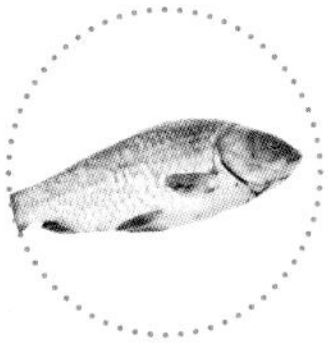

鲫鱼

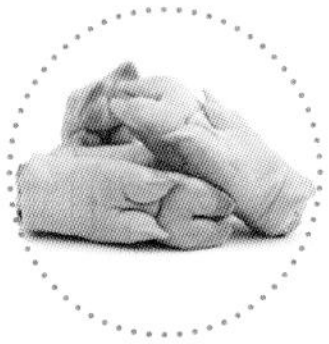

猪蹄

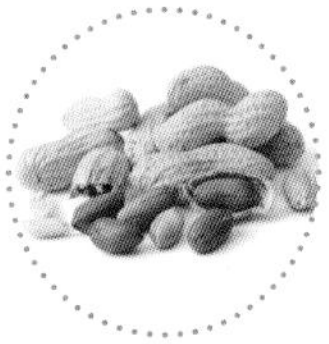

花生

禁忌食物

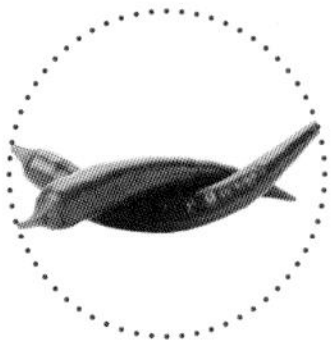

辣椒

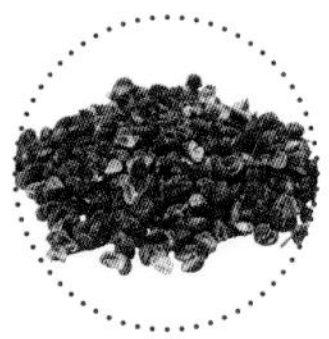

花椒

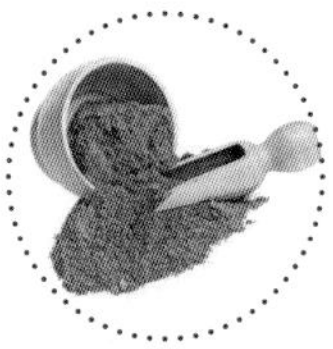

咖喱

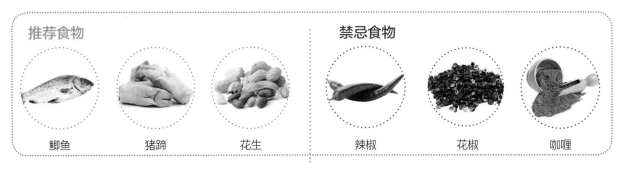

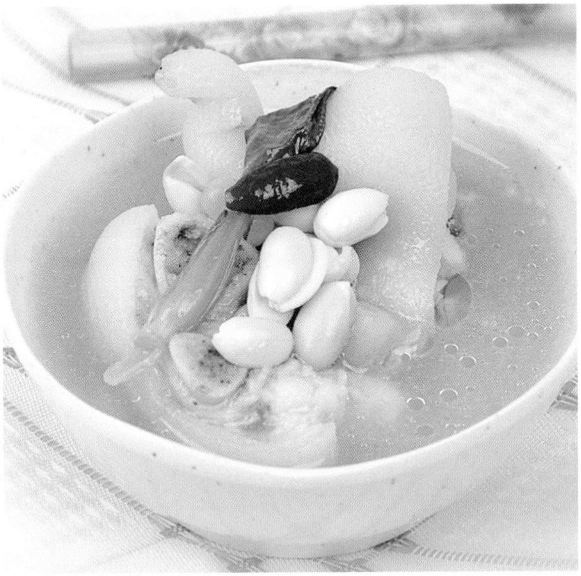

黄豆猪蹄汤

主料

猪蹄半只，黄豆45克。

配料

盐适量，青菜、枸杞子各少许。

做法

1. 将猪蹄洗净，切成块后汆水；将黄豆用温水浸泡40分钟，备用；将青菜、枸杞子洗净。
2. 净锅上火，倒入水，调入盐；下入猪蹄、黄豆、青菜、枸杞子，以大火烧开。
3. 水开后，转小火煲60分钟即可。

功效解读

此汤集合了黄豆的膳食纤维与猪蹄的胶原蛋白，既营养又不油腻。特别是猪蹄含有丰富的胶原蛋白，有补虚养身、养血通乳的作用。

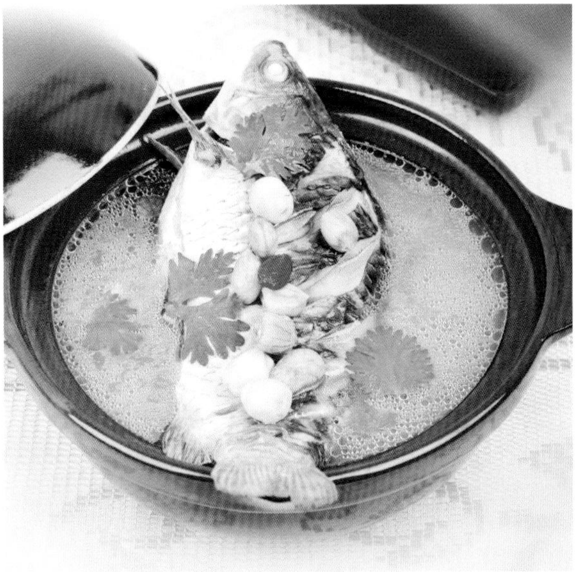

花生莲子炖鲫鱼

主料

鲫鱼250克，花生米100克，莲子30克。

配料

盐少许，葱、姜、香菜各3克，食用油适量。

做法

1. 将鲫鱼处理好后清洗干净；将花生米、莲子清洗干净，备用。
2. 炒锅上火，倒入食用油、葱、姜爆香，下入鲫鱼煎炒；倒入水，调入盐，下入花生米、莲子煲至熟；最后撒入香菜即可。

功效解读

此汤有花生特有的香味，又有鱼肉鲜美的味道，可以补血、促进乳汁分泌；还可以利脾胃、强筋骨，对产妇很有好处。

产后腹痛的饮食调理及其护理

产妇的产后腹痛包括腹痛和小腹痛，以小腹痛最为常见。主要是因分娩时失血过多，冲任空虚，胞脉失养；或因血少气弱，运行无力，以致血流不畅，迟滞而痛；或因起居不慎，寒邪入侵胞脉而致。

症状表现

腹部疼痛剧烈，而且按之有结块，恶露不肯下；或疼痛夹冷感，热痛感减轻，恶露量少，色紫有块。兼见头晕目眩，心悸失眠，大便秘结，舌质淡红，苔薄，脉细弱。产后出现下腹阵发性疼痛，难以忍受；或腹痛绵绵，持续不断，不伴寒热等症者，可诊断为产后腹痛。

饮食调养原则

产妇的营养要全面，营养不良的产妇特别容易出现危险的情况，充足而全面的营养是产妇和婴儿健康的保证。

不吃寒凉之物。产后腹痛多是因为体内有瘀血或寒气的缘故，故不宜吃生冷食物，如凉菜、凉白开、冷饮等。要多吃温热活血之物，如羊肉、山楂、红糖、赤小豆等。

不吃易胀气的食物，如红薯、黄豆、蚕豆、零食、牛奶等，否则会加剧腹痛。

护理提示

注意保暖。产妇在产后一般都会气血两虚，身体对外界的适应能力下降，表现为怕冷，怕风，易患感冒，关节冷痛，稍微受寒便腹痛或者刺痛。因此，产妇要做好保暖措施，在洗澡、洗头时要用温水，避免身体被冷风吹，避免出汗。

热敷和按摩。用热水袋或温热毛巾敷于腹痛部，每天早晚热敷一次，有助于活血化瘀、改善腹痛。

愉快的心情也很重要。如果产妇脾气暴躁、易怒、易冲动，也很容易出现腹痛等不良情况。因此产妇一定要保持愉快的心情。

注意休息。过度劳累很容易导致产妇出现危险情况，有可能还会使其出现腹痛并发症。家人要为产妇提供一个相对安静、舒适的环境，以免人多嘈杂的环境刺激产妇，加重其腹部不适。

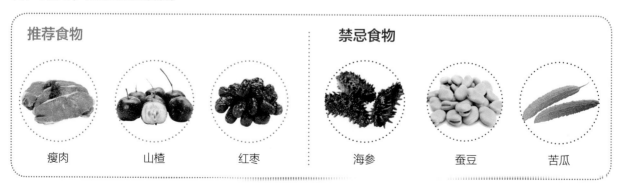

推荐食物

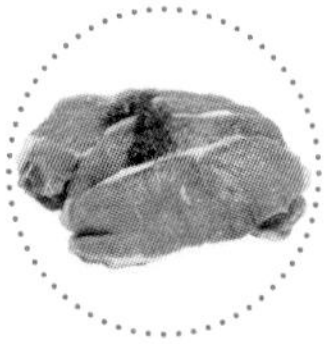

瘦肉

山楂

红枣

禁忌食物

海参

蚕豆

苦瓜

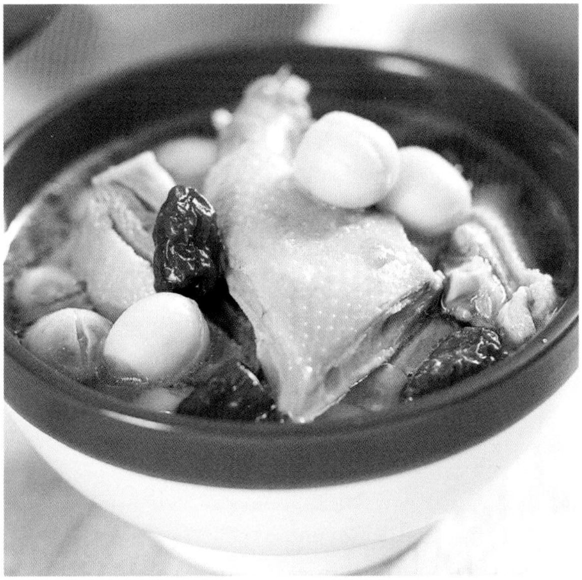

鸽肉莲子红枣汤

主料

鸽子1只，莲子60克，红枣25克。

配料

姜5克，盐3克，食用油适量。

做法

❶ 将鸽子洗净，剁成块；将莲子、红枣泡发，洗净；将姜切成片。

❷ 将鸽肉块下入沸水中，氽去血水，捞出。

❸ 锅上火，加油烧热，用姜片爆锅；下入鸽肉块稍炒后，加适量清水；下入红枣、莲子一起炖至熟，最后调入盐即可。

功效解读

鸽肉可以促进人体内蛋白质的合成，加快创伤愈合，有助于促进产妇身体的恢复。

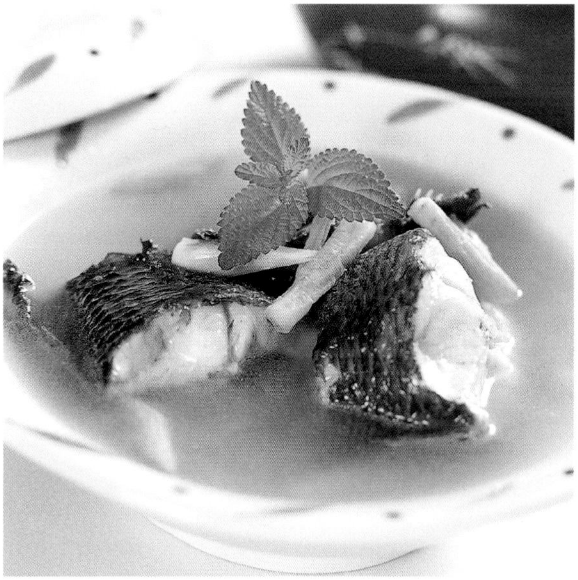

党参生鱼汤

主料

鱼1条，党参20克，胡萝卜50克。

配料

姜5克，葱、盐、食用油各适量，鲜汤200毫升。

做法

❶ 将党参润透，切成段；将胡萝卜洗净，切成块。

❷ 将鱼洗净，切成段，下入油中煎至金黄。

❸ 另起油锅，待油烧至六成热时，下入姜、葱爆香；再下入鲜汤及以上材料；烧开后调入盐即成。

功效解读

鱼肉富含蛋白质、碳水化合物、钙、磷、锌等营养成分，有补体虚、健脾胃的作用。其与党参煲制的汤色如牛奶，味鲜可口，能健脾醒胃、补虚养身，从而促进身体内各脏腑功能的恢复。

附录一：孕妇营养情况自测表

孕妇在不同妊娠阶段的健康状况和营养需求处于一个动态变化的过程。孕妇要及时关注自身的指标或症状，学会判断自己在妊娠期的健康及营养情况，从而有针对性地进行饮食调养。

如果孕妇在孕期的体重增长与此表中的数据相差不大，无须担心；如果体重增加过多，需小心妊娠水肿或妊娠高血压；如果体重增加过少甚至停止增长，需注意是否营养不足或者羊水有问题，应及时去医院检查。

孕期体重增长表	
孕1～3月	共增加1～2千克
孕4～6月	每周增加约0.4千克，共增加约4.8千克
孕7～10月	每周增加约0.5千克，共增加约8千克

宫高是判断子宫大小的重要数据，从孕20周开始，孕妇每周都要测宫高。如果宫高连续两周没有变化，孕妇要及时到医院检查。宫高低于正常值，表示胎儿发育迟缓，孕妇需要加强营养；若宫高高于正常值，孕妇要控制营养摄入，并适当增加日常的运动量。

不同孕周的宫高标准

孕周数	下限（厘米）	上限（厘米）	孕周数	下限（厘米）	上限（厘米）
孕20周	16	20.5	孕31周	25	31.5
孕21周	17	21.5	孕32周	26	32.5
孕22周	18	22.5	孕33周	27	33.5
孕23周	19	23.5	孕34周	27.5	34.5
孕24周	20	24.5	孕35周	28.5	35.5
孕25周	21	25.5	孕36周	29	36.5
孕26周	21.5	26.5	孕37周	29.5	37.5
孕27周	22.5	27.5	孕38周	30.5	38.5
孕28周	23	28.5	孕39周	31	38.5
孕29周	23.5	29.5	孕40周	32	38.5
孕30周	24	30.5			

腹围和宫高的作用一样，都是间接了解胎儿生长发育情况的依据，通常与宫高配合起来一起测量。腹围低于正常值，说明胎儿可能发育迟缓，孕妇需要补充营养；若高于正常值，孕妇需要控制饮食。

不同孕月的腹围标准			
孕月	**腹围下限（厘米）**	**腹围上限（厘米）**	**标准（厘米）**
孕5月	76	89	82
孕6月	80	91	85
孕7月	82	94	84
孕8月	84	95	89
孕9月	86	98	92
孕10月	89	100	94

营养素需求检测

下表中每种营养素的缺乏表现各代表1分。红色字体的缺乏表现出现一次代表2分。每种营养素的最高分10分。一种营养素的总分越高，说明孕妇对该种营养素的需求越大，应适当增加对这种营养素的摄入。

注：人体对某些特殊营养素的需求量较少，所以在现有分值的基础上要加一定的分值。这些营养素及其分值分别是：叶酸+2、维生素B_{12}+2、维生素D+1、钙+2、锌+2、膳食纤维+2。

营养元素	缺乏表现	得分
维生素A	易感冒 皮肤干燥 头皮屑多 易患呼吸道感染 骨质过度增殖 腹泻 夜间视物不清 痤疮	
维生素B_1	肌肉松弛 眼睛疼 易怒 注意力难集中 记忆力差 便秘 脚气 易怒 手脚部刺痛 胃痛	
维生素B_2	眼睛充血 对光线敏感 头发干枯或过油 口腔溃疡 湿疹 皮炎 指甲开裂 嘴唇干	
叶酸	嘴唇干 湿疹 焦虑 记忆力差 精力差 抑郁 食欲不佳 胃痛 有白头发	
维生素B_{12}	湿疹或皮炎 口腔对冷热敏感 易怒 焦虑 精力差 便秘 肌肉松弛 肤色苍白 发质差	
维生素C	易感冒 精力差 易感染 牙龈出血 牙龈过敏 流鼻血 红疹	
维生素D	关节疼 骨质疏松 背部疼 龋齿 脱发 抽筋或痉挛 骨质差	
维生素E	精力差 易皮下出血 静脉曲张 性欲低下 皮肤缺乏弹性 伤口愈合慢 先兆流产 黄褐斑	
钙	抽筋或痉挛 神经过敏 关节疼 龋齿 高血压	
铁	舌头疼 肤色苍白 疲劳 情绪低落 食欲不振	
锌	味觉差 嗅觉差 指甲有白斑 痤疮	
膳食纤维	便秘 痔疮 色斑 胀气 龋齿 食欲不佳	

附录二：孕期实用周历

第1周
孕妇反应：没有异常感觉
胎儿发育：为受精作准备
专家提醒：控制盐的摄入
孕期营养：补充叶酸、维生素、钙

第2周
孕妇反应：没有异常感觉
胎儿发育：迎接排卵期
专家提醒：保持休息充分
孕期营养：补充钙、维生素、叶酸

第3周
孕妇反应：感觉疲惫或无异常感觉
胎儿发育：已经受精
专家提醒：不要随便吃药
孕期营养：补充钙、维生素、叶酸

第4周
孕妇反应：没有异常感觉，或出现着床腹痛
胎儿发育：大小如小松子
专家提醒：不要剧烈运动
孕期营养：正常饮食，补充叶酸

第5周
孕妇反应：出现早孕反应
胎儿发育：大小如苹果籽
专家提醒：戒酒，慎服药
孕期营养：吃喜欢的食物

第6周
孕妇反应：乳房胀痛、变软，易困
胎儿发育：大小如蚕豆
专家提醒：警惕宫外孕
孕期营养：正常饮食，补充营养

第7周
孕妇反应：易饿，易激动
胎儿发育：大小如桑葚
专家提醒：预防早期流产
孕期营养：正常饮食

第8周
孕妇反应：子宫增大
胎儿发育：生长迅速
专家提醒：洗澡的时间不宜长
孕期营养：多吃有助于大脑发育的食物

第9周
孕妇反应：呕吐，乏力
胎儿发育：生殖器官开始发育了
专家提醒：不喝刺激性饮料
孕期营养：补充多种营养素

第10周
孕妇反应：情绪波动大
胎儿发育：大小如扁豆荚
专家提醒：去医院做产检
孕期营养：不要挨饿，少吃多餐

第11周
孕妇反应：出现妊娠纹
胎儿发育：长出手指甲、毛发等
专家提醒：预防感冒
孕期营养：补充奶类、蛋类、豆类、坚果类等食物

第12周
孕妇反应：乳房继续膨胀
胎儿发育：初具人形
专家提醒：预防头晕眼花
孕期营养：要摄入充足维生素、矿物质

第13周
孕妇反应：腹部隆起
胎儿发育：脸形更像成人了
专家提醒：可进行性生活
孕期营养：食欲增加，开始适当进补

第14周
孕妇反应：体重增加
胎儿发育：会吃手指了
专家提醒：不要提重物
孕期营养：补充蛋白质、维生素、铁、膳食纤维

第15周
孕妇反应：出现胎动
胎儿发育：胎儿会打嗝了
专家提醒：适当增加运动
孕期营养：适当进补

第16周
孕妇反应：胎动明显
胎儿发育：大小如梨子
专家提醒：预防静脉曲张
孕期营养：补铁、补血

第17周
孕妇反应：行动不便，重心变化
胎儿发育：心跳开始有力
专家提醒：有计划地胎教
孕期营养：摄入充足的营养素，多吃水果、坚果

第18周
孕妇反应：可以做B超了
胎儿发育：可看出性别了
专家提醒：不要补益过量
孕期营养：补充矿物质

第19周
孕妇反应：子宫底部每周升高1厘米
胎儿发育：会吞羊水
专家提醒：护理乳房
孕期营养：不挑食，吃得全面些

第20周
孕妇反应：易疲劳乏力、腰痛
胎儿发育：进入平稳期
专家提醒：保持清洁
孕期营养：饮食均衡

第21周
孕妇反应：食欲大增
胎儿发育：能看见眉毛和眼睑了
专家提醒：不要盲目吃维生素片
孕期营养：不偏食

第22周
孕妇反应：上楼困难
胎儿发育：牙齿开始发育了
专家提醒：预防贫血
孕期营养：多吃富含蛋白质、DHA的食物

第23周
孕妇反应：子宫扩大到肚脐上方
胎儿发育：可以听到声音了
专家提醒：谨慎用药
孕期营养：根据体重调整饮食量

第24周
孕妇反应：出现妊娠斑、妊娠纹
胎儿发育：胎动规律
专家提醒：预防妊娠期糖尿病
孕期营养：补充纤维素

第25周
孕妇反应：眼睛易干、易流泪
胎儿发育：味蕾形成
专家提醒：防水肿
孕期营养：控制盐分

第26周
孕妇反应：呈现标准孕妇体形
胎儿发育：对声音敏感
专家提醒：防胆汁淤积
孕期营养：营养全面

第27周
孕妇反应：体重开始迅速增加
胎儿发育：眼睛会睁开和闭合
专家提醒：关注羊水
孕期营养：控制盐分

第28周
孕妇反应：假宫缩
胎儿发育：会对听到的声音给予回应
专家提醒：监护胎心
孕期营养：多吃些五谷杂粮

第29周
孕妇反应：水肿
胎儿发育：器官基本发育完全
专家提醒：睡眠充足
孕期营养：适当节食

第30周
孕妇反应：呼吸困难
胎儿发育：体形已经接近新生儿
专家提醒：注意清洁
孕期营养：控制饮食，预防巨大儿

第31周
孕妇反应：体重增加明显，身体重心前移
胎儿发育：会将头转向光源
专家提醒：准备待产包
孕期营养：控糖、盐

第32周
孕妇反应：疲累
胎儿发育：胎动减少
专家提醒：预防早产
孕期营养：少吃多餐，不要空腹

第33周
孕妇反应：水肿
胎儿发育：为出生做准备了
专家提醒：学分娩技巧
孕期营养：摄食量少但营养丰富的食物

第34周
孕妇反应：呼吸顺畅
胎儿发育：已经接近新生儿了
专家提醒：关注胎位
孕期营养：增加钙、铁、维生素的摄入

第35周
孕妇反应：身体沉重
胎儿发育：基本发育完全了
专家提醒：预防便秘
孕期营养：饮食要营养有度

第36周
孕妇反应：尿频，下腹有坠胀感
胎儿发育：头部下降到骨盆边缘
专家提醒：谨防出血
孕期营养：饮食清淡

第37周
孕妇反应：宫颈扩大
胎儿发育：练习呼吸
专家提醒：预防感染
孕期营养：每天摄入80～100克蛋白质

第38周
孕妇反应：水肿严重
胎儿发育：足月儿
专家提醒：了解产程
孕期营养：控制碳水化合物的摄入

第39周
孕妇反应：心情烦躁
胎儿发育：体重继续增加，随时准备出生
专家提醒：准备生产
孕期营养：补充维生素、矿物质

第40周
孕妇反应：心情紧张
胎儿发育：将要出生
专家提醒：预防胎盘早剥和宫内窘迫
孕期营养：补充能量